U0312968

精准
医疗专利
前瞻

马秋娟　主编

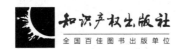
知识产权出版社
全国百佳图书出版单位

图书在版编目（CIP）数据

精准医疗专利前瞻/马秋娟主编. —北京：知识产权出版社，2018.9（2019.8 重印）
ISBN 978 - 7 - 5130 - 5865 - 0

Ⅰ. ①精… Ⅱ. ①马… Ⅲ. ①医学—专利—研究 Ⅳ. ①R - 18

中国版本图书馆 CIP 数据核字（2018）第 220538 号

内容提要

随着个体化医疗技术、生物信息学与大数据科学交叉应用的快速发展，精准医疗新型技术逐步成熟，本书针对 CAR - T 细胞治疗、CRISPR/Cas 基因编辑和 PD - 1 抗体三大技术，从专利的角度出发，介绍了三大技术的发展、主要专利申请人、专利布局及上市产品情况，对我国在医药领域取得突破具有重要借鉴意义。

责任编辑：王玉茂　　　　　　　　　责任校对：谷　洋
装帧设计：韩建文　　　　　　　　　责任印制：刘译文

精准医疗专利前瞻

马秋娟　主编

出版发行	知识产权出版社有限责任公司	网　址：http：//www. ipph. cn
社　　址	北京市海淀区气象路 50 号院	邮　编：100081
责编电话	010 - 82000860 转 8541	责编邮箱：wangyumao@ cnipr. com
发行电话	010 - 82000860 转 8101/8102	发行传真：010 - 82000893/82005070/82000270
印　　刷	北京嘉恒彩色印刷有限责任公司	经　销：各大网上书店、新华书店及相关专业书店
开　　本	787mm×1092mm　1/16	印　张：19.5
版　　次	2018 年 9 月第 1 版	印　次：2019 年 8 月第 2 次印刷
字　　数	350 千字	定　价：80.00 元

ISBN 978 - 7 - 5130 - 5865 - 0

本书编委会

主　编　马秋娟

编　委（按姓氏笔画排序）

卫　军　王　静　王　璟

李子东　张秀丽　黄　磊

《精准医疗专利前瞻》课题研究团队

一、课题承担部门

国家知识产权局专利局专利审查协作北京中心医药部

二、课题负责人

马秋娟

三、课题研究人员

王　璟　张秀丽　黄　磊　马　骞　毛舒燕　王溯铭　刘春杰
曲　凯　李　宁　李煦颖　李子东　陈彦闯　郭婷婷　武雪梅
张锦广　高　雅　徐　俊　彭海航　靳春鹏　廖文勇

四、撰写分工

第一篇　CAR‒T 细胞治疗技术

郭婷婷　主要执笔第 1 章、第 3 章第 3.2 节、第 5 章第 5.2 节

陈彦闯　主要执笔第 2 章、第 5 章第 5.4 节

廖文勇　主要执笔第 3 章第 3.1 节，参与执笔第 6 章

刘春杰　主要执笔第 3 章第 3.3 节、第 5 章第 5.1 节

李　宁　主要执笔第 3 章第 3.4～3.5 节、第 5 章第 5.3 节

王溯铭　主要执笔第 4 章，参与执笔第 3 章第 3.2 节

王　璟　主要执笔第 6 章，参与执笔第 1 章

第二篇　CRISPR/Cas 基因编辑技术

彭海航　主要执笔第 1 章

靳春鹏　主要执笔第 2 章

毛舒燕　主要执笔第 3 章 3.1 节

高　雅　主要执笔第 3 章 3.2 节

徐　俊　主要执笔第 3 章 3.3 节

张锦广　主要执笔第 4 章

黄　磊　主要执笔第 5 章，参与执笔第 2 章

第三篇　PD - 1 抗体技术

张秀丽　主要执笔第 1 章，参与执笔第 5 章

马　骞　主要执笔第 2 章，参与执笔第 3 章、第 4 章

曲　凯　主要执笔第 3 章第 3.1 ~ 3.2 节

武雪梅　主要执笔第 3 章第 3.3 ~ 3.5 节

李子东　主要执笔第 4 章

李煦颖　主要执笔第 5 章

统　稿：马秋娟　王　璟　张秀丽　黄　磊

审　稿：马秋娟

校　稿：马　骞　高　雅　郭婷婷

前　言

　　在与人类健康密切相关的药品研发领域，专利保护制度对于科研领域的系统性升级以及基础性平台技术的创新激励作用特别显著。如果没有专利制度，该领域的规模化技术创新几乎是不可能产生的。正是 20 世纪 60 年代提出的基于基础研究－发现－设计－临床前开发－Ⅰ、Ⅱ、Ⅲ、Ⅳ期临床研究等过程的新药研发模式，以及 20 世纪中后期，主要发达国家开始对药品实施的专利保护，共同推动了新的化合物不断被发现和筛选验证，促进了大量针对常见病、多发病的"重磅炸弹"级药物研发成功，极大地改善了公众健康，并产生巨大的经济效益。

　　但近 20 年来，随着发生机制复杂的慢性病、恶性肿瘤等逐渐成为影响人类生命健康的主要疾病，新药物靶点的发现并未带来药物创新率的大幅提升，国内外创新药研发难度加大，研发成本增高，基于个体差异导致的药物有效性、安全性、可重复性的问题凸显。2015 年启动并在世界范围内掀起关注热潮的"精准医学计划"正是希望"引领一个医学新时代"，在对人、病、药深度认识的基础上，为癌症找到更多更好的治疗手段，为缺乏有效治疗手段的疾病提供有价值的信息，寻找到突破性的治疗药物。

　　细胞治疗技术、基因治疗技术以及基于组学的高通量解析指导下的个体化靶向新药创制是当前精准医疗研究的热点。2017 年 5 月，FDA 批准首款不依照肿瘤发病部位，而是依照肿瘤生物标志物进行区分的抗肿瘤疗法：将 PD－1 单抗药物 Keytruda 用于治疗带有微卫星序列不稳定或 DNA 错配修复缺陷的实体瘤患者，被称为精准医疗的里程碑事件。CAR－T 细胞治疗产品 Kymriah 和 Yescarta 的获批，以及 CRISPR/Cas 编辑技术在用于先天性黑朦症治疗中的推进，也均预示着突破传统疾病治疗模式的精准医疗正从理论走向临床。

　　不仅如此，由于癌症等疾病发生的机制非常复杂，在形成实性肿块以前，与癌症相关的基因突变过程可能已经发生，传统的以临床表征进行分型的方式难以跟上医学的发展进程，新的分子标志物也并不必然意味着能够划分出适用于某种特定药物的新群体。根据近 20 年的专利数据统计，乳腺癌的精准医疗方向逐渐将重点从诊断分型转移出来，向预后及预测治疗响应的方向发展。随着精准医疗的迅速发展，诊断分型方法、预后及预测治疗响应、针对新的分型体系的药物用途或施药方案是否能受到我国专利法的保护也引起了业内的关注，或将成为未来研究的热点之一。

新药要超过老药，需要有更高的疗效、更低的不良反应。高度确证的生物标记物的使用或联合使用，已知药物的适应症的拓展，多种药物的联合治疗，在药物设计及新药开发早期就开展基于不同患者群体基因多态性的药物代谢研究及预后评估研究，提供针对合适的群体、在合适的时间提供特定剂量的非常个体化的医疗方案，可能是降低新药开发成本的选择。但每年成千上万的新化合物、新药物靶点的发现，以及由于巨大的潜在经济利益的推动，在研究阶段表现出些微优良效果即进行专利申请以求保护的现实情况，使得规避密集的知识产权风险也成为新药开发过程中增加经济成本、耗费时间和精力的问题。

本书通过检索、调查分析、案例筛选等研究过程，对精准医疗热点领域 CAR－T 细胞治疗技术、CRISPR/Cas 基因编辑技术以及 PD－1 抗体靶向药物的专利申请布局、创新集聚情况、关键技术的发展脉络、重点产品临床申报状态、专利诉讼竞争态势以及平台技术的专利垄断与公众利益的平衡等进行了研究和总结。在第一部分 CAR－T 细胞治疗技术中，着重分析了重要靶点的相关专利信息，剖析了用于克服免疫因子风暴、损伤正常组织、肿瘤逃逸等副作用而进行的涉及结构、元件改造的专利技术脉络，并对临床安全性、可控性进行了探讨。在第二部分 CRISPR/Cas 基因编辑技术中，以国际前沿新创公司的专利布局和技术转化为切入点，深入分析了在技术研发和产业化过程中的合作创新的专利保护模式，并从受到业内广泛关注的美国麻省理工学院布罗德研究所张锋和美国加州大学伯克利分校詹妮弗杜德娜的专利争夺战解析专利申请文件的撰写、审查、异议及诉讼策略。在该部分，特别分析了生物领域 20 世纪影响最为深远的平台技术发展过程中，专利保护和运用的历史事例，探讨平台技术的基础性专利带来的行业垄断性与公众利益的平衡。在本书的第三部分，则以极具应用前景的肿瘤靶向抗体药物为主，针对全球涉及 PD－1 抗体的专利申请进行深入解读，梳理核心专利技术后续的发展脉络，探索重点产品的技术突破方向，解析围绕产品构建专利布局壁垒的策略和方式，并依据专利文献及非专利文献的竞合对技术演进的方向尝试进行前瞻性的分析。

精准医疗是应用现代遗传技术、分子影像技术和生物信息技术，结合患者生活环境和临床数据，实现精准的疾病分类、诊断、给出具有个性化的治疗方案。各种组学技术是精准医疗发展和得以实现的基础。多年的发展，使得我国基因组学、蛋白质组学、代谢组学技术高速发展，业已迈入世界前列，具备了破译遗传学信息，根据特有的基因或蛋白质信息制定出针对个人的治疗决策的基础。随着个体化医疗技术、生物信息学与大数据科学交叉应用的快速进步，精准医疗新型技术逐步成熟，致力于早期诊断、精确治疗和用药、准确预后评估的新型医疗产业也逐渐被催生开启。

医学史上曾出现改变疾病诊疗范式的大事件，例如外科手术的发明、抗生素的发现、医学影像技术的使用等。而今，新的基因编辑技术、工程 T 细胞和靶向药物取得的进展，预示着突破性的精准医疗时代即将到来。值此机遇与挑战并存之际，国家知识产权局专利局专利审查协作北京中心医药部组织基因工程、生物工程的优秀审查员团队历时三载，倾力研究，撰写并完成本书，希望能够使读者从中对精准医疗热点技术的专利保护现状和发展前瞻获得更深的感悟和体会。

由于水平有限，书中疏漏之处在所难免，敬请读者批评指正。

本书编委会

目　　录

第一篇　CAR‑T 细胞治疗技术

第二篇　CRISPR/Cas 基因编辑技术

第三篇　PD‐1 抗体技术

第一篇

CAR – T 细胞治疗技术

第一章

第1章 CAR－T技术的故事

肿瘤是导致人类死亡的首要疾病之一。目前，治疗肿瘤的方法主要有外科疗法（手术切除）、化学疗法（化疗）、放射疗法（放疗）、中医药疗法、现代微创疗法及生物疗法。作为肿瘤生物疗法的代表，嵌合抗原受体 T 细胞（以下简称"CAR－T"）疗法自诞生起就受到了极大的关注，随着近几年医疗技术的飞速发展，CAR－T经常出现在各大网站的头条。那么，究竟什么是CAR－T疗法？

CAR－T技术，全称为嵌合抗原受体 T 细胞免疫疗法（Chimeric Antigen Receptor T-Cell Immunotherapy）。与传统的药物相比，CAR－T 技术是一种疗法，而不是一种药。典型的 CAR－T 治疗流程主要包括①分离：从患者体内分离 T 细胞；②修饰：采用基因工程技术在 T 细胞中导入识别肿瘤并同时激活 T 细胞的嵌合抗原受体（CAR）基因；③扩增：体外培养，大量扩增 CAR－T 细胞；④回输：将扩增后的 CAR－T 细胞回输到患者体内；⑤监控：严密监护患者，控制副反应。整个疗程持续 3 周左右。[1]

回顾 CAR－T 技术的发展历程，在 30 年之前，有"CAR－T之父"之称的供职于德国洪堡大学的以色列教授 Zelig Eshhar 创造性地提出，将针对肿瘤抗原单克隆抗体的可变区和 T 细胞受体（TCR）的亚基构建融合蛋白，重新定向 T 细胞的免疫反应，由此拉开了嵌合抗原受体 T 细胞（CAR－T）免疫疗法的序幕。随后几年间，Eshhar 教授团队制备了第一代 CAR－T 细胞，由识别肿瘤表面抗原的单链抗体（scFv）和胞内信号结构域（通常为 CD3ζ 或 FcεRIγ）组成。体内研究表明，第一代 CAR 修饰的 T 细胞在体内扩增能力很有限，[2]对肿瘤细胞的杀伤能力有限。

根据 T 细胞免疫的双信号理论，T 细胞免疫应答的激活不仅需要 MHC 的第一信号作用，还需要共刺激因子及其配体所构成的第二信号作用。因此，为了提高 CAR－T 细胞的肿瘤杀伤作用，研究人员在第二代 CAR 结构中引入了共刺激分子，并且在第二代 CAR 的基础上进一步引入第二个共刺激分子构成了第三代 CAR，经改造后的 CAR－T 细胞具有更强的增殖能力和肿瘤细胞毒性。随后，科学家们在传统的三代 CAR－T 细胞基础上不断改进，开发了第四代、第五代 CAR－T 细胞。第四代 CAR－T

细胞是将细胞因子受体的胞内段嵌入 CAR 结构中，其可在激活时分泌细胞因子，同时能够号召其他免疫细胞（巨噬细胞或 DC）攻击肿瘤细胞并调节肿瘤微环境。第五代 CAR – T 细胞为通用型 CAR – T 细胞，其采用 ZFNs、TALENs 以及 CRISPR/Cas9 等基因编辑工具，敲除异体 T 细胞上的 TCR、MHC 以及相关信号通路基因，获得了能够防止异体型 CAR – T 的宿主排异反应的通用型 CAR – T（UCAR – T）细胞。

2017 年被视为细胞免疫治疗元年。同年 8 月，诺华（Novartis）公司的产品 Kymriah（曾用名 CTL019）获批上市，其适应症为儿童及青少年的急性 B 淋巴细胞白血病（B – ALL），该产品售价为 47.5 万美元；同年 10 月，凯特（Kite）公司的产品 Yescarta 获批上市，用于复发性或难治性大 B 细胞淋巴瘤（DLBCL）成人患者的治疗，其产品售价为 37.3 万美元。两款产品的上市极大地推动了细胞免疫治疗的研发热情。

在美国新泽西州 Morris Plains 市的诺华工厂中，技术人员正在加足马力对 Kymriah 进行批量生产。将取自患者的 T 细胞进行基因修饰，通过慢病毒载体导入嵌合抗原受体（CAR）新基因，其包括识别 CD19 的鼠单链抗体片段，采用可增强细胞扩增及持久性的 4 – 1BB 共刺激因子，CAR 基因的导入可以指导 T 细胞锚定并杀死表达特定的 CD19 抗原的白血病细胞。改良后的 T 细胞进行体外扩大培养，便得到了私人订制的 Kymriah 产品。结果显示，有 83% 接受 Kymriah 治疗的患者在输注后 3 个月内达到了完全缓解。[3] 与此同时，采用 Kymriah 治疗也存在潜在的严重不良反应，例如，可能产生细胞因子释放综合征（CRS）或神经毒性[3]。因此，只能通过被称为 Kymriah REMS 的风险评估和缓解策略下的受限计划才能获得使用 Kymriah。FDA 要求医院及其使用 Kymriah 的相关诊所获得专门的认证，需要对 Kymriah 处方开具、分发和管理人员进行培训，以便识别和管理 CRS 及神经毒性事件。

Yescarta 的获批使得儿童和成人白血病患者都有了相应的 CAR – T 疗法。Yescarta 所针对的肿瘤表面抗原也是 CD19，其 CAR 结构中识别 CD19 的单链抗体片段与 Kymriah 相同，均为 FMC63，仅在铰链区及共刺激因子结构域有所不同，其采用了 IgG1 铰链区以及 CD28 共刺激因子结构域。研究表明，Yescarta 的完全缓解率可达到 51%。[4] 与 Kymriah 类似，Yescarta 也存在细胞因子释放综合征和神经系统毒性的潜在副作用，同样需要使用 Yescarta 的医院和诊所获得专门的认证。目前，凯特公司正与 Gilead 合作优化生产工艺以进一步简化生产流程，缩短生产周期，从而为患者提供更好的服务。

CAR – T 疗法在欧美市场大放异彩的同时，我国国内研究机构也在紧锣密鼓地进行研究与专利布局。2018 年 3 月 13 日，金斯瑞生物科技发布公告，旗下子公司南京传奇正式收到 CFDA 授出的有关 LCAR – B38M CAR – T 用于自体回输的临床试验批件，这是国内首个获批的 CAR - T 疗法临床试验，同时也标志着中国的细胞治疗行业进入严格按照药物上市路径依法发展的新时期。"LCAR - B38M CAR - T 细胞自体回输制剂"（简称"LCAR - B38M 细胞制剂"）是按照生物制品 1 类（未在国内外上市销售的生物制品）向 CFDA 提交的注册申请。LCAR - B38M 是一种双表位 CAR - T 疗法，改造后的 CAR - T 细胞表面能够表达识别并结合 BCMA 分子的两个表位的嵌合抗原受体，用于治疗多发性骨髓瘤。研究显示，35 名既往治疗后复发的多发性骨髓瘤患者中，有 33 人（94%）在接受该公司试验性 LCAR - B38M 细胞制剂治疗 2 个月后获得临床缓解，显示明显的骨髓瘤临床缓解（完全反应或非常好的部分反应），客观缓解率达到 100%。[5] 截至目前，CFDA 共受理了 14 个 CAR - T 细胞治疗临床申请。

在血液肿瘤治疗方面，CAR - T 疗法已取得显著成果。相对于血液肿瘤，实体瘤对 T 细胞介导的细胞杀伤效应敏感性较低，由于存在一系列免疫抑制机制的肿瘤微环境，且缺少像 CD19 一样有利的靶点，CAR - T 疗法在实体瘤治疗中还面临着巨大的挑战。目前已经开展的研究包括：①针对 α-叶酸受体靶点，用于治疗卵巢癌和上皮细胞癌；[6]②针对 CAIX 靶点，用于治疗肾细胞癌；[7]③针对 CD24 靶点，用于治疗胰腺癌；[8]④针对 CD44v7/8 靶点，用于治疗宫颈癌；[9]⑤针对 CEA、EGP-40 靶点，用于治疗结肠癌；[7][10]⑥针对 EGFRⅧ、EphA2 靶点，用于治疗恶性胶质瘤；[11]⑥针对 Erb-B2 靶点，用于治疗乳腺癌、前列腺癌；[7]⑦针对 GD2 靶点，用于治疗成神经细胞瘤和黑素瘤等。[7]

CAR - T 疗法在繁荣发展的同时，其仍存在一些不足，例如患者自身 T 细胞通常存在质量与数量的缺陷、自体型 CAR - T 生产成本昂贵、细胞因子风暴等副反应严重。对此，Cellectis 公司研发的通用型 CAR - T（UCAR - T）细胞，有望实现 CAR - T 细胞的"现货供应"。此外，随着"自杀基因系统""开关系统"的引入以及开发与其他药物的联合治疗，未来可实现 CAR - T 作用时间及剂量的调控，有望解决 CAR - T 治疗所带来的副反应问题。以目前 CAR - T 疗法的发展速度来看，在全人类的共同努力下，实现 CAR - T 治疗的终极目标——廉价而无毒副作用地治愈癌症，或许就在可见的将来。

参考文献

［1］［EB/OL］.［2018 - 04 - 26］. http：//baike. baidu. com/item/CAR - T/17645034? fr = aladdin.

［2］Jensen, M. C. , Popplewell, L. , Cooper, L. J. , et al. , Antitransgene rejection responses contribute to attenuated persistence of adoptively transferred CD20/CD19-specific chimeric antigen receptor redirected T cells in humans［J］. Biology of blood and marrow transplantation：Journal of the American Society for Blood and Marrow Transplantation, 2010, 16 (9): 1245 – 1256.

［3］［EB/OL］. ［2018 – 04 – 26］. http：//www. novartis. com/news/media-releases/. Novartis-receives-first-ever-fda-approval-car – t-cell-therapy-kymriahtm-ct019.

［4］［EB/OL］. ［2018 – 04 – 26］. http：//www. sohu. com/a/200049016_ 531098.

［5］［EB/OL］. ［2018 – 04 – 26］. http：//www. vodjk. com/news/171211/1443501. shtml.

［6］Powell J R, Daniel J. Human Alpha – folate reuptor chimeric antigen releptor：WO201405577A1 ［P］. 2014 – 04 – 10.

［7］胡婉丽，等. 嵌合抗原受体修饰免疫细胞治疗肿瘤的新策略［J］. 中华临床医师杂志，2014，8 (6)：1151 – 1153.

［8］De Selm, C. J 等. CAR·T – cell therapy for pancreatic cancer［J］. J. Surg. Oncol, 2017：9999：1 – 12.

［9］John Maher. Immunotherapy of malignant disease using Chimeric antigen receptor engrafted T cells ［J］. ISRN Oncology, 2012：23.

［10］SPEAR，T. T. et al. Strategies to genetically eugineer T cells for cancer immunotherapy ［J］. Camcer Immunol. Immunother, 2016, 65：631 – 649.

［11］CHOW，K. K. et al. T Cell redirected to EphA2 for the immunotherapy of glioblastoma ［J］. Molecular Therapy, 2013, 21 (3)：629 – 637.

第 2 章　CAR – T 技术的临床试验

药物的临床试验是指任何在人体中进行的系统性研究，是确定药物的安全性和有效性必不可少的步骤。CAR – T 细胞作为一种活的细胞，对人体是否安全以及是否对疾病有效需要经过临床试验研究。CAR – T 技术的临床研究于 1997 年首次出现在美国，经过 20 余年的发展，已广泛分布在美国、中国、欧洲等主要国家和地区，尤其是近两年来，临床试验的注册申请数量急剧上升。本章将对世界上最主要的临床试验注册机构——Clinical Trials 中的 CAR – T 临床试验注册信息进行分析，希望为从业者提供有价值的参考信息。

2.1　CAR – T 技术临床试验注册

1997 年，美国国家肿瘤研究所（National Cancer Institute，NCI）首次提出 CAR – T 技术的临床研究，其针对卵巢癌（NCT00019136），使用的 CAR – T 技术为第一代 CAR – T 细胞；由于第一代 CAR – T 细胞不能被有效激活，临床效果并不理想，临床试验研究并不活跃。随着生物技术的发展，到了 2009 年，研究人员根据 T 细胞激活的双信号理论，在 CAR 结构中添加了共刺激因子，从而研发出第二代和第三代 CAR – T 细胞，增加了对肿瘤细胞的杀伤能力，展现出良好的临床应用前景，相应的临床试验注册量较之前也表现出明显的增长。2009~2012 年，每年都有 8 项左右的注册。特别是，诺华公司的 CTL019 和 Juno 公司的 JCAR017、JCAR014 为代表的、以 CD19 为靶点的新型 CAR – T 在治疗液体瘤晚期重症患者中展现出令人惊奇的疗效。自 2013 年以来，CAR – T 技术临床试验数量急剧增加，特别是 2016 年，注册量超过了前两年的总和，达到 82 项；2017 年仅半年的注册数量就超过了 2016 年全年的一半，说明CAR – T技术的临床研究持续升温，相关企业和研究机构都迫不及待地将各自的产品推向市场（见图 2 – 1）。

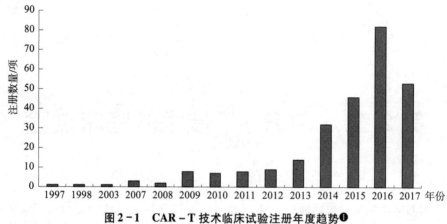

图2-1 CAR-T技术临床试验注册年度趋势❶

2.2 CAR-T技术临床试验地域分布

从注册人所属地域来看，如图2-2所示，美国和中国注册人所注册的临床试验数量最多，其中，美国排名第一位，共计125项，中国紧随其后，共计121项，排名第三位的是英国，共计9项，其他国家和地区则数量较少，均为1~2项，反映了美国和中国在该领域具有无可比拟的技术优势，相应临床试验也开展较多，我国在CAR-T技术方面虽然起步比美国稍晚，但是发展迅速，截至目前，已开展的临床试验数量已接近美国，远超英国、瑞士等国，为中国CAR-T技术的研究和发展奠定了较为坚实的试验基础。此外，从已经公布的临床试验内容来看，针对白血病、淋巴瘤、骨髓瘤等血液肿瘤的临床试验较多，约占2/3，而实体肿瘤的临床试验开展相对较少，约占1/3，并且截至目前，仅在美国、中国、英国和瑞士开展了相关试验，其他国家未见报道。

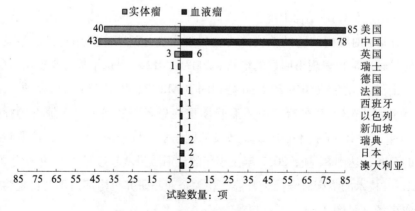

图2-2 CAR-T临床试验地域分布

---

❶ 图中横坐标未标出无数据年份，下文类似情况不再一一说明。

除了癌症外，还有一些临床试验将 CAR－T 应用于免疫系统疾病，比如，注册号为 NCT03030976 的临床试验，以 CD19 为靶点治疗系统性红斑狼疮；注册号为 NCT03016377 的临床试验，以 CD19 为靶点除了针对白血病外，还检验了针对免疫系统疾病的效果。

2.3　CAR－T 技术临床试验主要实施机构

图 2－3 显示了 CAR－T 临床试验的注册数量排前 12 位的实施机构，其中主要是大学、癌症治疗和研究机构、医院和研发公司，并且全部来自美国或中国，其中，美国有 8 家，中国有 4 家。在来自美国的实施机构中，大学有 2 家、癌症治疗和研究机构有 4 家、医院有 2 家；其中，宾夕法尼亚大学注册数量最多，达到 32 项，国家肿瘤研究所（NCI）排在第二位，为 30 项，随后依次为贝勒医学院、Texas Children's Hospital、The Methodist Hospital System 等；宾夕法尼亚大学和 NCI 是该领域较出色的领导者，宾夕法尼亚大学与诺华合作开发的 CTL019 和 NCI 与 Kite 开发的 KTE－C19 都于 2017 年被美国 FDA 批准上市。在中国的实施机构中，医院有 2 家，癌症治疗和研究机构有 1 家、研发公司有 1 家；其中，中国人民解放军总医院（以下简称"301 医院"）注册 16 项，西南医院 12 项，深圳免疫基因治疗研究院和上海吉凯均注册 7 项。从主要实施机构数量来看，我国虽然临床数量总量与美国相差无几（见图 2－2），但是主要实施机构数量明显少于美国。从主要实施机构的组成来看，美国主要是大学、癌症治疗和研究机构，我国主要是医院，说明在 CAR－T 临床研究领域，大型医院具有技术和临床资源优势，而美国则是大学和专门的研究机构具有技术和资源优势。

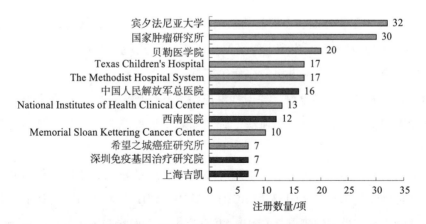

图 2－3　CAR－T 临床试验主要实施机构

▬▬▬　表示中国实施机构。

2.4　CAR - T 技术临床试验临床阶段

图 2-4 显示了 CAR - T 临床试验临床阶段的分布，其中，处于 Ⅰ 期临床的注册占 53.4%，Ⅰ 期/Ⅱ 期的注册为 37.0%，Ⅱ 期的注册占 6.0%，其他占 3.6%，主要包含 0 期、Ⅰ 期前、Ⅱ 期/Ⅲ 期和Ⅳ期，处于Ⅱ期/Ⅲ期和Ⅳ期临床的注册分别有 1 项，一是 NCT03027739，由福建医科大学实施，治疗 CD19 阳性的急性白血病，目前正处于招募阶段；二是 NCT02992834，由常州第一人民医院实施，治疗 CD19 阳性的淋巴瘤，其 CAR - T 细胞经过 IL -2 或 IL -7/IL -15 处理，目前还没有开始招募。可见，目前 CAR - T 临床试验主要处于Ⅰ期和Ⅱ期，即主要考察相关疗法的安全性和有效性。

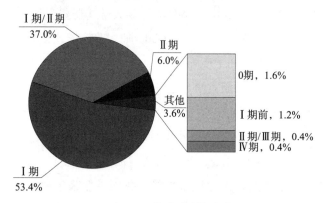

图 2-4　CAR - T 临床试验临床阶段分布

2.5　CAR - T 技术临床试验靶点

图 2-5 显示了实体瘤和血液瘤的临床试验主要靶点的适用概况，图 2-6 显示了 CAR - T 临床试验针对不同疾病主要靶点及各靶点临床试验数量。为了统计方便，将急性淋巴细胞白血病、慢性淋巴白血病等不同白血病类型统称为白血病，非霍奇金淋巴瘤、弥漫大 B 细胞淋巴瘤、滤泡性淋巴瘤、套细胞淋巴瘤、霍奇金淋巴瘤等不同淋巴瘤类型统称为淋巴瘤。白血病、骨髓瘤和淋巴瘤归为血液瘤，其余肿瘤归为实体瘤。

从血液瘤和实体瘤分类来看，不同肿瘤类型针对的靶点也不同，仅有两个靶点涉及了两种肿瘤类型，即 CD133 和 ROR1，其中，CD133 主要用于实体瘤；具体来说，血液瘤中利用最多的靶点是 CD19，并且集中于白血病和淋巴瘤中，骨髓瘤也有少数适用，但是使用较多的靶点是 BCMA；并且白血病与淋巴瘤的靶点种类相似，

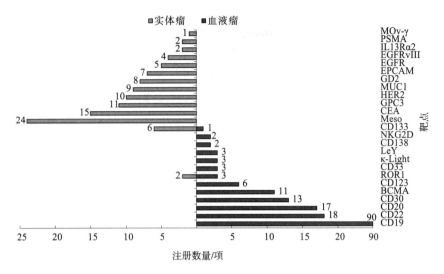

图 2 - 5　实体瘤和血液瘤主要靶点临床试验分布

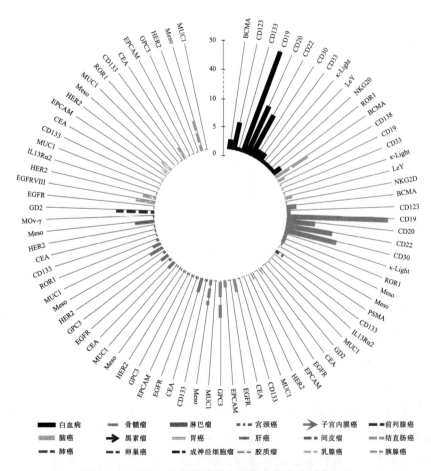

图 2 - 6　CAR - T 临床试验主要靶点与疾病对应概况

注：图中柱状长度表示试验数量，单位为个。

不同之处是，CD30 更多的适用于淋巴瘤，而 CD123 更多的适用于白血病，另外，白血病还使用独特靶点 CD33 和 CD133，骨髓瘤与白血病和淋巴瘤的靶点差异较大；实体瘤中使用较多的靶点是 Meso，涉及的肿瘤主要是胰腺癌、乳腺癌、间皮瘤、卵巢癌和肺癌（按照临床试验数量排序）；从不同肿瘤主要靶点的角度看，前列腺癌使用较多的靶点是 PCMA，胃癌的靶点是 CEA 和 EPCAM，肝癌的靶点是 GPC3，结直肠癌的靶点是 CEA，肺癌中除了 Meso 靶点，还有 MUC1 靶点、GPC3 靶点和 CEA 靶点，成神经细胞瘤的靶点是 GD2，胶质瘤的靶点是 EGFRVIII，卵巢癌、乳腺癌和胰腺癌的靶点均是 Meso。

另外，还有一些临床试验使用了比较独特的靶点，注册量较少，详细信息如表 2－1 所示。

表 2－1　临床试验注册量较少的靶点及适用疾病

靶点	疾病	注册号
CD123	树突状细胞瘤	NCT03203369
CD16	白血病/淋巴瘤	NCT02315118
CD171	神经节瘤/成神经细胞瘤	NCT02311621
cMET	乳腺癌	NCT01837602
EphA2	胶质瘤	NCT02575261
FAP	间皮瘤	NCT01722149
PSCA	胰腺癌	NCT02744287
VEGFR2	肾癌/黑素瘤	NCT01218867
LMP1	鼻咽癌	NCT02980315

2.6　细胞治疗产品的监管和药品开发激励政策

2017 年，美国 FDA 批准了美国历史上第一个允许临床应用的细胞治疗产品——诺华的 Kymriah（tisagenlecleucel），同年，还批准了 Kite 的 Yescarta（Axicabtagene Ciloleucel）的上市申请，两者同属于 CAR－T 产品，分别针对复发的或难治的急性白血病和复发的或难治的大 B 细胞淋巴瘤。这两项产品的上市有很多相似之处，比如，都获得过美国 FDA 颁发和批准的突破性疗法认定和孤儿药开发计划，这些经历都推动了两者在比较短的时间内上市。作为世界上著名的药品监管机构，美国 FDA 对于细胞治疗产品的监管和患者急需药品的审评都有一套比较完整的规定；在这一方面，我国相关监管机构也在进行不断的探索，自 2003 年开始推出了一系列指导原则和措施。

2.6.1　美国细胞治疗的相关政策

2.6.1.1　细胞治疗产品的监管

美国 FDA 通过立法的形式对细胞治疗产品的定义和监管措施进行了规定。对于细胞治疗产品的监管主要涉及公共卫生服务法（PHS）第 361 条和第 351 条。

PHS 第 361 条规定，监管的细胞治疗产品需要符合以下全部要求（美国联邦法规，21 CFR 1271）：

1. 制备过程符合干预最小化；

2. 仅同源使用；

3. 未添加水、晶体液或杀菌、保存、存储剂之外的其他任何试剂；

4. 不产生全身反应，且不依赖活体细胞的代谢过程发挥作用；或者，若产生全身反应或依赖活体细胞的代谢过程发挥作用，则必须符合作用同源性且用于 1、2 级亲属的异基因移植或作为生殖应用。

干预最小化是指在细胞处理过程中不改变其相关生理特性；同源使用是指在修复、重建、替代或补充受体的细胞或组织时，相关细胞治疗产品在受体和供体中的作用是相同的。

如果符合这些要求，细胞治疗产品属于 PHS 第 361 条的产品，不需要经过 IND 申报程序，只需要在 FDA 进行注册，提交生产明细和确保不传播传染性物质或疾病即可。

如果不符合上述全部要求，则必须在 PHS 第 351 条下进行监管，即 IND/BLA 途径，新药研究申请/生物制品许可申请，并作为药物或生物制品由联邦食品、药品和化妆品法案及其他所有相关规定进行监管。相关细胞治疗产品必须有资深研究者在符合伦理学原则的基础上，组织可行的 Ⅰ 、Ⅱ 及Ⅲ期临床试验，确定产品的安全性和有效性，如果试验结果乐观的话，可向 FDA 申请作为药物或生物制品进入市场。❶

2.6.1.2　加快药品审评的政策

CAR－T 产品是对 T 细胞进行体外基因修饰，属于 PHS 第 351 条监管的产品，由于该类产品在体内可能长期存在，并且有可能产生永久作用，FDA 对该类产品的临床试验有更严格的规定，比如，详细规定了早期临床试验设计需要考虑的问题，

---

❶ 刘克. 美国食品药品管理局（FDA）对于细胞治疗的监管［A］. 第十五届全国临床肿瘤学大会暨 2012 年 CSCO 学术年会，2012：581 – 583.

并且鼓励产品开发者在设计临床试验时与 FDA 相关监管部门进行沟通❶。据统计，一种新药从立项到成功上市一般需要的时间是 12～15 年，而对于类似 CAR-T 产品在 FDA 详细且严格的监管之下，如果按照正常的开发途径到最终上市，将需要更长的时间。无论诺华的 Kymriah 还是 Kite 的 Yescarta，从研发到最终上市仅花费了 5 年左右的时间，在如此短的时间内成功上市，得益于它们都获得了美国 FDA 颁发和批准的突破性疗法认定和孤儿药开发计划，这些政策极大地推动了上述产品的上市进程。在美国联邦法规（21 CFR 312 E）中规定，由于存在未能满足医学需要的情况，在保持适当的安全性和有效性的标准下，可加速新治疗药品的审批。美国先后通过法律和规范的形式建立了快速通道、突破性疗法认定、加速审批和优先审评等审评机制。

（1）快速通道

联邦食品、药品与化妆品法案第 506（b）条对可以获得快速通道的药物作出规定：不论单独使用或与一种或多种其他药物联用，如果用于严重或威胁生命的疾病治疗，并证明有潜力解决这类尚未满足的医疗需求的疾病。

获得快速通道认定的药物，可以获得加快研发和审评的措施，包括与 FDA 的 IND-前会议、I 期末会议和 II 期末会议，讨论试验设计和需要的相关数据的范围等，以及其他申请召开的会议（讨论加速审批、NDA 的结构和内容等），并可以进行滚动审评，不需要一次性提交所有数据。

（2）突破性疗法认定

联邦食品、药品与化妆品法案第 506（a）条对可获得突破性疗法认定的药物作出规定：不论单独使用或与一种或多种其他药物联用，如果用于严重或威胁生命的疾病的治疗，并且与现有治疗药品相比，有初步临床证据证明在一个或多个有意义的临床终点上有实质性改善，并且这种效果在临床开发早期已被观察到。

这种药物在 I 期临床试验开始就可以得到有效的药物开发计划的强化指导，开发机构可以设计多种有效的临床试验，FDA 将提供及时的咨询和沟通，帮助开发机构尽可能有效地设计和开展药物开发计划。在这个过程中，FDA 可建议，开发机构也可以提议，对临床试验设计进行修改，以在较短时间内完成相关试验，从而有效地证明药物是安全有效的，为批准上市提供充分的数据。另外，还可以得到高级审评经理的集中介入，从而加快相关药物的开发与审评。在适当情况下，FDA 还可以设置跨学科的项目审评团队，以利于开发计划的高效审评。获得突破性疗法认定的药物也可以进行滚动审评，不需要一次性提交所有数据，如果能够在 BLA、NDA 或疗效补充提交时获得临床数据的支持，相关药物可以获得优先审评的待遇。

---

❶ FDA. Considerations for the design of Early-Phase Clinical Trials of Cellular and Gene Therapy Products.

（3）加速审批

联邦食品、药品与化妆品法案第 506（c）条对 FDA 安全与创新法案的加速审批作出规定，FDA 可以对如下情况认证为加速审批：一种治疗严重或威胁生命的疾病的产品，确定产品有有效的替代终点可以合理预期临床获益或者有临床终点❶（中间临床终点）可以更早地合理预期对不可逆转的发病率或死亡率有影响或其他临床获益，还要考虑疾病的严重性、罕见性或流行率和可替代疗法的可用性或缺乏。

加速审批一般适用于病程长和需要很长时间才能测定药物临床获益的情况，需要快速评估影响肿瘤的生长或病毒载量可以申请加速审批。

加速审批的意义在于先批准后验证，即批准后需要进行验证临床获益的试验，FDA 可以根据实际的效果确定是否维持该药物的加速批准资格。❷

（4）优先审评

如果一种药物获得批准用于治疗严重疾病，将在安全性和有效性上获得显著改善，那么药物申请可以获得优先审评。优先审评旨在将关注点和所有资源向这类申请引导。优先审评只针对审评阶段，优先审评的周期为 6 个月，而标准审评周期为10 个月。

美国 FDA 对于上述 4 种加快途径都发布了行业指南（Guidance for Industry Expedited Programs for Serious Conditions – Drugs and Biologics），详细规定了相关途径的特征、术语定义、申请需要准备的材料、申请程序等，方便从业者理解和掌握。

2.6.1.3　孤儿药开发计划

孤儿药也被称为罕见病药物，美国为了推动企业或研究机构对罕见病治疗药物的开发，于 1983 年推出了孤儿药法案，其中，罕见病在美国被定义为少于 20 万名患者，孤儿药研发的激励政策主要有：7 年的市场独占权；税费优惠，临床试验费的50% 可抵减税额和免除新药申请费；提供开发补助和研究基金；允许公司就孤儿药的研究和试验设计向 FDA 寻求协助❸。如前所述，诺华和 Kite 的 CAR – T 产品都被批准为孤儿药开发计划，巨大的经济利益也推动了上述企业对于相关产品的研发进程。

美国 FDA 对于细胞治疗产品的界定以及相关加快审批的措施极大地推动了相关

---

❶ 临床终点是指直接衡量药物治疗效果的特征；临床获益是指一种对于给定疾病具有临床意义的积极治疗效果，并与治疗风险相比，确实对患者有益。

❷ 肖桂芝．FDA 加快新药审批程序及突破性治疗药物分析 [J]．现代药物与临床，2014，29（5）：447 – 454.

❸ 张延军，等．美国孤儿药法案及其对新药研发的影响 [J]．中国药物经济学，2010，（1）：27 – 34.

研究机构或企业对于治疗严重疾病或威胁生命的疾病的药物的研发热情。

2.6.2 我国细胞治疗的相关政策

2.6.2.1 对细胞治疗产品的监管

我国国家食品药品监督管理总局（CFDA）在 2003 年对于人体细胞治疗和人基因治疗的研究发布了相关指导原则：《人体细胞治疗研究和制剂质量控制技术指导原则》（2003）和《人基因治疗研究和制剂质量控制技术指导原则》（2003）。其分别给出了人体细胞治疗和人基因治疗的含义：体细胞治疗是指应用人的自体、同种异体或异种（非人体）的体细胞，经体外操作后回输（或植入）人体的治疗方法。这种体外操作包括细胞在体外的传代、扩增、筛选以及药物或其他能改变细胞生物学行为的处理。经过体外操作后的体细胞可用于疾病的治疗，也可用于疾病的诊断或预防。基因治疗是指改变细胞遗传物质为基础的医学治疗，且仅限于体细胞。另外，这两个指导原则分别明确规定了申报临床试验时的相关质量控制、有效性试验和安全性试验的要求。

2009 年，卫生部在《首批允许临床应用的第三类医疗技术目录》（卫办医政发〔2009〕84 号）中规定，自体免疫细胞（T 细胞、NK 细胞）属于第三类医疗技术，根据《医疗技术临床应用管理办法》第 14 条规定，第三类医疗技术首次应用于临床前，必须经过卫生部组织的安全性、有效性临床试验研究、论证及伦理审查；同年，卫生部还发布了《自体免疫细胞（T 细胞、NK 细胞）治疗技术管理规范》，规范了自体免疫细胞（T 细胞、NK 细胞）治疗技术临床应用。2016 年，国家卫生和计划生育委员会召开《关于规范医疗机构科室管理和医疗技术管理工作》的会议，要求免疫治疗停止用于临床治疗，仅限于临床研究。

随着细胞治疗研究的不断发展，为规范指导相关产品按照药品管理规范进行研究、开发与评价，国家食品药品监督管理总局于 2017 年发布了《细胞治疗产品研究与评价技术指导原则（试行）》，明确了按照药品管理规范监管细胞治疗产品，并明确指出其所述的细胞治疗产品是指用于治疗人的疾病，来源、操作和临床试验过程符合伦理要求，按照药品管理相关法规进行研发和注册申报的人体来源的活细胞产品。该指导原则不适用于输血用的血液成分，已有规定的、未经体外处理的造血干细胞移植，生殖相关细胞，以及由细胞组成的组织、器官类产品等。该指导原则详细规定了质量控制、有效性试验、安全性试验的要求，并建议了考察项目。

2.6.2.2　我国加快药品审评的政策

2005 年，国家食品药品监督管理局印发了《国家食品药品监督管理局药品特别审批程序》（局第 21 号令），规定对突发公共卫生事件应急所需防治药品实行特别审批，其中规定，在受理相关药品的注册申请后，应当在 15 日内完成首轮技术审评工作。

2009 年，国家食品药品监督管理局制定了《新药注册特殊审批管理规定》（国食药监注〔2009〕17 号），提出对符合下列情形的新药注册申请实行特殊审批：①未在国内上市销售的从植物、动物、矿物等物质中提取的有效成分及其制剂，新发现的药材及其制剂；②未在国内外获准上市的化学原料药及其制剂、生物制品；③治疗艾滋病、恶性肿瘤、罕见病等疾病且具有明显临床治疗优势的新药；④治疗尚无有效治疗手段的疾病的新药。该规定指出，对于符合第①项和第②项情形的，应在收到特殊审批申请 5 日内进行审查确定；对于符合第③项和第④项情形的，应在收到特殊审批申请 20 日内进行审查确定。

2013 年，国家食品药品监督管理局发布了《关于深化药品审评审批改革进一步鼓励药物创新的意见》（国食药监注〔2013〕37 号），提出对重大疾病、罕见病、老年人和儿童疾病具有更好治疗作用、具有自主知识产权和列入国家科技计划重大专项的创新药物注册申请等，给予加快审评。

2015 年，国务院发布了《国务院关于改革药品医疗器械审评审批制度的意见》（国发〔2015〕44 号），提出加快创新药审评审批，其包括防治艾滋病、恶性肿瘤、重大传染病、罕见病等疾病的创新药，列入国家科技重大专项和国家重点研发计划的药品，转移到境内生产的创新药和儿童用药，以及使用先进制剂技术、创新治疗手段、具有明显治疗优势的创新药。

2015 年，国家食品药品监督管理总局发布了《关于药品注册审评审批若干政策的公告》（2015 年第 230 号），其规定了可以加快审评审批的药品：①防治艾滋病、恶性肿瘤、重大传染病和罕见病等疾病的创新药注册申请；②儿童用药注册申请；③老年人特有和多发疾病用药注册申请；④列入国家科技重大专项和国家重点研发计划的药品注册申请；⑤使用先进技术、创新治疗手段、具有明显治疗优势的临床急需用药注册申请；⑥转移到中国境内生产的创新药注册申请；⑦申请人在欧盟、美国同步申请并获准开展药物临床试验的新药临床试验申请，或在中国境内用同一生产线生产并在欧盟、美国同步申请上市且已通过其药品审批机构现场检查的药品注册申请；⑧临床急需且专利到期前 3 年的药品临床试验申请和专利到期前 1 年的药品生产申请。同时也规定，国家卫生和计划生育委员会、工业和信息化部根据药品采购情况和生产供应情况建立短缺药品定期沟通机制，提出加快审批的建议，国家食品药品监督管理总局会同有关部门确定纳入加快审批的范围。

2017年，国家食品药品监督管理总局发布了《关于鼓励药品创新实行优先审评审批的意见》（食药监药化管〔2017〕126号）规定了优先审评审批的范围（见表2-2）。

表2-2 优先审评审批的范围

具有明显临床价值的药品	防治疾病且具有明显临床优势	其他
1. 未在中国境内外上市销售的创新药注册申请 2. 转移到中国境内生产的创新药注册申请 3. 使用先进制剂技术、创新治疗手段、具有明显治疗优势的药品注册申请 4. 专利到期前3年的药品临床试验申请和专利到期前1年的药品生产申请 5. 申请人在美国、欧盟同步申请并获准开展药物临床试验的新药临床试验申请；在中国境内用同一生产线生产并在美国、欧盟药审批机构同步申请上市且通过了其现场检查的药品注册申请 6. 在重大疾病防治中具有清晰的临床定位的中药（含民族药）注册申请 7. 列入国家科技重大专项、国家重点研发计划，以及由国家临床医学研究中心开展临床试验并经中心管理部门认可的新药注册申请	1. 艾滋病 2. 肺结核 3. 病毒性肝炎 4. 罕见病 5. 恶性肿瘤 6. 儿童用药 7. 老年人特有和多发的疾病	1. 在仿制药质量一致性评价中，需改变已批准工艺重新申报的补充申请 2. 列入《关于开展药物临床试验数据自查核查工作的公告》（国家食品药品监督管理总局公告2015年第117号）的自查核查项目，申请人主动撤回并改为按与原研药质量和疗效一致的标准完善后重新申报的仿制药注册申请 3. 临床急需、市场短缺的药品注册申请。具体品种名单由国家卫生和计划生育委员会、工业和信息化部提出，食品药品监督管理总局药品审评中心组织相关部门和专家论证后确定 4. 在公共健康受到重大威胁情况下，对取得实施强制许可的药品注册申请，予以优先审评审批

该意见也规定了优先审评程序，详细规定了申请优先审评的步骤，并要求申请人在申请前和临床试验过程中与药审中心进行沟通交流。该意见规定，对于罕见病或其他特殊病种，可以在申报临床试验时提出减少临床试验病例数或者免做临床试验的申请；对于治疗严重危及生命的疾病且尚无有效治疗手段、对解决临床需求具有重大意义的新药，申请人可随时与药品审评中心进行交流沟通，在临床试验阶段，药品审评中心保持与申请人的沟通交流，指导并促进新药临床试验的开展；若根据早期临床试验数据，可合理预测或判断其临床获益且较现有治疗手段具有明显优势，允许在完成Ⅲ期确证性临床试验前有条件地批准上市。

我国在细胞治疗产品的监管以及加快审评措施方面都是以指导原则或部门规章制度进行的，并且属于不同的部门管辖，美国则通过专门立法对细胞治疗产品进行监管和规定加快审评的措施，相比之下，我国应建立完整的法律法规，明确相关规定，确立持续稳定的监管规则，同时需要协调好不同部门的监管责任。

2.7　临床试验的现状和进展

本章对 ClinicalTrials. gov 数据库中的 CAR - T 临床试验注册数据进行了分析，从临床试验注册量变化趋势来看，近几年注册量增长明显。从地域分布看，美国临床试验最多，我国紧随其后，总量相差无几。从肿瘤类型来看，针对血液瘤的注册量远远超过针对实体瘤的注册量。从临床试验数量来看，前 12 家主要实施机构中，有8 家来自美国，4 家来自中国。从临床阶段来看，主要集中在 I 期和 II 期临床阶段，并且大部分处于 I 期临床。从临床适用靶点来看，靶向 CD19 的临床试验较多，主要集中于白血病和淋巴瘤，并且白血病和淋巴瘤的靶点较为相似；针对骨髓瘤的主要靶点为 BCMA；实体瘤中应用较多的靶点是 Meso，主要涉及的肿瘤是胰腺癌、乳腺癌、间皮瘤、卵巢癌和肺癌（按照临床试验数量排序），且不同肿瘤主要靶点也不相同（见表 2 - 3）。

表 2 - 3　CAR - T 技术临床试验适用靶点与肿瘤分布

疾病	靶点	疾病	靶点
前列腺癌	PCMA	胃癌	CEA/EPCAM
肝癌	GPC3	结直肠癌	CEA
肺癌	Meso	卵巢癌	Meso
成神经细胞瘤	GD2	胶质瘤	EGFRVⅢ
乳腺癌	Meso	胰腺癌	Meso

另外，还有一些注册量较少的靶点，比如针对树突状细胞瘤的 CD123，针对白血病或淋巴瘤的 CD16，针对神经节瘤或成神经细胞瘤的 CD171 等；以及一些临床试验利用 CAR - T 细胞治疗系统性红斑狼疮等免疫系统疾病。

第 3 章　CAR - T 技术全球专利分析

研究人员对 CAR - T 技术寄予了厚望，并希望其能够在尚未攻克的疾病，尤其是肿瘤相关疾病方面产生革命性的巨大成果，因此，对 CAR - T 技术的研发投入巨大，其研究趋势也呈现全面、迅猛、深入的特点，并取得了长足的进步。从横向来看，其由 CD19 靶点逐渐发展出针对多种疾病的几十种靶点，逐渐进入临床阶段，扩大了适应症种类；从纵向来看，CAR 的结构经历了从第一代到第三代的发展，从对各个组成元件，如抗体、共刺激因子、铰链区、跨膜区等基本元件的改造，再到调控元件、增强元件的设计，还有对宿主 T 细胞的改造，旨在增强治疗效果、减少副作用；从辅助角度来看，CAR - T 技术还进行了包括化学药剂、抗体、细胞因子、细胞、酶等在内的多种因子联合治疗的技术方案研发，以期互补协作，提高治疗效果。

3.1　CAR - T 技术全球专利分析

3.1.1　专利申请趋势

CAR - T 技术的研究起始于 20 世纪 90 年代，早期的 CAR 结构中仅包括单链抗体可变区、跨膜区和胞内信号结构域。[1] 将该 CAR 结构导入 T 细胞并表达后获得的第一代 CAR - T 细胞，由于缺乏免疫共刺激因子的激活作用，对肿瘤细胞的免疫杀伤效应有限，临床疗效欠佳，因此在 2009 年以前关于 CAR - T 技术的专利申请量较少；随着研究人员对肿瘤发生发展机理、细胞免疫机制、基因转导、靶点筛选等方面的深入研究，在第一代 CAR - T 细胞的基础之上，添加了一个或多个共刺激因子，从而形成了第二代、第三代 CAR - T 细胞，可有效激活机体对肿瘤细胞的免疫应答，较好地克服肿瘤免疫逃逸现象，确定了较好的临床疗效，尤其是靶向 CD19 的 CAR - T

---

[1] 张鸿声. 嵌合抗原受体 T 细胞肿瘤治疗的前生、今世和将来 [J]. 转化医学杂志, 2014, 3 (3): 129 - 133.

细胞在治疗 B 细胞相关血液肿瘤中展现了出乎意料的疗效，使得业内对 CAR-T 技术的研发热情空前高涨，相应的专利申请数量也在 2010 年后迅速增长，2016 年已达 223 项（见图 3-1），表明该技术已经成为肿瘤免疫治疗的研发热点之一。

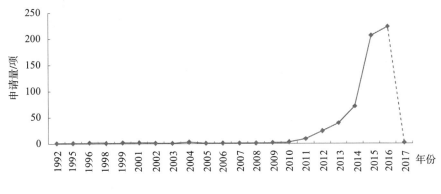

图 3-1　CAR-T 技术全球专利申请趋势

3.1.2　技术产出地分布

目前美国是 CAR-T 技术的领跑者，从技术产出情况来看，55% 的专利申请来自美国，在一定程度上表明美国在 CAR-T 技术领域占据领先优势；中国紧随其后，其申请专利数量占全球的 27%，说明我国在这一领域发展势头较好，英国、法国、日本等国也有部分专利申请，但数量相对较少（见图 3-2）。

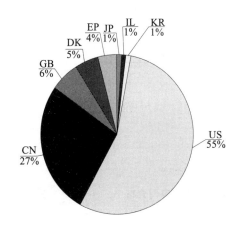

图 3-2　CAR-T 技术专利产出地分布

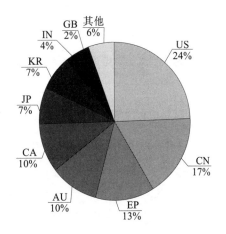

图 3-3　CAR-T 技术专利目标地分布

3.1.3　技术目标地分布

从 CAR-T 技术的专利目标地来看，美国、中国、欧洲、加拿大、澳大利亚、日本、韩国等国家或地区是主要目标地，说明该领域申请人比较重视在世界主要国家和地区进行专利布局，以便在后期获得竞争优势。但是，与欧美等发达国家相比，我国申请人的专利申请重点关注中国国内，对于美国、欧洲、加拿大、澳大利亚、日本、韩国等地布局相对较少，截至目前，中国申请人的 PCT 专利申请明显少于美国和欧洲国家的 PCT 申请，说明我国申请人对国外专利布局较少（见图 3-3）。

3.1.4　主要申请人分布

本书统计了申请量排名前列的主要申请人，其中美国和欧洲的申请人占大多数，包括宾夕法尼亚大学、斯隆-凯特琳癌症中心（Memorial Sloan Kettering Cancer Center）、贝勒医学院、得克萨斯大学等科研机构，诺华、Cellecits 等制药企业，以及政府性机构，而且部分申请人的申请数量较多，从侧面反映出一方面欧美国家的申请人对 CAR-T 技术研究深度较高，针对该技术从多个方面、多个维度进行改进和调整；另一方面，欧美国家对该技术的产业布局也相对完善，主要申请人涵盖了研发、监管、生产和推广机构，有利于 CAR-T 技术的健康发展和有序推广应用。目前中国申请量排在前列的申请人有上海优卡迪、科济生物医药、安徽未名，主要集中在制药企业，申请数量并不占优势（见图 3-4）。

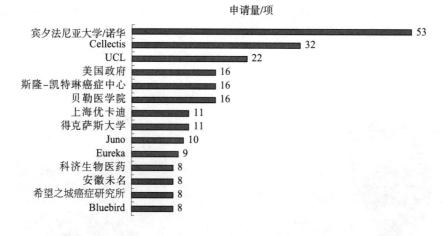

图 3-4　CAR-T 技术主要申请人专利申请分布

注：第一位为宾夕法尼亚大学与诺华合作申请。

3.1.5　技术生命周期分布

以申请量为横坐标，以申请人数量为纵坐标，该研究制作了 CAR-T 技术的技术生命周期曲线，从图 3-5 中可以看出，从 CAR-T 技术问世以来，其专利申请数量和申请人数量不断增加，截至目前，该技术处于快速增长期，研发活跃度较高，为目前肿瘤免疫治疗的研发热点，并且没有形成少数几个申请人垄断的局面，也比较适合我国研究人员及时寻找技术空白点和突破点，实现赶超，从而获得竞争优势。

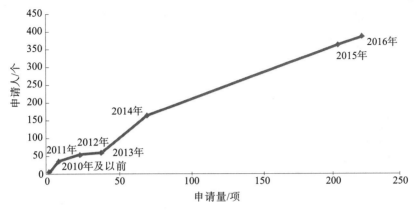

图 3－5　CAR－T 技术专利生命周期年度曲线

3.2　主要靶点专利分布

CAR－T 细胞治疗技术实质上是一种靶点依赖型治疗。CAR 结构中包括肿瘤相关抗原结合域，目标抗原的选择对于 CAR 的特异性、有效性及安全性都是至关重要的。理想的目标抗原应仅在肿瘤细胞表达，而在正常细胞中不表达，但至今被视为靶点的一些肿瘤相关抗原仍可能在正常细胞中低水平表达，导致免疫疗法产生脱靶毒性，从而引发严重的副反应。因此，对于 CAR－T 技术中新靶点的探索，一直备受关注。

3.2.1　申请人地域分布

从申请人所在国家来看，如图 3－6 所示，美国的专利申请数量最多，共计 340 项，中国紧随其后，为 174 项，其他国家则数量较少，均在 40 项以下。反映了美国在该领域具有无可比拟的技术优势，我国在 CAR－T 技术的专利申请上虽然目前与美国仍存在差距，但是发展迅速，截至目前，专利申请数量已远超丹麦、英国、日本等国，有望为 CAR－T 技术在中国的进一步发展提供专利权保障。

3.2.2　主要靶点专利申请

从申请量来看，如图 3－7 所示，CD19 作为靶点的 CAR－T 相关专利申请数量最多，达到 131 项；此外，CD20、Mesothelin 和 BCMA 的专利申请数量在 20～30 项；

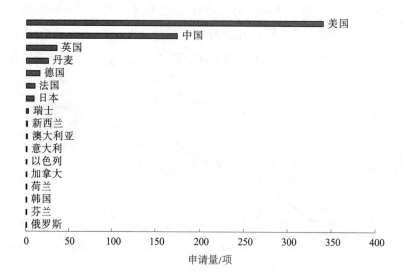

图 3 - 6　CAR - T 技术全球主要国家或地区专利申请分布

其他靶点的申请量均不足 20 项。CD19 专利申请的突出表现与 2003 年针对 CD19 靶点的 CAR - T 技术在治疗白血病方面取得卓越技术效果密不可分。至今已有多家研究机构投入 CD19 相关 CAR - T 技术的研究和专利申请布局，使其成为毋庸置疑的热点。当然，其他靶点仍具有很大开发潜力，从各热点靶标提交专利申请的变化趋势来看，如图 3 - 8 所示，在 2011 年之后 CD19 靶点申请量逐年递增，特别是 2013～2015 年，申请量每年成倍增长；其他靶标，如 CD20、BCMA、Her2、CD123，之前仅有零星申请提交，在 2015～2016 年，申请量较之前大增从而成为热点靶标。

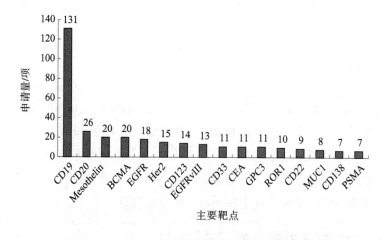

图 3 - 7　CAR - T 技术主要靶点专利申请量分布

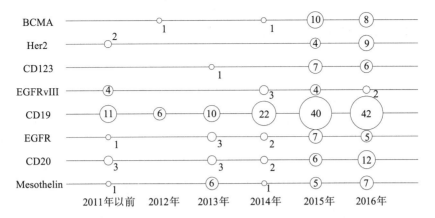

图 3－8　CAR－T 技术热点靶标专利申请量变化趋势

注：图中数字表示申请量，单位为项。

3.2.3　主要靶点的适应症分布

从靶点种类和申请量来看，如图 3－9 所示，白血病和淋巴瘤是目前靶点种类最多、申请量最大的适应症。骨髓瘤、胶质瘤、卵巢癌、乳腺癌、结肠癌、肺癌等也是靶点种类和申请量较多的适应症。

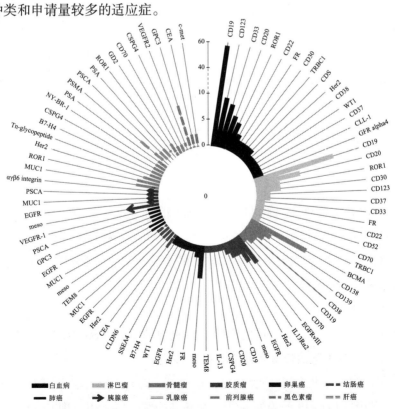

图 3－9　CAR－T 技术主要靶点的适应症专利申请分布

3.2.4 主要靶点专利分析

（1）靶点 CD19

①专利申请

2000 年，美国希望之城癌症研究所（City of Hope National Medical Center）的专利申请 PCT/US01/42997 首次提出了采用 CD19 - CAR - T 细胞治疗 B 细胞介导的免疫疾病。随后的十年间，年申请量在 0～2 件。直至 2013 年，伴随着诺华公司的 CTL019 与 Juno 公司的 JCAR015 在临床上取得了突破性的成果，以 CD19 为 CAR - T 靶点的专利申请也呈现爆发式增长，表明该技术受到了越来越多的关注（见图 3 - 10）。

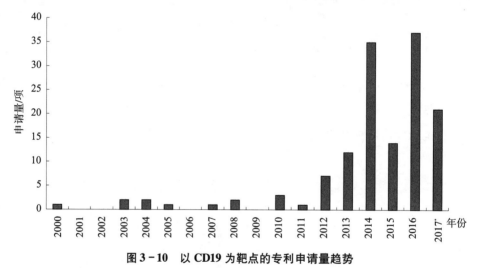

图 3 - 10 以 CD19 为靶点的专利申请量趋势

注：由于 2017 年申请的部分专利还没有公开，该年度的申请量暂时呈下降状态。

②适应症

靶点 CD19 作为多数 B 细胞淋巴瘤和白血病的细胞表面抗原，具有在这些肿瘤细胞表面高表达而在正常组织中不表达的特点，因此，成为 CAR - T 技术领域的研究热点。目前关于 CD19 靶点的 CAR - T 技术的专利申请主要针对各类白血病和淋巴瘤，具体如图 3 - 11 所示。

③主要专利

2000 年，美国希望之城癌症研究所的专利申请 PCT/US01/42997 首次提出了采用 CD19 - CAR - T 细胞治疗 B 细胞介导的免疫疾病。

2003 年，St Jude 儿童研究医院 Dario Campana 博士的专利申请 US201213548148A 要求保护一种由抗 CD - 19 的胞外 scFV、跨膜结构域、4 - 1BB（即 CD137）和 CD3 -

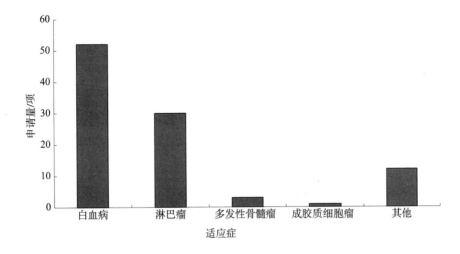

图 3-11　以 CD19 为靶点的专利申请适应症分布

zeta 胞内信号结构域组成的嵌合受体多肽，该嵌合受体多肽基因通过逆转录病毒导入 T 细胞内，可在 T 细胞表面递呈抗 CD19 抗体，可有效抑制和杀死白血病细胞。在申请长达 10 年后，该专利于 2013 年 3 月 19 日获得美国授权，专利号为 US8399645B2，专利权人为 St Jude 儿童研究医院。该专利于 2015 年 4 月 6 日被技术许可给了诺华公司，从而为诺华公司的明星产品 CTL019 奠定了基础。

随后，与诺华公司合作的宾夕法尼亚大学就 CD19 CAR－T 细胞的临床使用方法申请了专利 PCT/US2013/050267，该专利目前处于在审状态。

该技术后续的专利申请主要集中在 CAR 结构的改造及 T 细胞的改造方面，以提高 CAR－T 的靶向性及肿瘤杀伤能力。

在 CAR 结构改造方面，UCL 的专利申请 PCT/GB2014/053451 提出了在 T 细胞表面共表达两个 CAR 结构以提高其靶向性，同时，其专利申请 PCT/GB2015/050974 提出将 CAR 结构拆分为两部分，并加入 CID 结合结构域以诱导两个部分的二聚化，以避免细胞因子风暴。UCL 已申请了 3 项临床试验（NCT02443831、NCT02431988、NCT01195480），其中有两项进入了 I/II 期临床阶段。

在 T 细胞的改造方面，Collingwood T 的申请 US201514589632、Cellectis 的申请 PCT/US2013/040755、宾夕法尼亚大学的申请 PCT/US2015/055799 等均提出将 TCR、HLA、PD－1、CTLA－4、FAS 等基因失活或表达降低，从而增加免疫应答。

此外，还有其他少量专利申请涉及联合治疗、CAR－T 细胞的制备、载体选择及生物安全性等技术领域。

来自上海斯丹塞生物技术有限公司的专利申请 PCT/CN2015/084991 涉及用于 CAR－T 疗法的 CD19 人源化抗体，以提高 CAR－T 的靶向性。

（2）靶点 CD20

①专利申请

CD20 靶点早在 1998 年就被提出可作为 CAR－T 治疗的靶点，在 2012 年后随着 CAR－T 技术受到越来越多的关注，关于 CD20 靶点的 CAR－T 疗法的专利申请也开始增加（见图 3－12）。

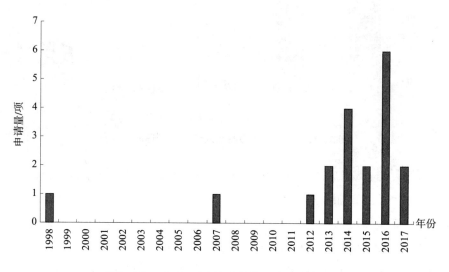

图 3－12　以 CD20 为靶点的专利申请变化趋势

②适应症

CD20 抗原是一种 B 细胞分化抗原，仅位于前 B 细胞和成熟 B 细胞，在 95% 以上的 B 细胞淋巴瘤中表达，而在造血干细胞、血浆细胞和其他正常组织中不表达。因此，CD20 靶点 CAR－T 疗法的适应症主要是白血病及淋巴瘤（见图 3－13）。

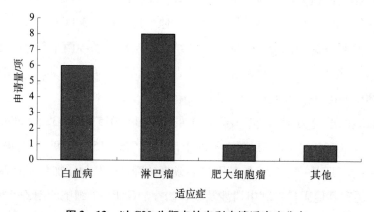

图 3－13　以 C20 为靶点的专利申请适应症分布

③主要专利

1998 年，希望之城癌症研究所的专利申请 PCT/US99/24484 首次报道了采用

CD20 作为 CAR－T 细胞的靶抗原用于治疗非霍奇金淋巴瘤及慢性淋巴细胞白血病，并在体外水平证实了其疗效。该专利申请于 2002 年 6 月 25 日在美国被授予专利权，授权的独立权利要求要求保护编码 CD20 特异性 CAR－T 细胞的 DNA 构建体，包括抗 CD－20 的胞外 scFv、跨膜结构域和选自 CD3ζ、FcγRIII 和 FcγeRI 的胞内信号结构域。

2012 年，Sangamo Biosciences Inc 的专利申请 PCT/US2013/064384 提出对 CAR－T 细胞中的 PD1 和/或 CTLA－4 进行失活处理，从而抑制肿瘤逃逸，提高 CAR－T 细胞的靶向性。

宾夕法尼亚大学的专利申请 PCT/US2016/041557 提出了一种针对狗 CD20 的 CAR－T 细胞，用于治疗狗相关癌症。

（3）靶点 Mesothelin（间皮素）

①专利申请

Mesothelin 是一种细胞表面糖蛋白，在大多数正常组织中不表达，而在间皮瘤、卵巢癌、胰腺癌、胃癌、肺癌等实体肿瘤中高表达。由于实体肿瘤周围具有免疫抑制微环境，因此 CAR－T 细胞归巢到肿瘤组织部位的能力被大大减弱，故此，针对实体肿瘤的 CAR－T 细胞的研究起步较晚，在 2012 年才开始出现关于 Mesothelin 的 CAR－T 技术的专利申请，由于在实体瘤研究方面进展缓慢，随后几年的专利申请数量也呈下降趋势（见图 3－14）。

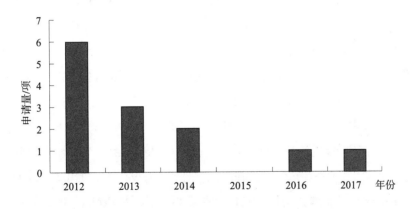

图 3－14　以 Mesothelin 为靶点的专利申请变化趋势

②适应症

在关于 Mesothelin 靶点的 CAR－T 技术的专利申请中，多数针对卵巢癌进行治疗，此外，也涉及治疗肺癌、胰腺癌、黑色素瘤及鳞癌的少量专利申请（见图 3－15）。

③主要专利

宾夕法尼亚大学于 2012 年最早提出了涉及 meso-CAR－T 的专利申请，并在两年

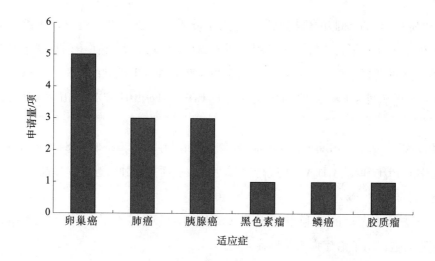

图 3 - 15 以 Mesothelin 为靶点的适应症分支专利申请

时间内针对 Meso-CAR - T 提出了 5 件专利申请，其中，PCT/US2013/027366 要求保护以 Th17 细胞构建的 CAR - T 细胞，从而提高抗肿瘤活性和持久性，其用于治疗胰腺癌、肺癌及卵巢癌；PCT/US2013/057991 涉及抑制 T 细胞中的二酰甘油激酶同种型以增强 CAR - T 的细胞毒活性，用于治疗卵巢癌；PCT/US2013/063083 提出了构建双 CAR 构建体，从而提高 CAR - T 细胞的靶向性及抗肿瘤活性，用于治疗卵巢癌；PCT/US2014/021056 提出抑制 CAR - T 细胞中的 Ikaros 基因或二酰甘油激酶同种型以增强其细胞毒活性，用于治疗卵巢癌；PCT/US2013/027347 涉及用流式细胞仪通过检测肿瘤细胞的裂解来检测肿瘤细胞对免疫疗法的易感性，也是用于卵巢癌的治疗。宾夕法尼亚大学 Abramson 癌症中心已基于上述专利申请的技术方案向 FDA 申请了 4 项临床试验（NCT01355965、NCT01897415、NCT02159716、NCT02388828），以期将 meso-CAR - T 用于对胰腺癌、肺癌及卵巢癌等实体肿瘤进行治疗。

斯隆 - 凯特琳癌症中心的专利申请 PCT/US2015/034552，涉及 CAR 结构中的 scFv 的改进，用于肺癌的治疗。该研究中心也针对 Meso-CAR - T 在肺癌、乳腺癌、间皮瘤等癌症中的治疗方案申请了 2 项临床试验（NCT02792114、NCT02414269）。

科济生物医药（上海）有限公司的专利申请 CN106467573A，提出了一种特异性结合间皮素的全人抗体，以实现对 CAR 结构的改进。

（4）靶点 Her2

①专利申请

人表皮生长因子受体 2（Her2）的过表达往往与肿瘤的发生、发展密切相关，可作为乳腺癌、胃癌、卵巢癌、前列腺癌、肺癌的表现之一。Her2-CAR - T 的专利申请最早出现在 2010 年，随后几年呈现逐渐增多的趋势，2015 年申请最多。从 2016

年起，申请量有所下降（见图 3－16）。

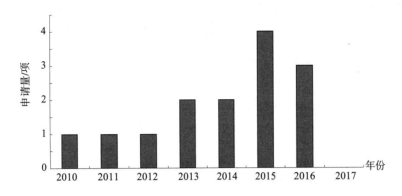

图 3－16　以 Her2 为靶点的专利申请变化趋势

②适应症

涉及 Her2-CAR－T 的专利申请主要针对乳腺癌，此外，也涉及对肉瘤、膀胱癌、卵巢癌和结肠癌的治疗。有些专利申请关注的焦点并不是 Her2 靶点本身，因此也未具体记载 Her2-CAR－T 所针对的具体疾病（见图 3－17）。

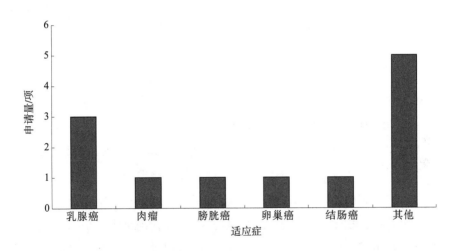

图 3－17　以 Her2 为靶点的专利申请适应症分布

③主要专利

2010 年，韩国的 Innocell Inc 首次针对 Her2 的 CAR－T 技术申请了专利，申请号为 PCT/KR2011/007621，要求保护包含 Her2/neu scFv 的嵌合抗原受体，用于治疗卵巢癌。

2013 年，Baylor College Medicine 的专利申请 PCT/US2014/022786 提出了包含 MGMT 和 Her2CAR 构建体的 T 细胞在与替莫唑胺一起施用时可提高对人脑胶质瘤的杀伤效率。该学院就 Her-CAR－T 在治疗胶质瘤以及恶性肉瘤的应用申请了 4 项临床试验（NCT00902044、NCT00889954、NCT02442297、NCT01109095）。

Univ Monash 于 2015 年申请的专利 PCT/AU2015/050318，要求保护提高淋巴细胞对靶细胞杀伤能力的方法，其是将淋巴细胞与 PTPN2 抑制剂接触以使 PTPN2 蛋白失活，从而提高 Her2-CAR－T 细胞对肉瘤细胞的杀伤能力。

Baylor College Medicine 的专利申请 WO2016149665A1，其采用 pp65CMV 特异性 T 细胞制备 CAR－T 细胞，以治疗 CMV 阳性的成胶质细胞瘤。

3.3 CAR 结构改造

嵌合抗原受体（chimeric antigen receptor，CAR）结构是 CAR－T 治疗方法的基础和核心技术，在很大程度上决定了 CAR－T 治疗的安全性和有效性，这是因为一方面 CAR 结构中的抗原结合域可特异性识别肿瘤抗原，保证 CAR－T 攻击的特异性；另一方面，CAR 结构中的胞内信号域和共刺激因子可以有效激活 T 细胞，使其产生高效免疫应答，进而有效杀死肿瘤细胞，因此对于 CAR 结构的研究和改良成为 CAR－T 治疗领域的研究热点。

3.3.1 专利申请趋势

在 CAR－T 技术的早期研发阶段，研究人员主要关注靶点的选择和治疗机理的阐述，对于 CAR 结构的改进研究相对滞后，相应的专利申请数量较少。2011 年之前，这类专利年申请量基本为 1~2 件。2012 年之后，随着 CAR－T 技术在肿瘤治疗中的优势逐渐显露，尤其是在白血病、淋巴瘤、骨髓瘤等血液肿瘤的治疗中表现出了传统疗法难以达到的治疗效果，该技术的临床应用和临床实验研究日益增多，与此同时，CAR－T 疗法的一些问题也随之显现，主要包括细胞因子风暴、治疗的不可控性、损伤正常组织、移植抗宿主反应、肿瘤逃逸现象等，为了解决这些困难，研究人员开始关注 CAR 结构的改造，希望通过分子水平的设计克服临床应用中遇到的困难，在这一时期，有关 CAR 结构改造的专利申请数量急剧增加，如图 3－18 所示，2012 年申请量增加了 3 倍，2015 年又增加了近 1.5 倍，2016 年到达最高，为 70 件，2017 年的数据受到专利公开延迟的影响而出现下降，但从目前的研发趋势来看，2017 年该领域专利申请数量不会低于 2016 年，该申请趋势也反映了 CAR 结构改造已经成为 CAR－T 技术的重点研发方向之一。

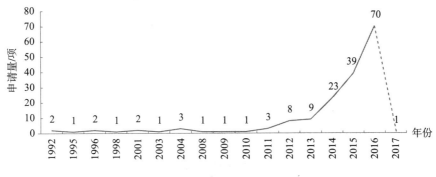

图 3 - 18　CAR 结构改造专利申请变化趋势

3.3.2　主要申请人

CAR 结构改造相关专利的主要申请人大多数为中国和美国的研发机构，如图 3 - 19 所示，该领域的申请人主要来自中国和美国，其他国家的申请人数量较少，这说明中美两国在该领域的技术优势明显。从主要申请人的角度来看，如图 3 - 20 所示，申请量在 4 项以上的主要申请人多为美国科研机构，包括宾夕法尼亚大学、德克萨斯大学、希望之城癌症研究所等等，内容囊括共刺激因子选择、抗原结合域改造、调控元件开发、免疫增强技术等多个方面，说明美国在这一技术方向占据更大优势，并且重视专利申请和布局，相比之下，我国在这一领域申请量虽多，但是各申请人的专利申请数量较少，呈现"多而散"的状态，在一定程度上反映出我国在这一领域的研究持续性较差，难以形成体系性的保护结构，在未来的发展中可以考虑加强这一领域中的研发力度和专利布局。

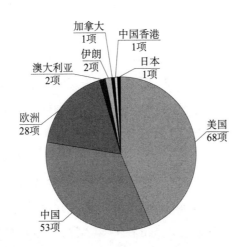

图 3 - 19　CAR 结构改造专利申请原研地分布

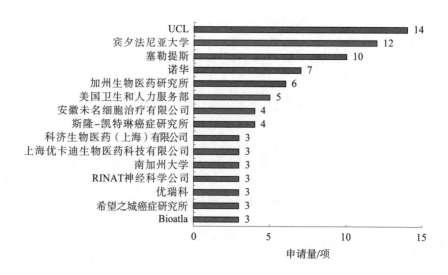

图 3-20　CAR 结构改造主要申请人专利申请排名

3.3.3　研发方向初探

随着人们对于 T 细胞免疫机制的研究不断深入，以及 CAR－T 技术在应用中所产生的问题，研究者从最初的 CAR 创建，到抗体、共刺激因子、铰链区、跨膜区等基本元件的改造，再到调控元件、增强元件的设计等，从多个角度对 CAR 结构进行了改进，图 3-21 展示了有关 CAR 结构的技术演进情况。早期研究中，CAR 结构的研发重点主要集中于如何提高 CAR－T 细胞抗肿瘤的有效性，比如选用高效的抗原结合域、添加并选择适当的共刺激因子等，随着研究的深入，以包括共刺激因子的二代 CAR－T 细胞为代表，CAR－T 疗法在临床上展现了良好的抗肿瘤效果，多名患有晚期血液瘤的患者得到有效救治，其症状得到不同程度的缓解，在某些临床实验中有效率高达 90% 以上。与此同时，CAR－T 疗法的副作用也逐渐凸显，在 Juno 公司、Celletics 公司等著名 CAR－T 研发企业的临床实验中不断出现死亡病例，使得业内的研究人员将主要研发精力转移到 CAR－T 疗法的安全性和可控性上，此时，调节元件、双 CAR 结构、共刺激因子的选择成为研发重点。

早期的专利主要围绕 CAR 基本结构的组成，包括抗原结合区、跨膜区和胞内信号域等（见图 3-22），如 IL10128892、US19920988194 分别涉及了第一代 CAR－T 技术，解决了 T 细胞受 MHC 限制的问题，但是由于缺少激活信号导致 T 细胞激活不明显，在 1995 年，US19950383749 提出在 CAR 结构中加入共刺激因子形成第二代 CAR－T 技术，共刺激因子的加入可提供激活信号，从而解决了有效激活 T 细胞的问题，在此基础上，WO2001GB04611 进一步提出在第二代 CAR－T 技术基础上添加另

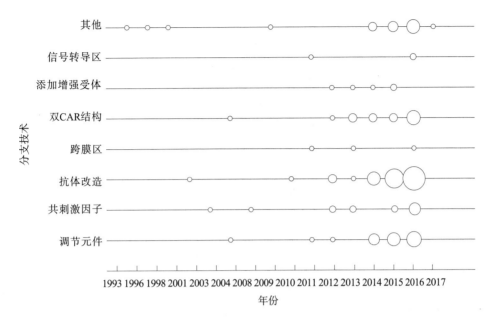

图 3－21　CAR 结构改造分支技术领域专利申请情况

注：图中圆圈大小表示申请量多少。

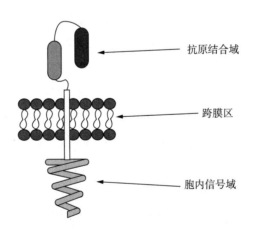

图 3－22　第一代 CAR 结构

一种共刺激因子，从而形成了第三代 CAR－T 技术，以期进一步激活 T 细胞，但效果相对于第二代 CAR－T 并没有明显提升。目前，大多数研究仍聚焦于第二代 CAR－T 技术，图 3－23 显示了目前第二代 CAR－T 技术在专利申请约占 80%，第三代技术仅占约 16%。在 CAR 的基本结构已经确定的基础上，近年来，人们在抗原结合域、铰链区、跨膜区、共刺激因子、胞内信号域、调节元件、增强受体等方面进行了进一步的研究。

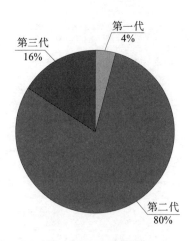

图 3 - 23　CAR - T 技术代次分布

抗原结合区是 CAR - T 细胞的靶向定位元件，在保持 CAR - T 细胞的特异性杀伤和治疗安全性上具有重要作用，因此，很多研究者致力于该区域的改造，希望能够提高特异性识别能力、降低免疫排斥反应、防止对正常细胞造成损害，目前对于抗原结合区的改造体现在以下两个方面：

第一，抗体人源化。早期 CAR - T 细胞的抗原结合区多采用制备简单、成本低廉的鼠源抗体，这种抗体能够满足一般的细胞或动物实验需求，但是随着 CAR - T 细胞临床应用的日益广泛，鼠源抗体免疫排斥反应大、人体内活性低等缺点被暴露出来，因此，CAR - T 治疗领域的主要研发公司纷纷开发抗原结合区人源化的 CAR - T 细胞，如诺华公司的靶向 CD19 的人源化 CAR - T 细胞产品 CTL119，Juno 公司的 JCAR017，Kite 公司（2017 年被安进收购）的 huCAR - T19 等，相应的专利申请中也多要求保护人源化的 CAR 结构及其相关产品，如 WO2009US30998 公开了将靶向 CD19 的抗原结合域人源化；WO2014US29943 也公开了采用人源化的靶向 CD19 中的抗原结合域构建 CAR 结构，但具体的 CDR 区有所区别；除血液瘤外，研究人员对于靶向实体肿瘤的 CAR - T 细胞也进行了人源化改造的尝试，例如 WO2015US064269 公开了对于 BCMA 抗原结合域进行人源化，CN201610483185 公开了对于 Her3 抗原结合域进行人源化，CN201610483048 公开了对于 EpCAM 抗原结合域进行人源化。

第二，抗体亲和力调节。由于某些目标抗原的靶向性不高，往往是肿瘤细胞中过量表达，正常细胞中有少量表达，而 CAR - T 细胞的杀伤作用较强，可能对正常组织或细胞造成较大损伤，这种情况在 CAR - T 细胞治疗实体肿瘤中较为多见，例如靶向 Her2 的 CAR - T 细胞在治疗肺癌的临床试验中，由于该 CAR - T 细胞对正常肺泡组织的攻击，引起了免疫因子风暴，出现发热、呼吸窘迫等症状，最终导致患者死亡。为了降低和避免这种严重的不良反应，研究人员试图通过降低抗原结合区的亲和力，以便防止 CAR - T 细胞对正常细胞的识别和攻击，如 WO2012GB51113 公开了降低抗体亲和力，筛选亲和力在 100^{-1} μmol 范围内的抗体重链和轻链可变区构建 CAR - T 细胞，模拟自然的 TCR 与抗原的亲和力，提高 CAR - T 细胞的灵敏度，发明人认为，在 T 细胞激活过程中，抗体和抗原不断的结合，每一次结合都引发一次激活，因此抗体和抗原在低亲和力条件下，可以很快解离，并进行下一次结合，这样既可以完成 T 细胞激活，又能够提高 T 细胞敏感性；WO2015US27277 公开了筛选亲和力范围在 5～500nM 的抗体重链和轻链可变区，以便区分肿瘤细胞和正常细胞，降低 CAR - T 治疗的不良反应；WO2016US019255 公开了调节抗原结合域的亲和力，使得其在正常生理条件下结合力变弱，而在异常条件下增强，从而增强 CAR - T 细胞对于肿瘤细胞的特异性攻击。

传统的 CAR 结构中仅包括单一的抗原结合域，与某种肿瘤抗原结合，进而诱导 CAR - T 细胞对特定细胞展开攻击，但是这种单一的 CAR 结构由于特异性不强，可能导致对正常细胞造成一定的伤害，同时难以对 CAR - T 细胞活性进行调节和控制，为此研究人员在早期单 CAR 结构的基础上，提出了双 CAR 结构，所谓双 CAR 结构指抗原结合区可以靶向两种不同的抗原，从而展现不同的细胞活性。一方面，双 CAR 结构靶向两种肿瘤抗原，以便提高靶向性，如 US201313788267 公开了同时靶向 Her2 和 CD19 抗原的 CAR - T 细胞，可以增强 T 细胞激活，防止抗原丢失而导致的肿瘤逃逸，提高肿瘤捕获特异性，WO2014GB53451 公开了靶向 CD19 和 CD20 抗原的 CAR - T 细胞，可以提高抗血液肿瘤的活性。另一方面，双 CAR 结构包括肿瘤抗原和信号传导抗原，既可以完成肿瘤的特异性识别，又能够调节 T 细胞的激活，如 US20140410427 公开了包括用于与肿瘤相关抗原结合的第一抗原识别结构域和用于 T 细胞激活的第二抗原识别区的 CAR 结构，以便保持 CAR - T 细胞的激活状态；CN201410736009 公开了构建针对 GPC 和 ASGPR1 的 CAR 结构，一个携带共刺激因子，一个携带信号传导区，两者都结合才能激活；WO2016GB051162 公开的双 CAR 结构中，一个为含有 T 细胞激活域的 CAR，另一个为含有 T 细胞抑制域的 CAR，当激活域 CAR 与相应配体结合后，CAR - T 细胞被激活，可以发挥抗肿瘤活性，而当抑制域 CAR 与相应配体结合后，CAR - T 细胞的激活通路被关闭，不再发挥细胞杀伤作用，这种方式不仅可以保证 CAR - T 细胞有效杀死肿瘤细胞，还可以对 CAR - T 治疗过程进行及时调节，避免严重不良反应的发生。

在铰链区方面，WO2011EP04490 公开了对 CD8a 铰链区序列进行改造，该序列中不包含半胱氨酸（cycteine），这样能够提高嵌合抗原的表面表达效率和功能性；WO2015IB57049 公开了可以选用新型的铰链区 LNGFR 的胞外域，CN201610156775

和 CN201710038685 分别提出利用抗体的 Fc 片段的某些区域作为铰链区，有利于激活细胞。

在跨膜区方面，WO2004US25930 提出将 CAR 结构中使用的 CD28 或 CD4 的跨膜区中的双亮氨酸基序破坏，可促进细胞外部分的稳定；CN201610071667 提出利用 PD1 或 PD - L1 的跨膜区和胞外区连接单链抗体和 CAR 的胞内区，可以将 PD1 的负调节信号转为正调节信号。

在共刺激因子方面，目前在 CAR 基本结构中常用的共刺激因子包括 CD28、4 - 1BB、ICOS、DAP - 10、CD80、OX40L、CD70、CD30 等，其中，CD28 和 4 - 1BB 的表现较为突出，比如在专利 US20030448256、US20040981352 中，分别应用 CD28、4 - 1BB 作为共刺激因子制备靶向 CD19 的 CAR - T，取得了不错的效果。目前已进入临床试验阶段的 CAR - T 细胞，也大多采用这两种共刺激因子；另外，研究人员也积极寻找其他的共刺激因子，比如，WO2012JP76034 提出利用肿瘤坏死因子受体（GITR）作为共刺激因子，可以有效消除 T 细胞免疫抑制活性；WO2013US27361 利用 CD2 作为共刺激因子；WO2013US27366 公开了以 ICOS（CD278）作为共刺激因子，可以增强抗肿瘤活性和存活持久性；WO2015US32245 和 CN201610540868 分别利用 CD27 的区段，促进 T 细胞的增殖和存活；CN201610575370 选用了 TLR1 和/或 TLR2 的区段作为共刺激因子，提高了在实体瘤中的杀伤活性；WO2015US47957 公开了以没有 TIR 域的 MyD88/没有胞外域的 CD40 组成的融合蛋白作为共刺激因子，可提高免疫活性。

在胞内信号域方面，目前使用的胞内信号域（也称为"信号转导区"）主要是 CD3ζ，由于 T 细胞中 TCR 的胞内信号域就是 CD3ζ，因此在这方面的选择较少，相关发明申请也较少，仅 WO2011US064191 要求保护一种含有具体序列的 CD3ζ 链的 CAR 结构。

在调节元件方面，为了降低 CAR - T 细胞的毒性，使其在受控的条件下发挥免疫功能，研究者在 CAR - T 细胞中设置了多种调节元件。①利用特殊 TCR 进行控制，US20040797609 在具有可以识别病毒抗原 TCR 的 T 细胞中表达识别癌症抗原的 CAR，其中，TCR 有助于 T 细胞的增殖和激活；②设置开关元件，WO2011US64808、WO2016US024524 和 WO2016US027990 都提出一种抗标签抗原受体 T 细胞，比如 FITC-CAR - T，该 T 细胞只识别 FITC 分子，当加入带有 FITC 识别抗原的抗体时，该 T 细胞才被激活，在实际使用中只需要制备一种 CAR - T 细胞和识别不同抗原的抗体，简化了 T 细胞的制备步骤；WO2014US16527、WO2014CN094383 和 WO2016EP069918 都提出了将 CAR 的胞外区和胞内区分为两部分，分别连接可结合同一二聚化剂的多肽，当加入二聚化剂时，组合成完整的 CAR；WO2016GB050257

将胞内胞外区分为两部分，分别连接异质二聚体结构，可以在同一 T 细胞中表达针对不同抗原的胞外区，而胞内区可以分别与不同胞外区结合成完整的 CAR；③引入自杀基因或刹车元件，自杀基因胱天蛋白酶 9（Caspase9）是较为常用的控制基因，US201213458085 在 CAR 中引入 Caspase9 可控制 T 细胞的凋亡；WO2014US27039 公开了对 Caspase9 进行改造，使得在利妥昔单抗存在的条件下，才能形成 Caspase9 二聚体，进而诱导细胞凋亡，实现了对 CAR - T 细胞的人为调控；还有研究者在 CAR 中融合表达多肽标签，在需要抑制 T 细胞时，加入与该多肽标签结合的多肽，比如单克隆抗体，可以抑制其活性，CN201410299340 在 CAR 中融合表达了多肽标签 WTE，CN201510810343 在 CAR 中融合表达了 CD20，WO2016EP051467 在 CAR 中融合表达了单克隆抗体识别位点；④其他，除了上述的调控方式外，研究者还提出了多种奇思妙想，比如，WO2014EP78876 在 CAR 结构中表达氧敏感的蛋白，通过氧浓度调控 CAR 的激活；WO2015GB52494 公开了 CAR 结构中的胞内区包括两个信号域，分别含有 TetR 和 Tip 结构，这两个结构域分别连接胞内信号域和共刺激因子，四环素、多西环素、米诺环素等可以干扰第一域、第二域的结合，从而实现对 CAR - T 细胞杀伤作用的调控，保证其安全性；WO2015EP67090 公开了在 CAR 结构中添加 streptavidin 结合域，同时在 CAR - T 中表达 streptavidin，可以使表达的 CAR 集结在内质网或高尔基体上，当加入生物素时，可以使其分泌在细胞表面，实现对 CAR 表达的调控；WO2016US039670 公开了在 CAR 的单链抗体 N 端添加 masking 肽段，可以关闭 CAR - T 细胞的抗体表位，然而该肽段可以被肿瘤相关酶切割，从而表现为仅在与肿瘤细胞相接触时才展现出抗体表位识别抗原，避免了对正常细胞的伤害。

在增强受体方面，研究者通过在 CAR 中添加相关受体期望进一步提高 T 细胞的激活效率。比如，WO2009US55029 提出在共刺激区前添加 IL - 13 协助激活 CAR - T 细胞；CN201310200787 提出在基本的 CAR 结构的 CD3ζ 后添加共刺激因子的配体，促进细胞的激活；WO2014US18667 在 CAR 结构中添加结合免疫检查点，比如 PD - 1 的 scFV 片段，将负调节信号转变为正调节信号。

其他方面，WO2014GB53058 在 CAR 中融合表达增殖诱导配体（APRIL）可促进 CAR - T 细胞的存活；CN201610224832 优化了 scFv 段的连接肽，可提高杀伤肿瘤的效果。

3.4　T 细胞改造

T 淋巴细胞改造（以下简称"T 细胞改造"），是指对 CAR - T 细胞所使用的宿主 T 细胞进行改造或者其他干预。由于 T 细胞是 CAR－T 细胞能够发挥功能活性的效应细胞，是免疫反应发生的重要基础，因此，随着 CAR－T 技术的不断发展，研究人员也通过各种方法对 CAR－T 技术所使用的宿主 T 细胞进行不断改进，使其能够配合 CAR 结构，以提高免疫效果、便于控制使用，为 CAR－T 技术的发展提供更加广阔的前景。

3.4.1 专利申请趋势

相比其他分支领域，对于 T 细胞改造的技术出现相对较晚，在第三代 CAR－T 技术出现并逐渐成熟后才初露端倪。2010 年之前仅有零星申请出现，直至 2013 年，相关专利年申请量保持在 5 件以内。随着 CAR－T 技术的逐渐发展成熟，进入临床试验阶段后，出现了如异体排斥、免疫效果差、免疫因子风暴、肿瘤免疫逃逸等问题，为了解决这些实际应用中的棘手问题，研究人员除了改造 CAR 结构外，越来越关注 CAR－T 技术中使用的宿主 T 细胞，并通过相应的技术进展不断推动其与 CAR 结构的配合，以加快完善 CAR－T 技术，在此背景下，T 细胞改造技术于 2014～2015 年进入爆发期。2016～2017 年的数据受到专利延迟公开的影响并不完整，结合目前发展态势，可以预计其仍处于上升阶段（见图 3－24）。

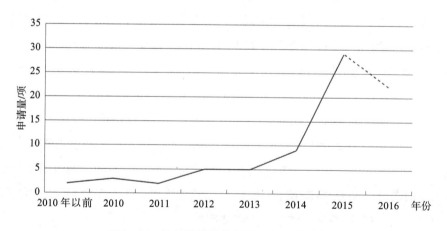

图 3－24　T 细胞改造技术专利申请变化趋势

截至检索日，T 细胞改造专利申请共计 77 项，其中，美国申请量达到 53 项，在技术上处于支配地位；中国申请量为 11 项，欧洲申请量为 9 项。

该技术分支的主要申请人均为外国申请人，其中，Cellectis 公司申请量最多。国内申请人主要为生物医药科技公司（见图 3－25）。

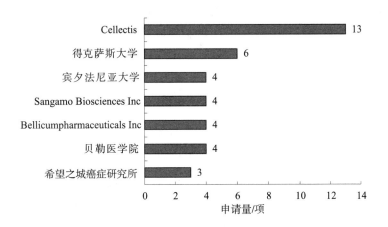

图 3 - 25　T 细胞改造技术专利申请主要申请人分布

3.4.2　技术分支分布

为了获得更高效、更安全、功能更加全面的 CAR - T 技术，研究人员从多个方面通过多种途径对 T 细胞进行了改进或干预，取得了显著的效果。根据其改进或干预目的及其取得的效果，可以将这些专利申请分为消除不利免疫排斥、提高免疫效果、控制 CAR - T 和其他。专利技术发展及分布如图 3 - 26 所示。

由图 3 - 26 可见，消除不良免疫排斥方面的专利出现较早，且一直平稳发展；提高免疫效果方面的专利出现相对较晚，但是发展迅猛，后劲十足，其中，防止免疫逃逸申请占比较高，属于提高免疫效果方面的重点研究方向；对 CAR - T 控制的相关专利出现最晚，但也呈现出快速发展的趋势。

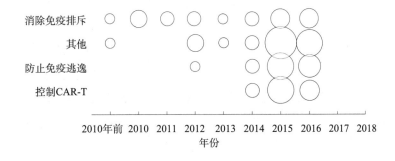

图 3 - 26　T 细胞改造技术各分支专利申请分布

注：图中圆圈大小表示申请量多少。

消除不良免疫排斥属于克服 CAR - T 应用中的副反应等不利因素，是异体 CAR - T 能够使用的重要前提，这项技术的发展伴随着 T 细胞改造始终，并逐渐成熟；如果说消除不良免疫排斥是避其短处，那么提高免疫效果则是为了扬其长处，目的是从不同方面发挥 CAR－T 技术的正面积极效果，也是其近年来的主要发展方向和 T 细胞改造技术的核心趋势；对 CAR－T 的控制在近年来逐渐升温，也是对进一步保障其临床使用功效和安全需求不断增加的体现。

（1）异体用药：消除不利免疫排斥

根据 T 细胞来源不同，CAR－T 可分为两类：自体 CAR－T 和异体 CAR－T，自体 CAR－T 目前属于主流种类，即提取患者本体的 T 细胞进行改造，再重新回输患者体内，一般不涉及免疫排斥问题；而异体 CAR－T 的出现，是由于在患者体内的 T 细胞往往存在数量不足或者其他免疫缺陷，需要输注由异体来源的 T 细胞制备得到的 CAR－T，其具有便于批量制造的优势，然而，异体 T 细胞存在移植物抗宿主病（GVHD）的潜在风险，使 CAR－T 存在使用上的障碍。为了克服这一缺陷，将 CAR－T 制备成能够广泛使用的制剂，研究人员首先对涉及免疫排斥的 MHC 基因，例如对 HLA 基因进行基因修饰或其他方式使其失活，最早的相关申请是希望之城医院的 US20060500490A，其通过敲除 HLA 基因，从而达到避免移植物抗宿主病的效果；随后出现了失活 T 细胞中的内源 TCR 基因，或者同时失活 HLA 和 TCR 基因的方法，如 WO2011US44902；研究人员对免疫排斥相关基因的失活方法也不断更新，除了常规的剪切、敲除失活外，随着基因编辑技术的不断发展，出现了例如 US20140358828 中使用的锌指核酸酶方法，WO2013US40755 中使用的 TALEN 基因编辑方法，CN201610054301、WO2015US55799 中使用的 CRISPR 技术方法。

除了使用基因修饰相关方法外，还出现了筛选的方法，例如，US20144403937 提供了一种对 TCR-α 缺陷的 T 细胞进行扩增以作为 CAR－T 宿主的方法，CN201510189391 提供了一种筛选 CD3$^+$、CD4$^-$、CD8$^-$ 双阴性 T 细胞的方法，其筛选得到的 T 细胞是 MHC 非限制性的，即上述二者都是以天然的 MHC 非限制性 T 细胞作为宿主细胞来制备 CAR－T，同样克服了出现移植物抗宿主病的问题。

Cellectis 公司是 T 细胞改造技术领域专利申请量最多的申请人，其将通用型 CAR－T 作为核心技术发展方向，在 CAR－T 研发领域占据一席之地。2017 年 2 月，Cellectis 公司宣布其通用型 CAR－T 产品进入了临床试验阶段。通用型 CAR－T 的使用前提是避免不利的免疫排斥，Cellectis 公司共申请相关专利 6 项，接近其在该技术分支领域申请量的一半。相关专利主要涉及对 MHC、TCR 相关基因的敲除、修饰，或抑制其表达，以及扩增存在 TCR-α 缺陷的 T 细胞，涵盖了消除不利免疫排斥的全部发展方向。

（2）提高免疫效果

对于提高 CAR－T 细胞的免疫效果而言，克服免疫逃逸是重要的研究方向。免疫逃逸的出现主要基于免疫检查点或其他相关免疫抑制途径，其通过共抑制或共刺激信号一系列途径以调节 T 细胞活性，防止在正常情况下发生自身免疫疾病，而肿瘤正是利用包括这种重要机制在内的多种免疫抑制途径，从而逃逸抗肿瘤免疫反应。因此，出现了很多针对包括免疫检查点在内的免疫抑制途径来防止免疫逃逸的相关专利申请，其中多数是通过对 PD - 1、CTLA4、CD52、GR、Ppp2r2d 等相关基因进行失活和抑制来实现的，例如 WO2013US40755 中公开的通过使用 TALEN 技术对 PD - 1、CTLA4 基因进行抑制达到防止免疫逃逸的效果；WO2014US18667 公开其在表达 CAR 结构的同时，还表达可溶性的 scFv，其能够与 PD - 1、CTLA4 结合，从而达到防止免疫逃逸的效果；另外，出现了消除免疫抑制和利用其增强免疫效果的相应技术，例如 WO2015US44356 中使用一种高亲和力的 PD - 1 模拟肽，将其引入 CAR - T 细胞中，不仅避免了免疫逃逸，而且由于 PD - 1 能够与肿瘤细胞上的 PD - L1 配体结合，从而促进 CAR - T 的靶向性。US20150785248 介绍了一种方法，在 T 细胞中嵌合 TGFβ 受体的胞外结构域，而胞内嵌合刺激 T 细胞增殖的刺激蛋白胞内结构域，将 TGFβ 的负信号转化为正信号，从而增强免疫效果；同时，WO2013US27357 公开了一种将靶向肿瘤抗原 NY - ESO - 1 的 TCR 和肿瘤靶向 CAR 一同转入 T 细胞中，得到双靶向性的 CAR - T 细胞，其同样达到了防止免疫逃逸的效果。

　　除了针对免疫逃逸所进行的尝试外，还出现了提高免疫效果的其他技术进展，其通过各种途径从各个方面达到了提升免疫效果的目的：①为提高靶向性、亲和力，WO2015US19990 公开了使用向 CAR - T 细胞转入 AID 和 CDT 基因以获得更高亲和力的方法，WO2015US44611 公开了使用将一些靶向组织的 homing receptor 基因导入 T 细胞中，使其靶向某些具体的部位，如肠道等，提高特定部位的抗肿瘤效果；②为提高 T 细胞的裂解效果，WO2014US21056，US20150425452 分别提供了通过降低 Ikaros 或其下游效应因子的表达水平，或者抑制 DGK（diacylglycerol kinase）或其下游因子从而增强裂解效果的技术方案，WO2014US20936 介绍了一种在 T 细胞中过表达类肝素酶这种在离体 T 细胞中缺乏而在裂解细胞时必需的酶，从而提高裂解效果的技术方案；③通过在 T 细胞中表达多种白细胞介素从而提升免疫反应效果，相关专利申请有 US201213458085 和 WO2012US55443；④刺激 CAR - T 或促进扩增，如 US20050185855A 公开了通过在 T 细胞表面表达特异性病毒抗原受体，并通过向患者体内输入一些病毒抗原，以刺激 CAR - T 能够持续有效的方案；WO2016US45360 公开了在 T 细胞中同时引入针对 B 细胞的 CAR，可以有效激活 CAR - T；WO2016US37120 公开了将转化了患者肿瘤抗原的自体抗原呈递细胞与 CAR - T 细胞共培养，使其成为患者特异性自动抗肿瘤 T 细胞，在体内能够促进扩增；WO2015CN92730 公开了一种在 T 细胞中同时表达 CAR 和 4 - 1BB，从而提高扩增和抗凋亡能力的方案；⑤还有一些效果很好的技术方案，如 WO2013US64503 公开了对患者体内获取的 T 细胞进行 miR－155 过表达，起到扩增 T 细胞效果的方案；WO2015US51280 公开了挑选中央记忆型 T 细胞这种具有超强的、持久的抗肿瘤功效的 T 细胞用于 CAR－T 制备的方案等。

（3）CAR－T 控制

CAR－T 技术的安全性一直是制约其发展的因素，也是进入临床的 CAR－T 药物目前面临的紧要问题，通过对 T 细胞进行改造从而对 CAR－T 进行有效的控制是克服安全性问题的一个重要途径。目前通过 T 细胞改造从而对其进行控制的专利技术主要有如下几个方面：①控制凋亡。EP14807405A 公开了一种方法，向 T 细胞中转入编码多聚位点和 Caspase9 多肽的核酸，T 细胞中的 caspase 能够通过多聚配体诱导表达，由此通过控制多聚配体的量来控制表达 caspase，从而控制 T 细胞凋亡；US201213458085 同样使用了诱导型 Caspase9 进行凋亡控制。另外，WO2015IB58650 和 WO2015EP80376 分别公开了在 CAR－T 细胞中转入另一个 N-CAR，即抑制性的 CAR 结构，其胞内信号区分别为基于免疫受体的酪氨酸开关模块 ITSM 或 TRAIL 抑制受体，通过控制 N-CAR 激活诱导细胞凋亡。②控制激活或增殖。在 WO2015US0058678 中，通过使用核酸靶向物与核酸反应控制 T 细胞的增殖，例如，使用光照敏感（UVA）的补骨脂素（psoralen），T 细胞基因组 DNA 双螺旋中含有补骨脂素诱导的链间交联（interstrand crosslink），该链间交联会抑制 T 细胞复制增殖，由此通过光来控制增殖。WO2016US24560 公开了一种同时表达 CAR 和 TCR 的 T 细胞，其中，TCR 靶向 CMV 病毒，由此通过 CMV 疫苗来控制对 CAR－T 细胞的激活；③降低细胞因子风暴。细胞因子风暴是 CAR－T 涉及的一种常见严重副反应，WO2014US63037 公开了通过敲除细胞的 GM-CSF，或者使其失活，或者抑制其功能活性来防止细胞因子风暴；④US20150622018 介绍了一种根据病情来自动调控 CAR－T 激活扩增的方案，其将可诱导性的 MyD88/CD40 多肽作为嵌合信号分子，其作为开关能够控制 CAR，一种亚基诱导物使所述可诱导性嵌合信号分子多聚化，激活 NF-κB 信号和其他胞内信号通路，激活细胞，一旦反应结束，亚基诱导物终止，如果病情重新发生，亚基诱导物重启，导致重新扩增和激活 T 细胞。

（4）其他

根据 CAR－T 细胞制备、使用过程及其用途中存在的问题，还有一些其他方向的改进，例如，WO2015US24895 公开了一种便于筛选 CAR－T 细胞的方法，其将 Her2 第 4 结构域的标签肽，加上引导肽使其能够在胞外表面表达，将其通过自动裂解的 linker 与 CAR 相连，转入细胞后，会自动表达并在胞外露出筛选标记进行筛选；WO2014EP75317 公开了一种通过对 CAR－T 中的脱氧胞苷激酶（dcK）活性的基因进行失活，以得到抗嘌呤类似物的 T 细胞，使其能够与嘌呤类似物联合用药抗癌的方法；WO2016US21693 公开了一种通过在 CAR - T 中转入重组转座酶以促进 CAR 基因的转染和表达的技术。

3.5　联合用药

随着 CAR - T 技术的快速发展和进入临床试验阶段，研发人员也逐渐开始尝试将 CAR - T 和其他药剂联合使用，从而达到提高疗效，控制安全性等目的。联合用药相关技术的发展也标志着研发人员将 CAR - T 从实验室阶段逐渐推动进入临床应用阶段的强大信心，以及对其发展前景的美好期望。

经过检索发现，联合治疗相关的专利申请在 2012 年才逐渐出现，即在第三代 CAR - T 技术出现并逐渐成熟后才开始出现。2014 年起，申请数量开始明显增加，2015 年申请量最高，达到 16 件。2016～2017 年的数据受到专利延迟公开的影响并不完整，然而结合目前发展态势其明显仍处于快速发展阶段（见图 3 - 27）。

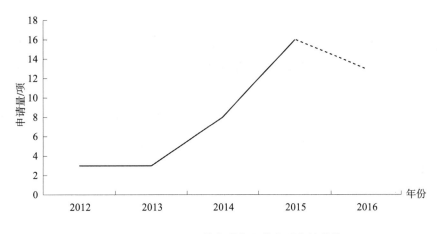

图 3 - 27　CAR - T 技术联合用药专利申请趋势

截至检索日，共检索到联合用药专利申请 40 件，其中，美国申请量达到了 34 件，遥遥领先，处于支配地位；欧洲申请量共 4 件，中国和新西兰各 1 件。美国在该领域的明显发展优势除了与其在 CAR - T 领域的雄厚实力有关外，还与美国专利法的规定有很大关联。由于联合用药一般以"疾病的治疗方法"作为保护客体，在美国不存在对"疾病治疗方法"的专利申请限制，因此也在一定程度上鼓励了联合用药技术的快速发展。

联合用药技术分支领域的主要申请人均为美国申请人，宾夕法尼亚大学以 10 件申请量排在首位，诺华公司以 6 件紧随其后。需要说明的是，宾夕法尼亚大学与诺华公司存在长期稳定的合作关系；第 3～5 位主要申请人均为个人，其均与宾夕法尼亚大学或诺华公司存在紧密联系，由此可知，联合用药专利申请非常集中，诺华公司和宾夕法尼亚大学的"合作体"在该领域处于绝对支配地位（见图3-28）。

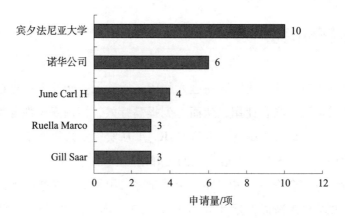

图3-28 CAR-T技术联合用药主要申请人专利申请分布

自2012年起，研究人员先后申请了将多种形式的药剂与CAR-T联合使用的技术方案，主要涉及化学药剂、抗体、细胞因子、细胞、酶或其他蛋白种类。化学药剂联合使用出现较早，也是目前申请量最多且增长明显较快的联合用药种类，通过联合用药，技术人员希望能够将当前的一线药物和新兴的CAR-T技术进行联合、取长补短，从而取得更好的技术效果，这是联合用药分支领域的重点研究方向；抗体、细胞类的联合治疗专利申请同样于2012年开始出现，申请量发展比较平稳；细胞因子、酶和其他蛋白类的联合用药出现相对较晚（见图3-29）。

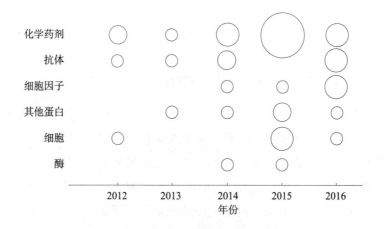

图3-29 CAR-T技术联合用药专利申请分布

注：图中圆圈大小表示申请量多少。

（1）化学药剂

化学药剂是目前抗肿瘤的主流药物种类，也是最早被用于和 CAR - T 联合使用的药剂种类。为了获得更好的治疗效果，首先，人们尝试将已有的抗肿瘤药物与 CAR - T 联合，如 WO2014US54354 将 a-TEA 作为联合使用药物，其他还有使用包括 3 - 氨基异噁唑并吡啶类化合物在内的 TDO 和 IDO 抑制剂、TMZ、TC-PTP 酶抑制剂、氟达拉滨、环磷酰胺、bromodomain 的抑制剂与 CAR - T 联合治疗，还有针对 B 细胞淋巴癌采用的包括达沙替尼在内的 SFK 抑制剂联合 CAR - T 的治疗方案；其次，除了利用化学药剂的抗肿瘤活性，研究人员还开始使用化学药剂来提高 CAR - T 的治疗效果，例如，使用 mTOR 抑制剂、组氨酸脱乙酰酶抑制物和/或 DNA 甲基转移酶抑制物、SHP 抑制剂增强免疫效果、提高效能。WO2012US39628 公开了先用药剂提高肿瘤细胞中肿瘤相关抗原的表达水平，然后用抗所述肿瘤相关抗原的 CAR - T 进行治疗，以增强 CAR - T 靶向；最后，研究人员还发现通过同时使用化学药剂还能够增强 CAR - T 的安全性，例如，WO2013US50272 公开了限制 CAR - T 细胞治疗导致的非癌细胞消耗的组合物和方法，其将能够结合 CAR 的分子和药物结合，将这种分子和药物的结合物施用于接受 CAR - T 治疗的对象，所述分子与 CAR 结合后能够产生所述药物介导的 CAR - T 细胞死亡，即刹车效应。我国申请人提供了一种避免移植物抗宿主病（GVHD）的方法，其通过使用 PKCθ 的特异性小分子抑制剂，使 T 细胞上的 TCR 受体信号转导受到抑制，进而抑制同源异体 CAR - T 治疗所引起的 GVHD，促进同源异体 CAR - T 的推广和产业化。

（2）抗体

抗体作为常规的治疗试剂，是联合用药的常用选择。同时，CAR - T 技术作为一种免疫治疗方法，与抗体本身存在巨大的联合使用潜力。目前将抗体与 CAR - T 联合使用的相关专利申请量虽然不多，但是前景比较广阔。通过联合使用抗体达到提高治疗效果的技术主要有以下几种：①防止免疫逃逸从而提高治疗效果，WO2016US44440 公开了通过添加抗 CD47 或 SIRPa 的单克隆抗体，阻止 CD47 和 SIRPα 的结合；WO2016US42302 公开了将 CAR - T 与 GM-CSF、STAT3、PD - 1、PD - L1 等抗体联合用于腹膜癌的治疗；②通过联合使用抗体提高 CAR - T 的安全性，例如，WO2013US50267 公开了通过评价细胞因子释放的级别，选择 TNFα 和/或 IL - 6 抗体来降低或消除细胞因子风暴；WO2015EP77331 提供了一种将双特异性抗体作为封闭剂，减少非特异性 T 细胞与靶细胞的相互作用，从而调控非特异性 T 细胞活性的技术方案，WO2016US36987 公开了在施用 CAR - T 之前，先施用同样靶向的抗体以使表达相同抗原的正常组织细胞上的抗原表位饱和，然后再施用靶向相同抗原的 CAR - T 细胞，从而避免对正常组织的杀伤。

（3）细胞因子

由于白介素等细胞因子在细胞免疫治疗中起到非常重要的作用，因此技术人员也将其作为与CAR－T联合用药的重要考虑对象。目前，细胞因子联合使用主要表现在对CAR－T的影响作用：①提高免疫治疗效果，首先是治疗过程中的效果，例如WO2015US0048925将GM-CSF、MCSF或IL－4作为细胞因子与CAR－T组合，从而提高CAR－T的治疗效果；WO2016US34885公开了在施用CAR－T前，先给患者输入IL－15、IL－7，达到提高治疗效果的目的；其次是提高T细胞的增殖与存活率，例如WO2014US42341公开了通过将extended-PK-IL-2与CAR－T联合用药，提高了CAR－T的增殖与存活。WO2016US46891提供了一种在T细胞表面连接纳米囊，由纳米囊中释放细胞因子从而促进CAR－T激活的技术方法；②对CAR－T的安全性控制，例如WO2016US34402公开了通过使用IL－10或者PEG修饰的IL－10来控制T细胞介导的免疫反应，从而保证其安全性。

（4）细胞

由于CAR－T本身是一种细胞免疫治疗方法，即将细胞作为药剂进行治疗，因此也出现了将多种细胞联合治疗的相关申请。根据细胞不同可将申请分为两类：①使用两种或多种CAR－T联合治疗，例如WO2015US43219通过加入两种CAR－T，从而提高存活时间和抗肿瘤效果，其中使用了经过优化的表达CARs的CD4＋和CD8＋T细胞；WO2016US26655公开了将特异性结合CD19的CAR－T和能够特异性结合其他B细胞抗原的CAR－T联合使用，从而提高对B细胞恶性肿瘤的疗效；②使用其他细胞联合CAR－T治疗，主要体现在通过降低副作用来提高安全性，例如WO2015EP68942公开了一种将转入如IL－2在内的免疫应答刺激细胞分子的间充质干细胞与CAR－T联合使用，通过所述间充质干细胞来调节肿瘤微环境，进行针对肿瘤组织的局部免疫治疗，避免全身性的副作用。另外，由于CAR－T识别的肿瘤抗原可能存在于其他正常细胞（如造血细胞）中，在施用以该抗原作为靶标的CAR－T时，可能产生对其他正常细胞的副作用；US201514952448A介绍了一种方法，其将表达不能被所述CAR－T识别的抗原的造血细胞与CAR－T联合使用，从而有效减少了副作用。

（5）酶

将CAR－T细胞与酶共同使用的技术方案主要目的是达到双重治疗的效果，进而提高治疗效果。例如，WO2014US53437公开了将用于肿瘤疗法的犬尿氨酸耗竭酶与CAR－T共同使用，实现双重治疗的目的；WO2015US45868则是针对一些由于部分蛋白或酶缺乏而导致的疾病（如血友病等），同时施用相应缺失的蛋白/酶，以及联合施用靶向CD19的CAR－T来减少体内针对相关酶或蛋白的抗体，进而达到增加体内相关酶/蛋白量以实现相应疾病治疗。

（6）其他蛋白

除了抗体、酶、细胞因子外，研究人员还尝试了其他种类的蛋白与 CAR - T 联合使用，从而起到促进治疗、保证安全的效果。①提高治疗效果，WO2013US50283 公开了将 CAR - T 和另一种抗原同时施用于患者，在 CAR - T 起作用的同时，另一种抗原也能够用于诱导机体对病原体产生免疫反应。WO2016US36925 公开了将靶向肿瘤相关抗原的抗体与干扰素融合表达的蛋白，与 CAR - T 联合治疗实现了效应细胞杀伤效果的增强；②保证安全性，WO2015US19186 提供了一种 CAR - T 细胞，该细胞中还含有一种嵌合多肽，所述嵌合多肽含有多聚化区域和修饰的 Caspase9，将该 CAR - T 和能够结合 T 细胞中的多聚化区域的多聚体配体同时使用，这种多聚化配体能够起到在缺乏诱导物时减少其反应活性的效果，从而保证安全性。

总体来说，联合用药分支领域专利数量相对较少，这与目前 CAR - T 技术发展水平，以及各国专利法相关的授权客体方面的排除性规定相关。需要注意的是，其并未出现明显的主流发展方向，即发展方向相对分散，也说明了该分支技术领域还处在尝试摸索阶段，属于技术发展的初期。

第4章 CAR - T 技术中国专利分析

我国作为世界第一人口大国，有着很大的医疗市场需求。有实力的国外制药企业在进行市场规划时，也往往将中国作为目标市场国，在中国进行必要的专利布局。随着中国医药研发水平的提高，国内企业也纷纷在关键技术研发方面加大投入，对取得的技术成果申请专利进行保护。本章首先对 CAR - T 技术的中国专利布局情况进行了分析，继而结合 CAR - T 技术的发展状况进行了一些思考，希望为国内 CAR - T 技术研发人员提供一些参考。

4.1 中国专利布局分析

CAR - T 作为一项具有良好前景的癌症治疗技术，受到了广泛关注。CAR - T 技术的相关专利布局也早已悄然展开。本节旨在对目前 CAR - T 技术的中国专利布局状况进行分析，为该领域的国内相关企业提供参考。

4.1.1 概述

截至 2017 年 6 月 30 日，共检索到 CAR - T 技术中国专利申请 170 件，其中，授权发明专利 6 件，授权实用新型专利 1 件。从中国专利申请的申请人国别来看，中国申请人的专利申请占 80%，美国申请人的专利申请占 12%，其他国别申请人的专利申请均在 3% 以下。

从中国各省区市申请量的情况来看（见表 4 - 1），上海的专利申请量排第一位，占 28%；北京居第二位，占 18%；江苏居第三位，占 16%；广东居第四位，占 14%；其他各省市均不超过 5%。可见，CAR - T 技术作为一种新兴前沿技术，目前其研发主要集中在技术人才密集的上海、北京和东南沿海经济发达地区。

表 4－1　CAR－T 技术中国各省（区市）专利申请对比

省（区市）	占比	省（区市）	占比
上海	28%	河南	2%
北京	18%	重庆	2%
江苏	16%	河北	1%
广东	14%	黑龙江	1%
安徽	5%	山东	1%
湖北	4%	四川	1%
宁夏	3%	湖南	1%
天津	2%	香港	1%

根据中国申请量对申请人进行排名（见图 4－1），我们能够看出，上海优卡迪生物医药科技有限公司、安徽未名细胞治疗有限公司、科济生物医药（上海）有限公司、塞勒克提斯公司等是中国专利申请的主要申请人。

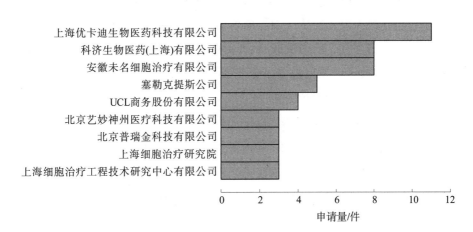

图 4－1　CAR-T 技术中国主要申请人专利申请排名

4.1.2　授权专利分析

目前，已授权的 6 件发明专利公告号分别为 CN102875685B、CN103113470B、CN104087607B、CN104140974B、CN103145849B 和 CN105087495B，均来自国内申请人。其中，前 5 件的授权权利要求为针对特定靶点的嵌合抗原受体的产品。CN105087495B 涉及对 CAR 结构的改造，其权利要求 1 要求保护双嵌合抗原受体修饰的 T 淋巴细胞，其说明书公开了低亲和力嵌合抗原受体（CAR-L）和高亲和力的嵌合抗原受体（CAR-H），分别识别两种肿瘤相关抗原，并且含有 CD3ζ 序列和共刺激分子信号序列，将它们同时转染至 T 淋巴细胞中，修饰后的 T 淋巴细胞只有同时识别两种肿瘤相关抗原才能被有效激活，增强了 CAR－T 细胞杀伤肿瘤的靶向性，降低了对正常组织的损伤。

4.1.3　中国专利申请主要申请人

（1）上海优卡迪生物医药科技有限公司

上海优卡迪生物医药科技有限公司（以下简称"优卡迪"）成立于 2015 年 2 月，是致力于细胞免疫治疗的高科技企业，尤其是在嵌合抗原受体 T 细胞技术（CAR－T）方面的开发及临床治疗应用。公司的首席科学家美籍华人俞磊博士早年在国内从事临床外科医生工作多年后赴国外留学，从事病毒相关研究及基因治疗。优卡迪目前已与宾夕法尼亚大学 Carl June 团队、UCSD、犹他大学进行了合作，把慢病毒载体制备 CAR－T 细胞的技术引进国内。2015 年 5 月优卡迪开始与国内多家大型三甲医院血液科合作开展复发难治性白血病的 CART 治疗临床研究，其中，首例接受治疗患者成功获得缓解（CR）并持续至今（2015 年 5 月接受治疗）。目前与其建立合作关系的医院包括陕西人民医院、中南大学湘雅三医院、苏州大学附属第一医院、徐州医科大学附属淮安医院、哈尔滨医科大学附属第一医院和北京大学人民医院。其在中国申请 CAR－T 技术相关专利共 11 项，均为在审状态。

（2）安徽未名细胞治疗有限公司

安徽未名细胞治疗有限公司拥有国内一流的细胞治疗研究中心和细胞制备中心，致力于细胞治疗技术的研发和应用。该公司引进美国贝勒医学院、中国科技大学、南京医科大学、安徽医科大学等最新科研成果和临床治疗技术及其研发团队，主要开展以肿瘤靶向性 T 细胞为主的细胞生物治疗服务。其在中国申请 CAR－T 技术相关专利共 8 项，均为在审状态。

（3）科济生物医药（上海）有限公司

科济生物医药（上海）有限公司（以下简称"科济生物"）是专注于嵌合抗原受体修饰的 T 细胞（CAR－T）免疫治疗的创新型企业，开展了全球首个针对肝细胞癌的 GPC3-CAR-T 临床试验，针对胶质母细胞瘤（GBM）的 EGFR/EGFRvⅢ双靶点的 CAR－T 临床试验，针对胃癌、胰腺癌的 Claudin18.2 靶点治疗的 CAR－T 的临床试验，以及应用人源化 CD19 CAR－T 治疗白血病及淋巴瘤临床研究。科济生物创始人、首席执行官李宗海博士是上海交通大学医学院附属仁济医院博士生导师、上海市肿瘤研究所癌基因及相关基因国家重点实验室研究组长、国际药物创新联盟执行理事、美国癌症协会会员、美国基因治疗协会会员、中国医药生物技术协会基因治疗分会首届委员。其在中国申请 CAR－T 技术相关专利共 9 项，1 项已授权，其他均为在审状态。

（4）塞勒克提斯公司

塞勒克提斯公司（也称瑟勒提斯公司，Cellectis）是一家法国生物技术公司，主要从事 CAR - T 治疗技术的研发和推广，于 2016 年被《麻省理工科技评论》评为全球 50 家最具创新力的公司之一。其在中国申请 CAR - T 技术相关专利共 6 项，均为在审状态。

4.1.4　未在中国布局的重要外国专利

CAR - T 技术源于美国，许多研究热点靶点的基础专利最初在美国提出申请，部分已经授权，甚至经过无效程序后仍然维持有效。我们发现部分热点靶点的基础专利没有在中国申请专利，其中包括涉及包含 CD28 共刺激因子的 CAR 结构的专利 US7446190B2；涉及针对 CD19 靶点 CAR 结构的专利 US8399645B2；涉及 CD20 靶点的专利 US6410319B1；涉及 mesothelin 靶点的专利 US9272002B2。由于专利法的地域性特点，这些美国专利技术在中国专利法管辖范围内属于公众可自由使用的范畴。下面将针对这些专利进行介绍。

【US6410319B1】：申请日 1999 年 10 月 20 日，于 2002 年 6 月 25 日获得授权。该专利授权权利要求 1 为一种编码 CD20 特异性嵌合 T 细胞受体的 DNA 构建体，所述受体由一个细胞内信号结构域，一个跨膜结构域和一个细胞外结构域组成，其中，细胞内信号结构域选自由人 CD3ζ 链，FcRⅢ 和 FcRI 组成的组，细胞外结构域包含一个 CD20 特异性受体。

在说明书序列表的序列 1 和序列 2 中分别给出了构建体的编码核苷酸序列以及相应的氨基酸序列。

【US7446190B2】：申请日为 2003 年 5 月 28 日，于 2008 年 11 月 4 日获得授权。2015 年 8 月，Kite 公司在美国向专利审查和上诉委员会（PTAB）提交了一份双方专利复审（IPR）申请，请求无效 US7446190 专利。2016 年 12 月，PTAB 认为该专利授权的所有权利要求均有效，使该无效案暂告一段落。

该专利授权权利要求 1 为"一种编码嵌合 T 细胞受体的多核苷酸，所述嵌合 T 细胞受体包括（a）一个包含人 CD3ζ 链的细胞内结构域的 ζ 链部分，（b）一个共刺激信号区，和（c）一个与选定靶点特异性作用的结合元件，所述共刺激信号区包含由 SEQ ID NO：6 编码的氨基酸序列。"

说明书记载了 SEQ ID NO：6 为 CD28 序列，给出了针对 PSMA 阳性细胞的细胞毒性实验作为有效性证据。

【US8399645B2】：申请日为 2012 年 7 月 12 日，于 2013 年 3 月 19 日获得授权。专利权人圣朱德儿童研究医院（St. Jude Children's Research Hospital）于 2013 年 12

月与 Juno 公司签订许可协议。鉴于该专利当时正处于与宾夕法尼亚大学和诺华的专利纠纷中，Juno 公司获得了与圣朱德儿童研究医院共同处理该纠纷的权利。在该纠纷达成和解之后。2015 年 4 月，Juno 公司授予诺华公司对包括该专利在内的特定专利权的非排他从属许可。

该专利授权权利要求 1 为"一种编码嵌合受体的多核苷酸，所述嵌合受体包括（a）一个细胞外配体连接结构域，该连接结构域包含一个抗 CD19 单链可变区（scFv）结构域；（b）一个跨膜信号结构域；和（c）一个胞质结构域，该胞质结构域包括一个 4 – 1BB 信号结构域和一个 CD3ζ 信号结构域。"

说明书记载了编码抗 CD19 单链可变区（scFv）的质粒获自 I. Nicholson 教授［澳大利亚，阿德莱德，儿童健康研究所，参考文献 Nicholson I C, et al. Construction and characterisation of a functional CD19 specific single chain Fv fragment for immunotherapy of B lineage leukaemia and lymphoma. Mol Immunol 34：1157 – 1165（1997）］，并给出了针对 CD19 阳性急性淋巴细胞白血病的细胞实验的有效性证据。

【US9272002B2】：申请日为 2012 年 10 月 26 日，于 2016 年 3 月 1 日获得授权。该专利授权权利要求 1 为"一种分离的编码嵌合抗原受体（CAR）的核酸序列，所述分离的核酸序列编码的氨基酸序列选自由 SEQ ID NO：3、SEQ ID NO：5 和 SEQ ID NO：7 组成的组。"

说明书记载了，SEQ ID NO：3、SEQ ID NO：5 和 SEQ ID NO：7 分别为 P4 – z、P4 – 28z 和 P4 – BBz 的氨基酸序列。P4 – z 包括连接在 CD8a 铰链和跨膜区上的抗人 mesothelin 特异性 P4 scFv 和 CD3ζ 信号结构域。P4 – 28z 在 P4 – z 基础上串联 CD28 细胞内信号结构域（P4 scFv 来自文献 Bergan, et al. , 2007, Cancer Lett 255：263 –274）。

4.2 CAR 结构改造的专利分析

CAR – T 技术发源于美国，就目前的技术研发水平来看，美国在该领域占有较大优势。对于 CAR – T 产品的基础专利，美国申请人已抢先进行了布局。中国研究人员作为 CAR – T 技术的跟随者，如果不进行必要的专利布局，即使未来研发出技术效果优异的产品，也会在市场竞争中受到专利布局者的阻击而造成商业化的困难。我们对 CAR – T 技术各分支领域中国和美国的专利申请进行了对比，发现在 CAR 结构改造领域，中国的申请量与美国差距较小。

嵌合抗原变体（chimeric antigen receptor，CAR）结构是 CAR – T 治疗方法的基础和核心技术。该技术的有效性和安全性均依赖于 CAR 结构的设计。虽然美国申请人已经对 CAR 结构进行了基础专利布局。但是，从目前的临床实验结果来看，安全性和可控性仍然是制约 CAR-T 技术应用的瓶颈。如果能设计出更为安全有效且可控的 CAR 结构，在这一技术领域有所突破，并合理进行改进型产品和方法的专利布局，或许能够在全球 CAR-T 领域占有一席之地，并为未来与国外 CAR-T 研究者进行合作打下坚实的基础。

目前，CAR 结构的改进主要涉及增强有效性方面的改造，包括抗体、跨膜区、共刺激因子、信号转导区、添加增强受体等方面的改进；和提升安全性方面的改造，包括添加调节元件。从专利申请量来看，如图 4-2 所示，抗体改造方面的专利申请量最高，其次是添加调节元件方面；共刺激因子和双 CAR 结构也有一定申请量；添加增强受体、跨膜区改造和信号转导区改造方面的专利申请相对较少。从国内外申请人提交专利申请的比例来看，如图 4-3 所示，国内申请人在添加增强受体方面的申请量与国外最接近；在共刺激因子、抗体和跨膜区改造方面，国内申请人也有一定涉足；在双 CAR 结构、调节元件和信号转导区改造方面，国内申请人提交申请量的比例较低。有志进入 CAR-T 领域的国内企业可根据自身技术优势，结合该领域目前的专利布局情况选择有利的突破点进行重点攻关，并在取得技术成果后进行合理的专利布局。

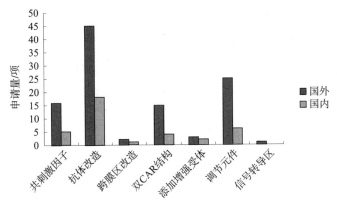

图 4-2　CAR 结构改造国内外专利申请布局

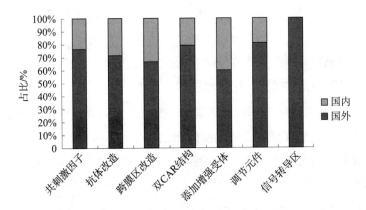

图 4-3　CAR 结构改造国内外专利申请布局占比

4.3 CAR – T 技术商业化之路的思考

医药产品研发的长周期和高投入决定了其对专利具有高度的依赖性。因此，在 CAR – T 产品推出之前，专利布局已悄然展开。但是，专利布局的最终目的是为产品的推出保驾护航。对于一个产品的商业化成功，有效的专利布局只是其中的一个因素。

CAR – T 技术作为一种细胞治疗方法，与我们传统意义上的药物治疗存在很大区别。CAR – T 技术是一种整合了 CAR 基因的自体 T 细胞治疗方法。这意味着每次进行治疗必须针对特定患者在尽可能短的时间内完成抽血、分离、激活、转染、扩增、制剂、放行、冻干、运输和给药。也就是说，就目前的技术来看，制药原料中非常重要的 T 细胞需要从每个患者自身采集，针对每个患者都要完成一次制药过程，不能像传统制药工艺一样采用大规模生产的方式完成，从而决定了 CAR – T 产品在质量控制方面将面临更大挑战。建立适当的质量控制体系，采用合适的质量检测方法以确保 CAR – T 产品的有效性和安全性对于 CAR – T 产品的商业化极为重要。

传统药品可以集中生产，并通过较低的成本运输至患者所在地的医院和药店。而 CAR – T 产品目前的生产工艺要求从患者自体采集体细胞，加工制成 CAR – T 活细胞制剂后，再回输到患者体内。这就对制药企业的选址提出了更高的要求。在大中城市中人口密度高，患者相对集中，选址在大中城市有利于患者的血样及时送到制药企业进行处理，也有利于患者接受回输治疗。但是，CAR – T 技术的生产工艺复杂，质量要求高，需要多种专用设备和较大面积的厂房。以诺华公司为例[1]，CAR – T 生产车间使用的系统包括 Dynabeads CD3/CD28 细胞治疗系统 CTS（赛默飞）、Elutra、Cell Saver® 5（Haemonetics）和 Sepax™ Automated Cell Processing System（Biosafe）等，其细胞生产车间占地 17000 平方米，生产成本很高，不适合在大中城市。如果远离大中城市，则需要将患者的血样运输到制药企业，再将 CAR – T 制剂送达患者所在的城市。因此，建立安全可靠的专业运输系统，保证血样中 T 细胞的活性和 CAR – T 制剂的有效性，同时控制运输成本，将是不小的挑战。

CAR – T 细胞疗法进入临床阶段以来，与其优异疗效同样引发广泛关注的是 Juno 公司和 Kite 公司均发生多例非疾病进展的死亡病例。Juno 公司在 2015~2016 年先后出现多例患者死于脑水肿的事件，最终导致 Juno 公司在 2017 年 3 月放弃 CAR – T 免

---

[1] [EB/OL]. [2018 – 03 – 20]. http：//www.sohu.com/a/210196823 – 747213.

疫治疗方法 JCAR015 的临床研究。Kite 公司的核心品种 KTE - C19 也在临床中报道了 9 例非疾病进展的死亡病例。虽然诺华公司死亡病例较少，但是，其产品同样存在细胞因子风暴、脱靶毒性等副作用。为提高 CAR - T 产品的安全性和可控性，研发人员已着手开展 CAR - T 技术的改造研究。但是，在改进产品的同时，建立一套适当的患者治疗风险评估方法也是需要考虑的因素。CAR - T 技术采用患者自身的 T 细胞，激活患者自身的免疫系统消灭肿瘤细胞。可以预期，由于不同患者免疫系统的差异，发生细胞因子风暴的程度，以及患者机体耐受毒副作用的能力可能不同。选择合适的检测方法和检测项目对患者接受 CAR - T 治疗后发生细胞因子风暴的风险和耐受能力进行评估，以评价患者接受 CAR - T 治疗的适合度，尽可能减少致死性副作用的发生率是 CAR - T 疗法商业化过程中需要考虑的因素。

2017 年，美国 FDA 批准了两项 CAR - T 产品的上市申请，分别是诺华公司的 Kymriah（tisagenlecleucel）和 Kite 公司的 Yescarta（Axicabtagene Ciloleucel）。这似乎标志着 CAR - T 疗法正式迈上了商业化道路。尽管这两项产品都是获得美国 FDA 颁发和批准的突破性疗法，在比较短的时间内上市。快速上市自然给翘首企盼的急症患者带来了福音，但是由于上市前所做的临床实验与正常审批程序相比较少，因此，这项新的疗法在商业化道路上也必然面临很多挑战。与挑战并存的是机遇，国内有志于 CAR - T 治疗领域的企业可以发挥自身优势，把握机遇，通过提供 CAR - T 治疗相关的高质量产品和专业化服务在这一领域中发展和壮大。

第5章 主要市场主体

  CAR – T 技术在治疗肿瘤的临床试验中，尤其是治疗血液类肿瘤的临床试验中展现出优异的治疗效果，因而全球范围内有多家制药企业涉足这一新兴领域，国内外多家企业和研发机构现已进入了该领域的角逐（见图 5 – 1），其中以诺华公司、Juno公司、Kite 公司和 Cellectis 公司在技术研发、专利申请和保护、临床试验和商业运作等方面表现突出，堪称 CAR – T 商业化市场中的"四大天王"。

  诺华公司是世界著名的制药公司，抗肿瘤药物是诺华公司的研发重点之一，旗下有依维莫司、格列卫、飞尼妥、达希纳等多个抗肿瘤明星药物，其于 2015 年与制药巨头葛兰素史克达成价值 220 亿美元的资产置换协议，使得诺华公司的抗肿瘤药物研发、生产和销售实力进一步增强。在 CAR – T 治疗领域，诺华公司采用"后发先至"的策略，在缺乏早期研发基础的情况下，与具有 CAR – T 丰富研发经验的宾夕法尼亚大学合作，先后推出了 CTL019、CTL119 等 CAR – T 产品，并积极开展和推进临床实验。2017 年 8 月，CTL019 成为首个获得美国 FDA 批准上市的 CAR – T 类药物。

  Juno 公司是 2013 年成立的一家小型科技公司，主营业务为 CAR – T 治疗产品的开发，虽然成立较晚，但是 Juno 公司发展迅速且技术研发专精。2014 年，Juno 公司在成立不到 1 年的时间里就募集 3 亿美元，成为史上筹集资金最多的初创生物制药公司，同时其市值也达到了 40 亿美元。Juno 公司开发的 CAR – T 产品包括 JCAR014、JCAR015、JCAR017 等。然而，Juno 公司的临床试验进展并不顺利，JCAR015 由于出现了患者死亡等严重的不良反应，已于 2016 年被美国 FDA 叫停。Juno 公司在专利申请、布局和运营方面具有过人之处，基于 US8399645、US7446190 等核心专利先后发起了针对诺华公司、Kite 公司的权利诉讼，从而在 CAR – T 领域取得了一定的竞争优势。

  Celletics 公司是一家法国生物技术公司，主要从事 CAR – T 治疗技术的研发和推广，它以开发异体 CAR – T 技术见长，这种技术以异源的 T 细胞为基础，通过体外基因修饰制备用于治疗肿瘤的 CAR – T 细胞，从而开发"通用型"的 CAR – T 细胞，这种方式可以使得 CAR – T 制备过程模式化，降低治疗成本，但是这种方式在安全性方面存在一定的风险，Celletics 公司的临床试验中曾出现了两例死亡病例，美国

FDA 已于 2017 年叫停了 Celletics 公司的 UCAR – T123 项目，使得业内对其通用型 CAR – T 产品的前景表示担忧。

Kite 公司成立于 2009 年，致力于工程化的自体 T 细胞疗法，CAR – T 是其主要细胞治疗产品之一，目前已经申请了 NCT02348216、NCT02601313、NCT02614066、NCT02625480 等多项临床试验，其中，KTE – C19 已经于 2017 年 10 月被美国 FDA 批准用于治疗复发难治性弥漫大 B 细胞淋巴瘤，从而成为第二个获批的 CAR – T 产品。

中国企业在 CAR – T 治疗领域也取得了长足进步，包括上海细胞治疗工程技术研发中心、复星医药、药明康德、南京传奇生物科技有限公司等企业先后通过自主研发、合作许可等方式开展了多项 CAR – T 临床试验或研究，使我国成为继美国之后的 CAR – T 技术研发大国之一。

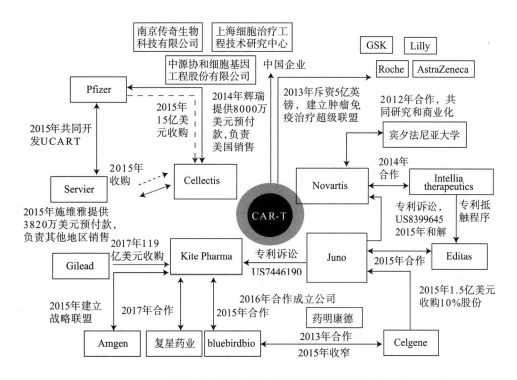

图 5 – 1　CAR – T 疗法的商业地图

5.1　诺华公司

诺华公司是世界著名的制药公司，在抗肿瘤疗法方面致力于肿瘤免疫药物或疗法的开发，先后研制了检查点抑制剂、TIM – 3 抑制剂、GITR 激动剂、STING 激动剂等多种免疫治疗药物，2012 年开始关注 CAR – T 细胞疗法，并于当年向美国 FDA 提出了其 CAR - T 细胞药物 CTL019 的临床试验申请，该药物在 II 期临床试验中取得了良好的治疗效果，在治疗复发性/难治疗性急性淋巴细胞白血病（ALL）中的缓解率达到93％，2017 年 8 月，美国 FDA 批准了该产品，使其成为首个获批的 CAR - T 类药物。诺华公司不仅在药物研发、产品运作上经验丰富，其在专利策略运用方面也相当娴熟和精到，值得我国企业和研究者吸收和借鉴。

5.1.1　他山之石，可以攻玉

随着 CAR - T 技术的发展及其展现出的良好临床效果和巨大商业潜力，作为全球肿瘤免疫疗法的巨头之一，诺华公司在 2012 年前后开始关注 CAR - T 细胞治疗方法，但是诺华公司在此前很少进行这方面的研究，完全自主研发可能需要消耗过多的资金和精力，而且短时间内难以取得进展，因此诺华公司开始寻求合作伙伴。

宾夕法尼亚大学的研究团队在 CAR - T 技术领域成绩斐然，不仅专利申请数量最多（截至统计日，共申请相关专利 53 项，居全球第一位）。由美国科学院院士、宾夕法尼亚大学终身教授 Carl H. June 所领导的研究小组开发的 CAR - T 细胞 CTL019 已经进入临床实验，在 2011 年所发表的临床数据中展现出了较好的治疗效果，因此诺华公司选择宾夕法尼亚大学作为合作对象，二者于 2012 年签订了合作协议，共同研究、开发和推进 CAR - T 细胞治疗技术。在合作之初，宾夕法尼亚大学将其已经开始临床试验的涉及 CTL019 CAR - T 细胞临床使用方法的专利（WO2013US50267）许可给诺华公司，由诺华公司继续推进临床试验研究。2014 年 7 月，CTL019 获得 FDA 突破性疗法认定，诺华公司就 CTL019 于 2015 年继续向美国 FDA 提起了两项临床试验申请，分别用于测试 CTL019 的长期随访研究（Long Term Follow UP Study，LTFU，登记号 NCT02445222）和在成人扩散性大规模 B 细胞白血病（Diffuse Larger B-cell Lymphoma，DLBCL）中的II期临床应用（NCT02445248）。由此可见，宾夕法尼亚大学强大的科研实力结合诺华公司娴熟的医药技术推广经验，使得CAR -T细胞治疗技术推广神速，俨然有后来居上之势，他们的合作深入且有内涵，堪称业界典范，下面将仔细进行解读。

（1）紧跟技术发展趋势

从图 5-2 中可以看出，诺华公司于 2012 年进军 CAR - T 细胞治疗领域以来，经过短暂的协调和准备，2013 年即与宾夕法尼亚大学以共同申请的方式，提交了第一件专利申请，随着 2014 年诺华公司的 CAR - T 细胞产品获得美国 FDA 的突破性疗法认证，二者的合作进一步加深。2014～2015 年，二者合作申请的专利数量大幅增加，每年均呈几何形式增长，这反映出他们的合作和研发逐渐深入，专利布局日趋完善，与国际上 CAR - T 技术的研发趋势保持一致，均呈快速增长态势。各个主要研发机构纷纷进行专利申请和布局，争夺法律和技术上的"高地"。虽然 2016 年申请量有所下降，这可能主要是受到申请公开延迟的影响，根据诺华公司的市场战略和 CAR－T 技术的发展趋势分析，2016～2017 年的专利申请数量应不低于 2015 年的水平。

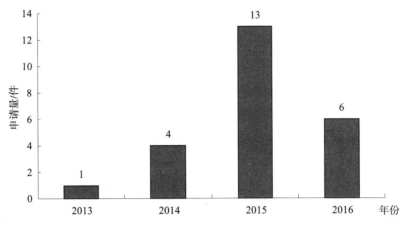

图 5－2　诺华公司 CAR－T 产品专利申请趋势

（2）重视人才，侧重实用

诺华公司主要与宾夕法尼亚大学 Carl H. June 教授所领导的课题组进行合作，Carl H. June 教授为美国科学院院士，其是宾夕法尼亚大学佩雷尔曼医学院（Perelman School of Medicine）病理和检验医学系终身教授，CAR－T 技术研发的著名学者。Carl H. June 教授致力于确定淋巴细胞活化机制以及开发和测试新的针对癌症和慢性感染的免疫治疗两方面的研究，在 T 细胞信号传导领域，在过去的十年中，其研究集中在 CD28 和 CTLA－4。最新研究涉及调节趋化因子受体的表达和 T 细胞的信号传导，此外，正在进行的研究还包括 T 细胞中端粒酶在端粒中表达的维持及复制性衰老，以及新型慢病毒表达系统在原发性 T 细胞的共刺激机理的研究。

如图 5－3 所示，其他主要发明人如下：

Milone Micheal C 教授为宾夕法尼亚大学佩雷尔曼医学院病理和检验医学系助理教授、毒理学实验室副主任，其主要研究方向为采用高分辨率动态成像方法研究人工嵌合抗原受体的信号传导机制以及基于纳米和微加工表面技术开发新的 T 细胞刺激底物从而控制 T 细胞的增殖和分化。可见，Milone Micheal C 教授团队所拥有的先进研究手段为诺华公司所青睐。

Brogdon Jennifer 于 1998～2005 年先后在杜克大学医学中心免疫学系、耶鲁大学医学院免疫学系从事 T 细胞信号传导相关研究，随后加入诺华公司生物医学研究院癌症生物学实验室，从事 CAR－T 项目的相关研究，主要研究 CAR－T 应用于慢性淋巴细胞白血病及实体肿瘤的治疗以及如何克服肿瘤微环境提高机体免疫应答。

Loew Andreas 在 2002～2014 年分别在得克萨斯大学西南医学中心生化系和德国

柏林夏里特医学院血液肿瘤系从事血液学相关研究，随后加入诺华公司，与 Carl H. June 教授团队合作进行 ErbB2 及 EGFR – CAR – T 在实体瘤治疗领域的研究。但从 2016 年发表的文章来看，Loew Andreas 已将研究方向转向了肝区划机理的研究，预示诺华公司已缩小了 CAR – T 领域的研究规模。

Powell Daniel J 教授为宾夕法尼亚大学佩雷尔曼医学院病理和检验医学系细胞疗法组织机构主任，其实验室致力于针对癌症的免疫疗法的应用开发，以及基于 T 细胞疗法的卵巢癌治疗研究。

Murphy Leon 早在 2006 年便加入了诺华公司生物医学研究院，之前一直在哈佛医学院细胞生物学系从事研究工作，主要研究领域为 mTOR 作用机制及其应用。

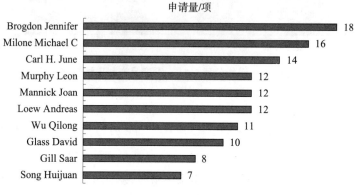

图 5 – 3　诺华公司主要发明人专利申请排名

（3）对技术有所取舍，偏向应用

抛开科研立项、合作意愿等因素，从研究方向来看，如图 5 – 4 所示，诺华公司目前的重点发展方向为靶点选择、CAR 结构改造、生物安全性改善、联合治疗、制备技术等，对于 T 细胞改造和载体选择方向则没有涉及。具体而言，在靶点选择中，诺华重点关注用于治疗白血病、淋巴瘤和多发性骨髓瘤等血液肿瘤的 CD19、CD33、CD123 等靶点，以及用于治疗卵巢癌、前列腺癌、胶质瘤等实体肿瘤的 CLL – 1、Meso、PSMA、EGFRv 等靶点，对于其他治疗实体肿瘤的靶点，如 GFRa、FRa、FRb、GPC3、B7 – H4、FAP 等关注较少，可能是由于这些靶点研究较少，临床效果有待进一步确认；在 CAR 结构改造中，诺华公司主要关注抗原结合域的改造和调控元件的研究，包括抗原结合域的人源化、二聚物开关元件等，以便加强对 CAR – T 疗法的管理和监控，降低细胞因子风暴等严重不良反应❶，但对于 CAR 结构的精细

---

❶　Morgan RA，Yang JC，Kitano M，Dudley ME，Laurencot CM，Rosenberg SA. Case report of a serious adverse event following the administration of T cells transduced with a chimeric antigen receptor recognizing ERBB2 [J]. Mol Ther，2010，18（4）：843 – 851.

设计，如共刺激因子、双特异性抗体、调节元件等关注较少；在生物安全性方面，诺华公司重点投入研究了一些 CAR－T 治疗技术的检测方法，以便提高这种治疗手段的安全性；在联合治疗方面，包括联合化学药物和联合生物药物治疗，前者主要为一些化学抗肿瘤药物，如 mTOR 抑制剂、刺孢霉素、SHP 抑制剂等，后者包括抗体、细胞因子和蛋白酶等，相比之下，诺华公司在联合治疗方面更关注与化学药物的联用；在制备技术中，除基因克隆、T 细胞分离纯化、细胞转染、体外培养等，诺华公司还重点投入了对 T 细胞亚型的筛选；在诸如敲除免疫排斥基因、敲除免疫抑制基因等 T 细胞改造方面和电穿孔、病毒转染等外源基因导入方面，目前，诺华公司关注较少，一般采用较为传统的病毒转染方式。

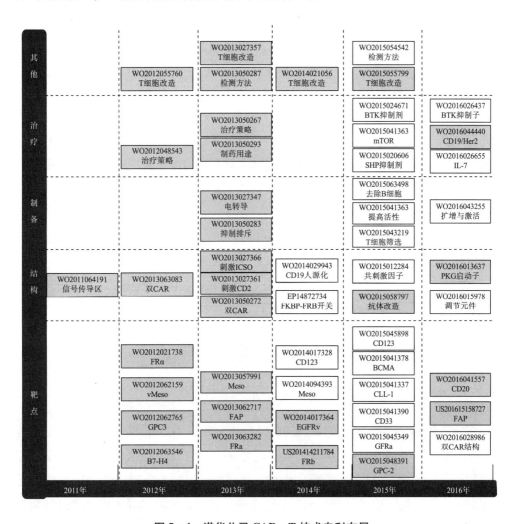

图 5－4　诺华公司 CAR－T 技术专利布局

注：空白方格表示申请人中包括诺华公司；灰色方格表示申请人中不包括诺华公司，仅包括宾夕法尼亚大学。

通过上述分析可以看出，诺华公司作为一家临床药物和治疗技术研发公司，在 CAR－T 疗法还未获得药监部门批准的情况下，更加关注在临床上确定治疗效果的技术，如经过大量实验验证的血液肿瘤靶点 CD19、较为经典的包括抗体结合域－跨膜区－共刺激因子－胞内信号域的第二代 CAR 结构、抗体人源化、制备技术等，这可能与该技术的临床推进阶段有关。对于新型的靶点、CAR 结构中的调节元件、T 细胞的基因改造技术等疗效尚不确定的分支技术，诺华公司则主要通过其合作研究机构宾夕法尼亚大学来完成，一方面可以节约研发和专利维持成本，另一方面也可以做好技术储备，防范潜在专利争端。

5.1.2　以退为进，合作双赢

当 CTL019 获得临床应用成功的同时，也遭受到专利挑战的困扰，这要从 CTL019 的研发过程说起。CTL019 的结构雏形是由 St Jude 儿童研究医院的教授 Dr. Dario Campana 设计完成并申请专利保护，该专利已于 2013 年 3 月 19 日获得美国授权，专利号为 US8399645B2，专利权人为 St Jude 儿童研究医院，权利要求 1 要求保护一种由抗 CD19 的胞外 scFV、跨膜结构域、4－1BB（即 CD137）和 CD3ζ 胞内信号结构域组成的嵌合受体多肽（见图 5－5），该嵌合受体多肽基因通过逆转录病毒导入 T 细胞内，可在 T 细胞表面呈递抗 CD19 抗体，可有效抑制和杀死白血病细胞。

What is claimed is：

1. A polynucleotide encoding a chimeric receptor comprising：（a）an extracellular ligand－binding domain comprising an anti－CD19 single chain variable fragment（scFv）domain；（b）a transmembrane domain；and（c）a cytoplasmic domain comprising a 4－1BB signaling domain and a CD3ζ signaling domain.

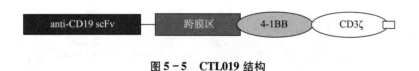

图 5－5　CTL019 结构

在 2003 年 12 月加州圣迭戈举办的美国血液学会上，Campana 公布了自己的研究成果，惊叹于 Campana 的实验结果，宾夕法尼亚大学的 June 教授根据 Campana 制作的包括抗 CD19 的胞外 scFV、跨膜结构域、4－1BB（即 CD137）和 CD3ζ 胞内信号结构域的 CAR 结构，构建了极为相似的嵌合受体多肽，并将其导入慢病毒载体构建 CAR－T 细胞，将其命名为 CTL019，获得了很好的实验结果，随后又进行了临床试验，并于 2011 年发表了其临床试验结果。

Campana 等人知晓 June 教授的工作后，于 2013 年 11 月 13 日向美国宾夕法尼亚州法院提起专利侵权诉讼，状告宾夕法尼亚大学侵犯了专利 US8399645B2，由于宾夕法尼亚大学将 CTL019 技术许可给了诺华公司，因此诺华公司也作为被告方被牵扯其中，此外，参与诉讼的还有经 Campana 等授权开发 CAR－T 治疗技术的 Juno 公司。通过特征对比可知，在 CTL019 中，CAR 结构与 US8399645B2 中所述嵌合受体结构相似，落入了其权利要求 1 的保护范围，诺华公司在侵权诉讼中处于不利地位，而且考虑到旷日持久的专利战不仅会耗费过多的时间和精力，也会由于专利纠纷悬而未决影响 CAR－T 治疗产品的临床试验和上市销售，诺华公司决定与 Juno 公司等进行庭外和解。从专利的引证关系可以看出，如图 5－6 所示，Juno 公司、Celletics 公司等 CAR－T 研发企业的许多专利申请曾引用诺华公司或宾夕法尼亚大学的专利，而诺华公司却没出现引用 Juno 公司专利的情况，这说明在一定程度上诺华公司的专利具有一定的基础性和前瞻性，其他 CAR－T 研发公司的技术可能是在诺华公司或宾夕法尼亚大学的技术之上改进而得，进而为诺华公司在专利谈判中提供了更多的筹码，如果 Juno 公司在专利诉讼中穷追猛打，可能遭到诺华公司的剧烈反击，最终导致两败俱伤的结局。因此，双方经过洽谈于 2015 年 4 月 6 日达成和解协议，由诺华公司支付 122.5 万美元的专利许可费用，并约定将 CTL019 的部分收益与专利权利人分享。至此，诺华公司通过暂时退让的策略，以较小代价扫清了 CTL019 研发和上市的专利障碍，并且如前所述，诺华公司集中精力于新型靶点研发、CAR 结构改造和免疫增强剂筛选，以便在新型 CAR－T 产品中抢占先机，避免专利侵权风险。

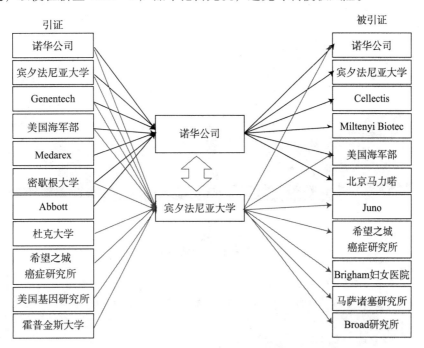

图 5－6　诺华公司和宾夕法尼亚大学专利引证关系

5.1.3 立足欧美，放眼全球

诺华公司采取了专利保护与临床试验并重的商业策略，诺华公司有关 CAR－T 技术的专利申请主要由欧美研发人员作出，欧美国家也是其首要的目标市场。诺华公司作为跨国制药企业，其专利申请除目标重点关注欧美国家之外，对于日本、加拿大、澳大利亚、中国等知识产权大国或潜在市场也均有专利布局，由图 5－7 可知，目前诺华公司专利进入美国和欧洲的数量较多，其次为韩国、中国和加拿大，诺华公司的 CAR－T 专利申请大多为 2015～2016 年提出的申请，故很多专利还没有进入具体国家。截至目前，诺华公司提交了 3 份关于 CAR－T 治疗的临床试验申请（NCT02228096、NCT 02445248、NCT 02445222），与专利申请策略相对应，上述临床试验分别在美国、欧洲、日本、加拿大、澳大利亚等国进行（见图 5－7），以便诺华公司的 CAR－T 产品在主要目标市场国可以获得审批和专利的双重保护。

与之相比，我国 CAR－T 申请人目前主要关注国内申请，其他国家专利申请数量和比例较低，因此，我国申请人应注意通过 PCT 申请等途径在世界主要国家或潜在市场进行专利布局，以便在国际竞争中抢得先机。

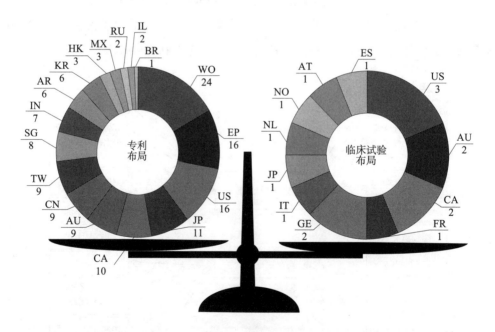

图 5－7 诺华公司 CAR－T 技术专利和临床试验地域布局

注：临床数据引自 https：//clinicaltrials. gov，专利布局单位为项，试验布局单位为个。

5.1.4　精兵简政，锁定市场

CAR - T 技术的推广过程也并非一帆风顺，2016 年 7 月 Juno 公司宣布，该公司开发的 CAR - T 疗法 JCAR015 在一项临床研究中有两名受试者死于神经系统毒性，为这一技术上市之路再添变数。尽管 Juno 公司表示患者死亡源于治疗辅助药剂氟达拉滨（fludarabine），但仍难以平复业界对于这种疗法的担心，有研究人员指出 CAR - T 疗法存在较多风险，包括：①副作用大，有细胞因子风暴、神经毒性、插入突变风险、移植抗宿主反应等副作用；②治疗费用高，通常来讲，治疗一次的预计费用达 30 万~50 万美元，普通患者难以承受；③临床复发率高，患者接受 CAR - T 治疗 1~2 年后，面临较大的肿瘤复发风险，可能需要再次治疗或接受其他疗法；④肿瘤适应症少，目前尽管 CAR - T 疗法在治疗血液肿瘤方面取得了较大成功，但是在治疗实体肿瘤方面效果却不理想，多处于实验阶段。

针对这种情况，诺华公司对内部管理机制进行了较大调整，2016 年 8 月 31 日诺华公司宣布，将旗下细胞和基因疗法部门并入公司业务和研究岗位，并裁去 120 个工作岗位，此举引发了业内对于诺华公司将降低对于 CAR - T 技术的投入的猜疑，但是公司发言人明确表示"我们将继续专注于 CTL019、CAR - T 和 CRISPR 技术"❶，并且从专利申请情况来看，2016 年诺华公司与宾夕法尼亚大学在这一领域的专利申请量继续增加并逐渐进入美国、中国、欧洲、日本、韩国等 CAR - T 疗法重点目标市场国家和地区，因此这一做法可能为诺华公司缩减支出，提高研发效率，推进产品上市的明智之举。

5.2　Cellectis 公司

Celletics 公司是一家法国生物技术公司，主要从事 CAR - T 治疗技术的研发和推广，截至目前共推出了 5 种 UCAR - T 产品（见表 5 - 1）。Celletics 公司于 2016 年被《麻省理工科技评论》评为全球 50 家最具创新力的公司之一，作为全球"最聪明的公司"之一，Celletics 公司的 CAR - T 技术与其他竞争对手相比更具特色，以致显得有些卓尔不群，颇有超越所有对手的潜力。

---

❶　[EB/OL]．[2018 - 03 - 20]．http：//www. nai500. com/news/139923.

表 5 - 1　Celletics 公司 UCAR - T 产品汇总

产品名称	靶点	肿瘤	临床试验情况	相关专利
UCAR - T19	CD19	急性淋巴细胞白血病（ALL）；慢性淋巴细胞白血病（CLL）	临床 I 期	WO2014EP59662 WO2013US40755 US201313942191 WO2013US58005 WO2014EP78876 WO2015EP50581 WO2015EP53592 WO2015EP55097 WO2015EP57865 WO2016EP69918
UCAR - T123	CD123	ALL；AML；急性浆细胞样树突状细胞瘤；BPD-CN 型白血病	临床前	WO2015EP55848 WO2015EP63656 WO2016EP51471
UCAR - T38	CD38	多发性骨髓瘤	临床前	WO2016EP67800
UCAR - TCS1	CS1	多发性骨髓瘤	临床前	WO2015EP53162 WO2015EP59523
UCAR - T22	CD22	ALL	早期临床前	

5.2.1　独树一帜，出奇制胜

众所周知，CAR - T 治疗技术通常基于自体 T 细胞移植，需要经历患者 T 细胞收集、体外扩增培养、基因修饰与筛选、回输患者体内等过程，这种方式具有以下缺点：①为了收集到足够数量的 T 细胞，患者需要接收一定的预治疗步骤，包括放疗、化疗、细胞因子刺激等，增加患者负担；②T 细胞的体外培养、基因修饰、细胞筛选等步骤烦琐，不但加重了患者的经济负担，还可能导致细胞污染、病原体引入等治疗风险；③由于需要经历较多步骤，治疗周期被延长，患者在短期内难以得到有效救治；④需要针对每个患者进行个性化治疗，受患者个人的身体因素影响较大，不利于大规模推广和商业化运作。这种传统的 CAR - T 疗法一般需要花费 30 万 ~ 45 万美元，使得经济基础相对薄弱的患者望而却步。

对此，Celletics 公司提出了通用型 CAR - T 技术的想法，并将其付诸实践。所谓通用型 CAR - T（Universal Chimeric Antigen Receptor T Cell，UCAR - T）是指"现成的"同种异体 CAR - T 细胞产品，该产品可被工业化量产，并可基于不同时期的药物释放标准被标准化生产。Cellectis 公司的 UCAR - T 产品可用于治疗针对一种特定癌症的任何患者，每种 UCAR - T 产品靶向一种选定的肿瘤抗原，并具有特定的工程属性，比如与癌症患者接受的特定医疗方案的兼容性。

UCAR－T 技术是采用基因编辑技术对 CAR－T 细胞中的特定基因进行失活，从而得到同时具有非同种反应性和在肿瘤微环境中具有局部免疫耐受性的 CAR－T 细胞。被失活的基因主要包括免疫排斥相关基因及抑制免疫耐受的相关基因。

免疫排斥相关基因的失活包括 T 细胞受体（TCR）、组织相容性复合物相关基因等的失活。①T 细胞受体，例如专利申请 WO2014EP59662、WO2013US40755、US201313942191、WO2013US58005 中记载的 TCRα、TCRβ；由于 T 细胞受体在供体和受体之间存在 MHC 差异识别，导致 T 细胞增殖和移植物抗宿主反应（GVHD）的潜在发展，已经指出，TCR 的正常表面表达取决于复合物所有 7 种组件的协调合成和装配，TCRα 或 TCRβ 的失活可以导致从防止同种抗原识别的 T 细胞表面消除 TCR 并因此消除 GVHD。②组织相容性复合物相关基因，例如专利申请 WO2015EP55097 中记载的 beta 2－微球蛋白（B2M）、Ⅱ型 MHC 反式激活因子（CIITA）基因；B2M 对于 MHC I 的细胞表面表达及蛋白结合大沟的稳定性是必不可少的，研究表明来自由 B2M 突变造成的 MHC I 缺失体的移植物不会被正常受体的 NK1.1 细胞排斥，因此通过失活 B2M 从而使 MHC I 表达缺失将会减少受体对于移植细胞的排斥反应；CIITA 则是 MHC Ⅱ的正调控因子，在 CAR－T 细胞中将其失活也有助于减少免疫排斥。

抑制免疫耐受的相关基因的失活包括免疫检查点基因、免疫抑制剂的靶标及其他不利于肿瘤微环境中 CAR－T 细胞生存及活性的基因的失活。①免疫检查点基因，例如专利申请 WO2014EP59662、WO2013US40755 中记载的 PDCD1、PD1、CTLA－4 基因；T 细胞作为肿瘤细胞清除的核心执行者，首先被 T 细胞受体（TCR）介导的抗原识别信号激活，同时众多的共刺激信号和共抑制信号精确调节 T 细胞反应的强度和质量，这些共抑制信号即为免疫检查点，在生理情况下，共刺激分子与免疫检查点分子保持平衡，从而最大程度减少对于周围正常组织的损伤，维持对自身组织的耐受、避免自身免疫反应，而肿瘤细胞可通过此机制，变异上调共抑制分子及其相关配体，因此，针对免疫检查点的阻断是增强 T 细胞激活的有效策略之一。②免疫抑制剂的靶标，例如专利申请 WO2015EP53592 中记载的 CD52、糖皮质激素受体（GR）；糖皮质激素类固醇广泛用于免疫抑制，这类类固醇激素结合存在于 T 细胞的胞质溶胶中的糖皮质激素受体（GR），导致易位至核，并且结合调节参与免疫学过程的大量基因表达的具体 DNA 基序，利用糖皮质激素类固醇的 T 细胞治疗导致减少水平的细胞因子产生，进而导致 T 细胞无反应性并且妨碍 T 细胞活化；靶向 CD52 的人源化单克隆抗体阿仑珠单抗的治疗会引起循环的淋巴细胞和单核细胞的快速损耗，但经常在 T 细胞淋巴瘤的治疗中使用该单抗，并且在某些情况下，作为移植调理疗法的部分，在使用过继疗法的情况下，免疫抑制药物的使用也将对引入的治疗性 T 细胞造成不利影响；因此，将 GR 或 CD52 失活会消除其他药物对于 CAR－T 细胞疗效的影响。③其他基因失活，例如专利申请 WO2015EP57865 中记载的 GCN2（又称为 EIFF2AK4）及 PRDM1（又称为 BLIMP－1），上述两种基因为精氨酸和色氨酸饥饿易感基因，其会关闭 T 细胞在精氨酸和色氨酸饥饿状态下的肿瘤微环境中的反应性，将这两种基因失活有助于 CAR－T 细胞冲破肿瘤微环境，从而对肿瘤细胞进行杀伤。

在制备 UCAR－T 细胞时，对于基因的失活主要采用 Cellectis 公司自主研发的 TALEN 核酸内切酶及归巢核酸内切酶（meganucleases）介导的基因编辑技术来完成。TALEN 核酸内切酶是一种人工改造的限制性内切酶，是将 TALE 的 DNA 结合域与限制性内切酶（FokI）的 DNA 切割域融合而得到，由于 TALE 的 DNA 结合域中的重复氨基酸序列模块可与单碱基发生特异性结合，因此可任意选择靶 DNA 序列进行改造，是非常有效的基因改造工具酶。Meganucleases 是位点特异性核酸酶，具有高度特异性，可以更精确地改变基因组中的基因序列，脱靶较少，不容易引发细胞毒性。与 TALEN 不同，Meganucleases 只有单个结构域。对于新一代的基因编辑工具 CRISPR/Cas 系统，Cellectis 公司也进行了研究开发，例如 WO2014EP56534 公开了采用 CRISPR/Cas 系统敲除 HLA、PD1、CTLA4 等基因，与 TALEN 系统相比，基因编辑效率更高。

在研发方面，Cellectis 公司主要基于其核心产品——TALEN 核酸内切酶和归巢核酸内切酶（Meganuclease）进行 UCAR－T 技术的自主研发，并对这些研究成果单独申请专利进行保护。其专利申请多集中在基于基因编辑的 UCAR－T 细胞制备方法，也有少量涉及针对实体瘤治疗的新靶点开发，具体领域分布如图 5－8 所示。

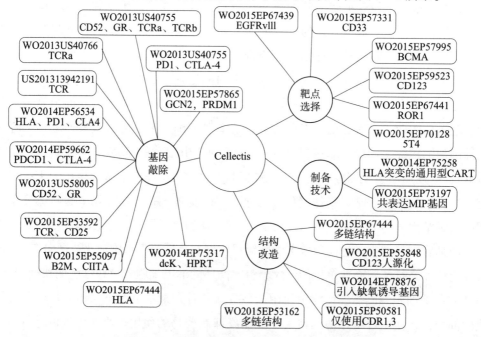

图 5－8　Cellectis 公司 CAR－T 技术专利布局

此外，为丰富自身的基因编辑技术，占领 UCAR－T 技术市场，Celletics 还于 2016 年获得了 USPTO 授权专利 US9458439 的独占许可权，原专利权属于 Institute Pasteur and Boston Children's Hospital，该专利涉及 Meganuclease 介导的基因编辑方法。

5.2.2　创新靶点，拓展应用

CAR－T 技术的基本原理之一就是借助抗原结合域特异性的识别和杀伤肿瘤细胞，因而新型的高效特异性的靶点选择成为该技术的重点研发方向之一，各研发机构的 CAR－T 开发人员都对此乐此不疲，在这一点上 Cellectis 公司也不例外。除基于基因编辑技术制备并推进 UCAR－T 产品之外，Cellectis 公司也在针对肿瘤的 CAR－T 新靶点进行不断探索，并于 2015 年申请了 6 件相关专利申请（见表 5－2），分别涉及针对淋巴瘤、白血病、多发性骨髓瘤、肺癌、肛门癌、多形性成胶质细胞瘤、结肠癌、胃癌、卵巢癌的 CD33、BCMA、EGFRvⅢ、ROR1、5T4 等靶点。

表 5－2　Cellectis 公司新靶点相关专利

申请号	靶点	适应症
WO2015EP57331	CD33	淋巴瘤、白血病
WO2015EP57995	BCMA	淋巴瘤、白血病、多发性骨髓瘤
WO2015EP67439	EGFRvⅢ	肺癌、肛门癌、多形性成胶质细胞瘤
WO2015EP67441	ROR1	淋巴瘤
WO2015EP67444	ROR1	淋巴瘤
WO2015EP70128	5T4（Trophoblast glycoprotein）	淋巴瘤、白血病、结肠癌、胃癌、卵巢癌
WO2016EP51468	HSP70	急性髓细胞白血病

5.2.3　积极开发，反客为主

Cellectis 公司通过开发通用型 CAR－T 技术，将该项疗法的治疗成本降低至 10 万美元之下，并且治疗过程的可控性更高，治疗周期也更短，受到了业内的普遍关注，各大制药企业或研究机构纷纷向其伸出了橄榄枝，意图就通用型 CAR－T 技术进行合作，对此 Cellectis 公司运用多种营销策略，灵活游走于多个合作伙伴之间。

2015 年 11 月 18 日，Cellectis 公司与施维雅公司（Servier）签订合作协议，施维雅公司获得了 UCAR－T19 在全球范围内的独家开发及经营权，施维雅公司正在推进 UCAR－T19 针对 CLL 和 ALL 治疗的Ⅰ期临床试验。2016 年 6 月 20 日开始了Ⅰ期临床试验，即进行小儿手臂试验，Kings College London 进行成人手臂试验，UCAR－

T123 的临床前试验及在 AML 中的翻译活性试验则是与威尔康奈尔医学院进行合作。此外，该公司还与美国的 MD 安德森癌症研究中心针对 UCAR – T123 应用于 BPDCN 白血病的治疗临床前试验及临床试验方面进行合作。UCAR – T38、UCAR – TCS1 及 UCAR – T22 的临床前试验也均是与 MD 安德森癌症研究中心进行的合作。

5.3　Juno 公司

Juno Therapeutics（以下简称"Juno 公司"），2013 年创建于美国西雅图，其前身是 FC Therapeutics，Inc.，于 2013 年 10 月改用此名。Juno 公司是一家美国领先的生物制药公司，也是一家一体化的生物制药公司，开发基于细胞的癌症免疫疗法，专注于"通过重新激活机体免疫系统来治疗癌症"的革命性的药物研发。Juno 公司基于其嵌合抗原受体（CARs）和 T 细胞受体（TCRs）技术平台，通过基因工程对 T 细胞进行基因改造来识别和杀死癌细胞，从而开发基于细胞的癌症免疫疗法。

目前在治疗癌症方面，Juno 公司已与多家实力雄厚的研究机构达成合作，并且还有很多战略合作伙伴。从长远来看，其目标是利用基于细胞的平台开发越来越多的产品以解决人类各种癌症和其他疾病，从而改善治疗。

5.3.1　因 CAR – T 而诞生

Juno 公司是一家创新型生物技术公司，CAR – T 技术是其最重要的核心技术。虽然成立初期该公司的从业人员较少，仅有 20 名左右的员工，但是该公司成立后就受到了市场的追捧。自 2013 年成立至第二年 4 月，Juno 公司完成了 1.76 亿美元 A 轮融资。2014 年 8 月，Juno 公司再次募集到 1.34 亿美元，即在不到 1 年的时间共募集 3 亿美元，成为史上筹集资金最多的初创生物制药公司，同时其市值也达到了 40 亿美元，公众对其给予了深切的期望。

5.3.2　研发团队分析

5.3.2.1　科研合作机构

Juno 公司的研发团队实力雄厚，其创始机构为 3 家世界领先的癌症研究机构——弗雷德哈金森癌症研究中心（Fred Hutchinson Cancer Research Center，Fred Hutch）、斯隆 – 凯特琳癌症研究中心（Memorial Sloan-Kettering Cancer Center，MSKCC）和西雅图儿童研究所（Seattle Children's Research Institute，SCRI）。

弗雷德哈金森癌症研究中心，1975 年建立于西雅图，是一家独立的非营利性组织，致力于消除癌症及其相关疾病，以使得人类免受其带来的折磨和死亡，其是美国国家癌症研究所支持的 69 家癌症研究中心之一。在成立的 40 年内，其已成为世界顶级的医学研究中心，并走出了 3 位诺贝尔奖得主，拥有多名美国科学院、美国医学院院士。JCAR014 和 JCAR017 作为 Juno 公司的明星药物，就是由弗雷德哈金森癌症研究中心开发的，其针对的目标是 CD8 和 CD4 细胞，弗雷德哈金森癌症研究中心的 Stanley Riddell 和西雅图儿童医院的 Michael Jensen 一直都是该治疗方法的先驱。

斯隆 - 凯特琳癌症研究中心位于纽约，是历史最悠久、规模最大的私立癌症研究中心。近百年来，其一直致力于患者护理、研究创新，以及更好的理解、诊断和治疗癌症。作为美国最好的癌症中心之一，其被美国国家癌症研究院指定为全美国41 家综合癌症中心之一。JCAR015 因其在各项试验中进展最大而一度成为 Juno 公司最受关注的药物，其主要项目负责人正是斯隆 - 凯特琳癌症研究中心的 Michel Sadelain 和 Renier Brentjens，他们也都是 Juno 公司的联合创始人。

西雅图儿童研究所，2006 年建立于西雅图，是西雅图儿童医院（Seattle Children Hospital）的分支机构。西雅图儿童医院是一家历史悠久的医院，建立于1907 年，其在儿童疾病领域具有非常全面的科研实力。

5.3.2.2　科研团队负责人

Juno 公司目前主要有 6 位科研负责人，除了上面提到的 Renier Brentjens、Michael Jensen、Stanley Riddell、Michel Sadelain 外，还有 Philip Greenberg（弗雷德哈金森癌症研究中心项目负责人），Isabelle Rivière（斯隆 - 凯特琳癌症研究中心），这 6位科研负责人分别是肿瘤、免疫、细胞治疗等领域的先驱。依托于实力雄厚的科研机构，其在 CAR - T 研发方面具有强大的竞争力。

此外，除了自有研发团队外，Juno 公司还先后与 CAR - T 相关领域的其他多家公司进行深入合作，为 CAR - T 技术的多元化发展提供了更多可靠保障和长远前景。

5.3.3　积极合作，优势互补

Juno 公司为了加快发展，完善技术，增强竞争力，自 2015 年起，开始了大规模的收购、合作之路（见表 5 - 3 和表 5 - 4）。

表5-3　Juno公司合作事件

合作方	起始时间	合作内容
Opus Bio&NCI	2014年12月	获得抗CD22的CAR-T授权
MedImmune公司	2015年4月	将Juno公司开发的CD19-CAR-T疗法和MedImmune公司开发的PD-L1抗体靶向药MEDI4736联合治疗非霍奇金淋巴瘤的临床研究
Fate therapeutics	2015年5月	使用Fate公司的造血细胞编程平台来强化公司CAR-T疗法。Fate公司将负责筛选能够调控CAR-T疗法中重组T细胞的小分子，而Juno公司则将把CAR-T疗法和这种具有良好互补性的小分子药物疗法进行结合并推向市场
Editas medicine	2015年5月	借助Editas公司开发的CRISPR/Cas 9技术及其已获专利，辅助公司开发基因编辑CAR-T细胞
Celgene公司	2015年6月	共同开发和商业化运作新的肿瘤免疫疗法。Juno公司获得了大量资金
药明康德（Wuxi Apptec）	2016年4月	成立上海药明巨诺生物科技有限公司，正式进入中国市场。双方将结合Juno公司在CAR-T、TCR方面的技术，以及药明康德的研发生产平台和丰富的中国本地市场经验，联合打造中国领先的细胞疗法公司
MSKCC和Eureka Therapeutics	2016年8月	Juno公司获得靶向BCMA的全人蛋白序列和另外两个潜在治疗难治性多发性骨髓瘤的全人序列

表5-4　Juno并购事件

收购公司	收购时间	优势
ZetaRx BioSciences, Inc.	2013年10月	获得Fred Hutch和City of hope的CAR专利
Stage Cell Therapeutics	2015年5月	Stage Cell Therapeutics公司在德国慕尼黑和哥廷根设有两处专门的生产工厂，Juno公司能够借此巩固其细胞治疗开发以及生产能力
X-Body	2015年6月	专注于开发一系列用于不同靶点的全长人类抗体，为CAR-T提供更多更好的抗体设计方案
AbVitro	2016年1月	AbVitro公司拥有两项平台技术：AbSeq抗体测序技术和AbPair微流体细胞分离并测序技术，利用这两项技术，Juno公司能够进行高通量的筛选抗体或TCR，极大地加速新产品开发
Redox Therapies	2016年7月	Juno公司获得了Redox Therapies的小分子药物Vipadenant作为CAR-T疗法联合治疗成分。Vipadenant是一种口服腺苷酸A2a受体拮抗剂，Juno研发人员希望其在某些肿瘤疾病中能够打破肿瘤微环境的免疫抑制通路，从而放大CAR-T疗法效果

需要说明的是，Editas 公司的联合创始人之一，即 CRISPR/Cas 技术先驱张锋，和另一位先驱 Jennifer Doudna 也曾是该公司联合创始人，Jennifer 后来离开了该公司，并创立了 Caribou Biosciences 公司，该公司得到了另一家 CAR - T 巨头——诺华公司的投资，合作开发新药，反映出 CAR - T 技术与基因编辑技术具有密切联系。

结合 Juno 公司的上述多项收购或者合作事件，可以获得以下优势：

①以完善和增强技术为导向。在收购、合作的公司中，有 9 家是因其具有 Juno 公司需要的 CAR - T 相关核心技术及专利。首先，其通过收购、合作增加产品种类。其次，作为一家技术创新型公司，其目前并未上市任何产品，且当前领域竞争对手众多，因此，必须在技术进展上占据领先，以争取更大的投资和其他研发资源，争取提前获得上市药品。

②增强生产保障能力。新型药品成功后需要保证其相应的生产能力，保证药物的品质以供临床试验和上市后大规模供应，因此在早期研发时，Juno 公司就开始布局药品生产制备，通过对 Stage Cell 公司的收购和与药明康德的合作来保证其药品生产，为临床实验以及药品上市后的大规模生产提供充分的保障。

③重视中国市场。Juno 公司与药明康德的合作也是非常看重其本土化生产和本地市场经验，可见，Juno 公司已在布局其面向的市场，且对中国市场产生了极大兴趣。

5.3.4　临床策略

在 CAR - T 治疗领域，Juno 公司曾一度被认定是能够最早通过 FDA 批准的有力竞争者，然而其在 JCAR015 产品的临床试验上的失利导致了这种可能性变得微乎其微。

JCAR015 是 Juno 公司最早进行临床试验的药物，其是以 CD28 为共刺激结构域的第二代 CAR - T 细胞产品，所用病毒载体为逆转录病毒，用于治疗成人复发难治急性 B 淋巴细胞白血病（B-ALL）和非霍奇金淋巴瘤（NHL）。JCAR015 针对 B-ALL 的完全缓解率为 82%。2016 年 7 月，由于在 Ⅱ 期临床试验中先后出现 3 名患者因神经毒性作用死亡，FDA 叫停了 JCAR015 的临床试验，然而 Juno 公司分析此次患者死亡事件可能与患者接受过化疗药物氟达拉滨治疗相关。在患者死亡事件发生几天后，经 Juno 公司与 FDA 紧急沟通，FDA 又恢复开展 JCAR015 临床试验，然而同年 11 月，JCAR015 临床试验又出现了一次患者死亡事件，Juno 公司主动叫停试验并经过数月研究分析后，宣布放弃 JCAR015。而 Juno 公司的有力竞争对手诺华公司和 Kite 公司却未出现相似的临床结果，至此，Juno 公司失去了争夺首个获批细胞免疫治疗产品的机会。

截至目前，Juno 公司在 CAR－T 领域的已有明确信息的备选产品共有 7 项，分别为 JCAR014、JCAR017、JCAR018、JCAR020、JCAR023、JCAR024 以及 BCMA 靶向的 CAR－T（见表 5－5）。

表 5－5　Juno 公司主要产品

备选产品	靶点	共刺激因子	载体	临床试验	进度	支持单位	适应症
JCAR014	CD19	4－1BB	慢病毒	NCT02706405	Ⅰ期	Fred Hutch	NHL
JCAR017	CD19	4－1BB	慢病毒	NCT02631044	Ⅰ期	Juno	NHL
JCAR018	CD22	4－1BB	慢病毒	NCT02315612	Ⅰ期	NCI	儿童急性淋巴细胞白血病和 NHL
JCAR020	MUC16	CD28	逆转录病毒	NCT02498912	Ⅰ期	MSKCC	卵巢癌
JCAR023	L1－CAM/CD171	4－1BB、4－1BB、CD28	慢病毒	NCT02311621	Ⅰ期	SCRI	儿童神经母细胞瘤
JCAR024	ROR－1	4－1BB	—	NCT02706392	Ⅰ期	Fred Hutch	NSCLC、乳腺癌
BCMA	BCMA	4－1BB	慢病毒	NCT03070327	Ⅰ期	MSKCC	多发性骨髓瘤

另外，还有一种以 Lewis Y（LeY）作为靶点的针对肺癌的 LeY 也已进入 Ⅰ 期临床试验，然而相关信息非常少。

由 Juno 公司的临床备选产品信息可见，其拥有多种产品，且涉及包括 CD19、CD22、MUC16、L1－CAM/CD171、ROR－1、BCMA 等多个靶点，相应地涉及了包括血液肿瘤和实体瘤在内的多种适应症种类。由于多种临床产品均针对实体瘤，说明 Juno 公司对于治疗难度很大的实体瘤展现了很强的自信。对于载体类型和共刺激因子种类选择方面，其研究体现了多样化，也兼顾了第二代、第三代 CAR－T 的使用。同时，Juno 公司的备选产品分别由多家技术实力雄厚的研发机构提供强大的技术支持，也体现了其在技术背景方面的巨大优势。

不足之处在于，自从放弃 JCAR015 之后，并无相应的 CAR－T 产品进入 Ⅱ 期临床阶段，目前 Juno 公司进入 Ⅱ 期临床阶段的产品仅有 TCR 产品。JCAR017、JCAR014 产品也未按照预期进入 Ⅱ 期和Ⅲ期的临床阶段。

值得注意的是，Juno 公司已经开始推出的下一代 CAR－T 特色技术，如强效 CAR（armored CAR）产品。JCAR020 是第一个强效 CAR 产品，其是为了提高实体瘤治疗效果而设计的，在 T 细胞中同时分泌表达 IL – 12 从而促进免疫效果。基于安全性考虑，4 – 1BB 共刺激因子因其温和的体内扩增效果，而在临床使用中比 CD28 更受推崇，但是 JCAR020 却坚持采用 CD28 作为共刺激因子，可能是看中了其在刺激 CAR – T 细胞在体内迅速扩增的能力，从而希望能够促进实体瘤治疗疗效。

总而言之，虽然相比诺华和 Kite 公司，Juno 公司在临床产品的推进方面略逊一筹，但是由于 CAR – T 临床产品的竞争序幕刚刚拉开，从 Juno 公司备选产品的多样性、创新性和扎实的技术背景来看，其在临床方面依然有很广阔的前景，值得期待。

5.3.5　专利策略

5.3.5.1　专利诉讼占据优势

Juno 公司凭借自身强大的技术实力，以及各种技术合作、相关的专利许可和转让等在 CAR – T 技术的领域占据重要地位，同时也成为专利诉讼的核心。到目前为止，CAR – T 技术的两起诉讼都与 Juno 公司密切相关。

第一场诉讼围绕专利 US8399645B2，该专利由圣裘德儿童研究医院（St. Jude Children's Research Hospital）申请，于 2013 年 3 月 19 日获得授权。该专利被授权后 3 天，宾夕法尼亚大学向法院提出诉讼，请求无效 US8399645B2。这背后的纷争要从 2003 年说起。在 2003 年的美国血液学会大会上 US8399645B2 发明人 Campana 公布了自己的研究成果。Campana 教授的实验结果引起了宾夕法尼亚大学 Carl June 教授的合作兴趣。同年，圣裘德儿童研究医院与宾夕法尼亚大学签订了合作协议。之后，June 教授将 Campana 制作的抗 CD19 的胞外 scFV、跨膜结构域、4 – 1BB（即 CD137）和 CD3ζ 胞内信号结构域组成的嵌合受体多肽构建入慢病毒载体，获得了很好的实验结果，随后又进行了临床试验，并于 2011 年发表了其临床结果。2012 年，June 教授与诺华公司签订了协议，合作开发了 CTL019。与此同时，圣裘德儿童医院则认为宾夕法尼亚大学违背了在没有与圣裘德儿童医院讨论的情况下不介入商业过程的承诺，起诉宾夕法尼亚大学，指控其违背了和圣裘德儿童研究医院在 2003 年签署的协议。

2013 年 12 月，Juno 公司与圣裘德儿童研究医院签订许可协议，圣裘德儿童研究医院授予 Juno 公司对特定专利权在世界范围内的排他许可权。鉴于许可协议包括的专利 US8399645B2 当时正处于与宾夕法尼亚大学和诺华公司的专利纠纷中，Juno 公司获得了与圣裘德儿童研究医院共同处理该纠纷的权利。

由 US8399645B2 的权利要求 1 的保护范围来看，其包括了使用抗 CD19 单链抗体和同时包括了 4 – 1BB 和 CD3ζ 的所有嵌合抗原受体的多核苷酸。换言之，不论抗

CD19 的单链抗体的具体序列是什么，不论产品使用什么样的跨膜域只要 CAR 产品针对 CD19 靶点，且同时包括了 4 – 1BB 和 CD3ζ，就无法绕过该专利。该专利覆盖了诺华公司 CTL019 的嵌合抗原受体多核苷酸。

这场专利纠纷最终于 2015 年达成和解。2015 年 4 月，Juno 授予诺华对包括 US8399645B2 在内的特定专利权的非排他从属许可。根据协议，诺华公司先期支付 Juno 公司 122.5 万美元，并将从涉及相关专利的产品在美国的销售额中拿出一定比例作为许可费支付。

第二场诉讼围绕 US7446190B2，该专利权所有人斯隆 – 凯特琳癌症研究中心于 2013 年 11 月与 Juno 公司签订许可研究协议，授予 Juno 公司对特定专利权在世界范围内的排他许可权，并可由 Juno 公司进行从属许可。2015 年 8 月，Kite 公司在美国向 PTAB 提交了一份 IPR 申请，请求无效专利 US7446190。2016 年 12 月，PTAB 认为该专利授权的所有权利要求均有效，使该无效案暂告一段落。

该专利授权的权利要求 1 为一种编码嵌合 T 细胞受体的多核苷酸，所述嵌合 T 细胞受体包括（a）一个包含人 CD3ζ 链的细胞内结构域的 ζ 链部分，（b）一个共刺激信号区，和（c）一个与选定靶点特异性作用的结合元件，所述共刺激信号区包含由 SEQ ID NO：6 编码的氨基酸序列。说明书记载了 SEQ ID NO：6 为 CD28 序列。Kite 公司的 CAR – T 疗法 KTE – C19（商品名 Axicabtagene Ciloleucel）的嵌合抗原受体的核苷酸恰恰落入其保护范围内。

2016 年 12 月 19 日，在专利权得到 PTAB 维持有效后，Juno 公司和 MSK 研究中心向美国地区上诉法院提出诉讼，控告 Kite 公司侵犯其专利权。2017 年 6 月，特拉华州地区法院作出裁定，认为尚无证据表明 Kite 公司的 KTE – C19 疗法确定能够获得 FDA 批准，因而不予受理。Kite 公司则表示将就 US7446190B2 的无效案进行上诉。如果 KTE – C19 获得 FDA 批准，Juno 公司与 Kite 公司之间的侵权无效之战将进一步展开。

CAR – T 技术作为一项新的医疗技术，对于专利有着较强的依赖性。为了促进技术研发，保障产品顺利上市销售，企业需要根据情况采取适当的专利战略。专利战略包括进攻型战略和防御型战略。采取进攻型战略的企业通常积极将开发出来的技术及时申请专利并取得专利权，利用专利权保护手段抢占市场，通过侵权诉讼、许可、转让等方式获得收入。防御型战略是指企业在市场竞争中受到其他企业进攻时，采取打破市场垄断、改善竞争被动地位的策略。无效对方专利、交叉许可、绕过障碍专利是常见的防御方式。

在 US10/981352 和 US10/448256 的专利诉讼中，虽然 Juno 公司并不是上述两项专利的专利权人，但是，在这两起诉讼中却均以进攻方的身份参战。Juno 公司的研

发项目 JCAR014 和 JCAR017 落入 US10/981352 的权利要求保护范围，研发项目
JCAR015 落入 US10/448256 的保护范围。与宾夕法尼亚大学出现纠纷后进行专利无
效或 Kite 公司先发制人进行专利无效不同，Juno 公司选择适当时机与这两项专利的
专利权人分别签订了在世界范围内的排他许可权，并可进行从属许可。这不仅为 Ju-
no 公司产品的研发和上市减少了专利障碍，还使其可以通过从属许可的方式获得
收入。

与诺华公司和 Kite 公司相比，Juno 公司更加年轻，尚无成熟产品上市。从其年
报来看，收入全部来自于研究合作和专利许可。其中，对诺华公司的专利许可在
2015 年为其带来 122.5 万美元许可费收入，2016 年又为其带来 1425 万美元里程碑费
收入。Juno 公司于 2013 年向圣裘德儿童研究医院支付的 2500 万美元的许可费相比，
授予诺华公司的从属许可有效地为 Juno 公司减轻了资金压力。鉴于诺华公司的 CAR -
T 疗法 Kymriah（CTL019）已于 2017 年 8 月率先获得 FDA 批准上市，Juno 公司又可
获得相应的里程碑费收入。此外，由于 Juno 公司获得排他许可的这两项专利均为基
础产品专利，Juno 公司又拥有颁发从属许可的权利。参照向诺华公司颁发非排他许
可的方式，Juno 公司还有望通过向未来其他涉足该领域的公司颁发非排他许可，或
通过交叉许可获得实施其他专利权人改进型专利的权益。

CAR - T 技术作为一项新兴高科技疗法，其研发过程具有很大的曲折性和结果的
难以预期性，在产品上市前所需科研投入巨大。从 Juno 公司可以看出，投资于高价
值基础专利，通过许可费收入减轻资金压力，以支撑自己公司的科研进展是一种有
效的专利战略。

5.3.5.2　继续申请扩大保护

焦点再次回到围绕 US8399645B2 的第一场诉讼。在该申请后，其申请人圣裘德
儿童研究医院又先后提交了一系列的继续申请或者部分继续申请，具体如图 5 - 9
所示。

美国共有 3 种根据母案进行继续申请的方式，分别为：①继续申请（continua-
tion application，CA）；②部分继续申请（continuation-in-part application，CIP）；③分
案（divisional application，DA）。其中，继续申请类似于我国的主动分案申请，而部
分继续申请类似同主题技术的再布局，而分案申请则是被动分案。申请人通过继续
申请和部分继续申请往往是为了进一步扩大专利的保护范围。

结合继续申请策略可知，申请人在首个申请，即 US10/981352 中主要请求保护
的是 CAR 的结构、细胞系和制备方法，为了进一步完善其保护范围，对专利技术进
行更好更全面的保护，在后期的继续申请或部分继续申请当中，分别对表达细胞系、

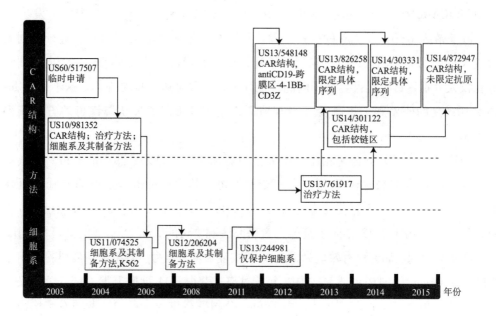

图 5-9 Juno 公司的专利继续申请策略

CAR 结构和治疗方法进行了进一步的保护。

针对企业核心技术，努力实现专利申请群组化，通过继续申请不断布局，形成包裹化专利群，是常用的专利策略，但是不同国家在此方面也存在不同的规定，值得我国国内企业借鉴。

5.4 Kite 公司

Kite 公司成立于 2009 年，致力于工程化的 T 细胞疗法（eACT™），该疗法以识别和根除肿瘤为目标。目前，其主要研发产品涉及：CAR-T 和 TCR-T，CAR-T 产品涉及的靶点主要是 CD19 和 BCMA，分别针对 B 细胞恶性肿瘤和多发性骨髓瘤；TCR-T 产品的靶点为 MAGEA A3/A6（黑色素相关抗原），适用于实体瘤。Kite 公司与美国国家癌症研究所（NCI）合作开发的 CAR-T 产品——KTE-C19，于 2017 年被美国 FDA 批准上市，成为第二个被批准上市的 CAR-T 产品，由于在工程化 T 细胞领域的出色表现，在 2017 年被吉利德（Gilead）以 119 亿美元收购，未来在吉利德的支持下，Kite 公司的工程化 T 细胞疗法一定可以惠及更多患者。Kite 公司作为一个成立不到十年的初创公司，是如何做到在短时间内成功推出 CAR-T 产品的呢？本节将从 Kite 公司的技术合作、产品研发、专利策略等方面分析其合作研发之路，以期为初创公司的发展提供借鉴。

5.4.1　Kite 公司的技术合作

在工程化 T 细胞产品的研发过程中，Kite 公司展现了高超的整合资源的能力，其与多家实力雄厚的企业或研究机构合作，为其产品的研发提供全方位的技术支持。

（1）在新产品研发方面。早在 2012 年，Kite 公司就与美国国家癌症研究所（NCI）达成合作研究与开发协议（CRADA），合作开发和商业化 eACT™ 产品，并于 2013 年推出 CAR‒T：KTE‒C19，其以 B 细胞的 CD19 为靶点，可用于治疗如非霍奇金淋巴瘤，比如弥漫性大 B 细胞淋巴瘤（DLBCL）；另外，两者于 2016 年签署第二个合作研究与开发协议（CRADA），合作开发新一代的 CAR‒T 产品，比如，全人源化的靶向 CD19 的 CAR‒T。

除了与 NCI 合作开发 CAR‒T 外，Kite 公司还与其他机构展开合作。①安进（Amgen），Amgen 是世界知名的生物技术公司，是生物药开发领域的领导者，Amgen 向 Kite 公司支付 6000 万美元，后续最高支付 5.25 亿美元，并为 Kite 公司提供大量的癌症靶点，Kite 公司基于其自有的 eACT™ 平台对靶点进行后续的开发研究。②The Tel-Aviv Sourasky Medical Center，Zelig Eshhar 教授任职于该机构，Zelig Eshhar 是 CAR‒T 疗法的先驱，在 2013 年获得了 ATTACK European Consortium 颁发的 CAR Pioneering Award，在 2014 年与 Carl June 共同获得了 Pioneer Award。Zelig Eshhar 教授在 1988 年就提出了嵌合抗原受体的基本结构，并提出了专利申请（IL8627888A）。可见，Kite 公司不满足于以 CD19 为靶点的 CAR‒T 产品，与 Amgen 的合作为其寻找新的靶点提供了蓝图；与 Zelig Eshhar 教授和 NCI 的合作也为其研发提供了原创动力。

（2）在 CAR‒T 制备方面。由于细胞的获取、诱导、培养等都有较高的要求，因此导致 CAR‒T 的制备成本高昂，阻碍了 CAR‒T 的市场化。为了降低 CAR‒T 的制备成本，Kite 公司从细胞制备的多个方面与知名研究机构或企业合作，①The UCLA David Geffen School of Medicine，该医学院是国际知名的在生物技术研究、医学教育、患者护理等领域的领导者，该医学院具有成型的技术，利用可再生的多能干细胞制备同种异体 T 细胞，比如，利用造血干细胞制备针对 HIV 病毒的 CAR‒T 细胞。②美国通用电气（GE），GE 公司是世界知名的创新企业，Kite 公司与其合作开发自动制备系统，以期获得低成本、快速、最低变异度的制备工程化 T 细胞的装置。可见，与 The UCLA David Geffen School of Medicine 的合作使其可以使用可再生的多能干细胞制备 CAR‒T，降低时间成本和资金成本，与 GE 公司合作开发自动制备系统，可以使其快速获得质量均一的标准化产品。

（3）在产品有效性方面。CAR‒T 是一种活的细胞，其是否发挥功能依赖于其是否能保持细胞活力，在这方面，Kite 公司与下述企业进行了合作：①Genentech，该公司推出的 atezolizumab，是美国 FDA 于 2016 年批准上市的第一个 PD－L1 单克隆抗体药，可有效阻断 PD－L1 与 PD－1 的结合，避免 T 细胞被抑制；Kite 与 Genentech 公司达成合作协议，研究 KTE－C19 与 atezolizumab 联合用药效果。②Alpine Immune Sciences（AIS），AIS 致力于发展靶向免疫突触（免疫细胞分化过程中，细胞之间互相接触传递信号而形成的特殊结构）的免疫疗法治疗癌症；Kite 与 AIS 公司达成全球许可协议授权，可使用其提供的相关技术发展克服肿瘤微环境影响的工程化 T 细胞。与上述企业的合作，可使 Kite 公司的 CAR－T 产品逃脱不希望的免疫抑制，有希望使其可以克服实体瘤微环境的影响，从而获得可治疗实体瘤的相关产品，结合与 Amgen 的合作，如果寻找到有效的实体瘤的靶点，利用上述技术制备的 CAR－T 无疑为实体瘤的 T 细胞免疫疗法打开广阔的天地。

（4）在产品安全性方面。在提高产品安全性方面，Kite 公司从人源化抗体和副作用管理等方面与相关企业进行了合作：①Adimab，Adimab 是世界知名的抗体制备商，拥有成熟的人源抗体制备平台。Kite 与 Adimab 合作制备人源化的抗体，用于新一代 CAR－T 产品。②Cell Design Labs，该公司基于加州大学 Wendell Lim 实验室的研究成果，开发精密、安全和持久的细胞免疫治疗方案，相关技术包括：利用二聚体结合对和结合剂或利用嵌合 Notch 受体与靶标的相互作用控制 CAR－T 细胞的激活。Kite 与 Cell Design Labs 达成许可协议，可利用该公司提供的分子开关技术，获得精确控制的 CAR－T 产品。可见，为了提高产品安全性，Kite 与 Adimab 合作开发人源化的抗体，可避免 CAR 本身产生免疫反应；在副作用管理方面，利用 Cell Design Labs 的分子开关技术，可精确调节 CAR－T 的激活，避免不可控制的激活导致的副作用出现。

（5）在 CAR－T 疗法的推广方面。为了使 CAR－T 疗法被更多的患者接受以及快速扩大自身产品的市场，Kite 公司从 CAR－T 疗法的教育普及、成立合资公司等方面进行了积极探索。①The Leukemia &Lymphoma Society（LLS），LLS 是一个致力于寻找治愈血液癌的志愿者组织，Kite 与其合作开展 CAR－T 疗法的教育项目，以推广 CAR－T 在血液癌中的治疗应用。②Daiichi Sankyo，该公司是一家全球化的日本制药企业，Kite 与该公司合作的主要业务是在日本推广 Kite 公司的 CAR－T 产品的商业化。③复星医药，复星医药是一家中国公司，业务覆盖医药健康全产业链，主要包括药品制造与研发、医疗服务、医疗器械与医学诊断、医药分销与零售等方面，Kite 公司与复星医药合作成立复星凯特生物公司，主要业务是在中国推广 Kite 公司的 CAR－T 产品的生产和商业化。

CAR－T 疗法作为一种新兴的细胞疗法，在研发、制备、安全性、有效性、推广等多方面都需要相关技术的支持，Kite 公司作为一家初创公司以自有的 eACT^{TM} 平台为基础，通过合作研究、技术许可、成立合资公司等，对 CAR – T 的开发进行了全方位的资源整合，其整合了著名企业或研究机构的成熟技术，以及初创公司的核心技术，这些合作使其既获得了相关技术又扫清了知识产权方面的障碍，可以预期的是，随着研究的深入，Kite 公司在将来可能提供一整套的解决方案，为市场提供成本降低、安全有效、靶点多元的 CAR – T 产品。

5.4.2　CAR – T 产品研发

在 CAR – T 产品研发方面，如前所述，早在 2012 年，Kite 公司就与 NCI 达成合作研究与开发协议（CRADA），并于 2013 年推出 CAR – T：KTE – C19，其以 B 细胞的 CD19 为靶点。2014 年，美国 FDA 批准了 Kite 公司开发针对 DLBCL 的孤儿药开发计划；同年 8 月，Kite 公司宣布其针对 B 细胞恶性肿瘤的治疗试验中，13 位可评估的患者中有 12 位得到完全缓解（8 位）或部分缓解（4 位），反应率达 92%；该结果使 Kite 公司得以启动 KTE – C19 针对 DLBCL 的临床试验。2015 年，欧洲药品管理局批准 KTC – C19 的孤儿药开发计划，同年 12 月，美国 FDA 通过了 KTE – C19 针对 DLBCL、PMBCL、TFL 的"突破疗法认定"，该认定为 KTC – C19 的加快上市提供了政策保障。2016 年，欧洲药品管理局给予了 KTC – C19 在用于治疗弥漫性 B 细胞淋巴瘤的优先药物（PRIME）的监管支持。2017 年，由于 KTE – C19 在复发的或难治的大 B 细胞淋巴瘤的治疗中的优异表现，被美国 FDA 批准上市。另外，Kite 公司还向欧洲药品管理局提交了 KTC – C19 的上市许可申请。

另外，Kite 公司还积极推动 KTC – C19 在其他疾病中的治疗效果研究，以及针对其他靶点的 CAR – T 产品的研究。截至 2017 年 12 月，Kite 公司主导和参与的 CAR – T 相关临床试验有 10 项，其相关信息和部分效果如表 5 – 6 所示。

表 5 – 6　Kite 公司临床试验项目信息

临床试验	代号	CAR – T	适应症	临床阶段	效果
NCT02348216	ZUMA – 1	KTE – C19	DLBCL、TFL、MBCL	Ⅱ 期	ORR 82%，CR 54%
NCT02601313	ZUMA – 2	KTE – C19	MCL	Ⅱ 期	—
NCT02614066	ZUMA – 3	KTE – C19	成人 r/rALL	Ⅰ 期	CR80%（8/10）MRD$^-$ 90%

临床试验	代号	CAR－T	适应症	临床阶段	效果
NCT02625480	ZUMA－4	KTE－C19	儿童 r/rALL	Ⅰ期	MRD⁻ 100%（4/4）
NCT03105336	ZUMA－5	KTE－C19	Indolent NHL	Ⅱ期	—
NCT02926833	ZUMA－6	KTE－C19（PD－1 mAB）	DLBCL	Ⅰ期	ORR 100%（5/5）CR 20%
NCT03391466	ZUMA－7	KTE－C19（化疗）	DLBCL	Ⅲ期	—
NCT03153462	ZUMA－9	KTE－C19	DLBCL	—	—
NCT02659943	—	人源 Anti－CD19 CAR	B-cell 肿瘤	Ⅰ期	—
NCT03318861	—	KITE－585（Anti-BCMA）	MM	Ⅰ期	—

注：DLBCL：diffuse large B-cell lymphoma；PMBCL：primary mediastinal B-cell lymphoma；TFL：transformed follicular lymphoma；MCL：mantle cell lymphoma；r/rALL：Relapsed/Refractory B-precursor Acute Lymphoblastic Leukemia；MM：multiple Myeloma；ORR：Objective Response Rate；CR：Complete Remissons.

Kite 公司的 CAR－T 产品研发主要集中于靶向 CD19 的 KTE－C19 针对的不同疾病类型，以及与 PD－1 mAB 或化疗药品联用，另外，它还参与开发了人源化的 Anti－CD19 CAR；除了在 DLBCL 中产生了积极的效果，KTE－C19 在 r/rALL 方面，也获得了令人鼓舞的效果。可见，由于 KTE－C19 被批准上市治疗复发的或难治的大 B 细胞淋巴瘤，其安全性和有效性受到了监管部门的认可。Kite 公司以此产品为主，开发多种治疗方案，提高产品的有效性和扩大适应症种类，充分挖掘该产品的医疗价值和市场价值。

5.4.3 专利策略，取长补短

（1）专利布局

在生物技术领域，专利权对产品保护的重要程度是显而易见的，Kite 公司在成立之初，即 2009～2013 年，通过专利许可的方式从合作伙伴处获得了与 CAR－T 相关的专利，并且如上文提到的，Kite 与 NCI 的 CARDA 合作协议也允许 Kite 公司可以获得与开发产品相关的知识产权。Kite 公司通过此种方式在短时间内获得了大量专利，根据其披露的信息，在 2016 年 12 月 19 日其专利拥有量超过 150 件，在 2017 年 6 月 28 日超过 200 件。表 5－7 列出了 Kite 公司获得许可的与 CAR 的核心结构和应用相关的已授权专利。

表 5 - 7　Kite 公司获得许可的授权专利

专利号	申请日	授权日期	许可人	技术特点
US5906936A	1993 - 05 - 04	1999 - 05 - 25	YEDA RES DEV	在 T 细胞受体胞外区连接抗体的可变区
US7741465B1	1993 - 07 - 02	2010 - 06 - 22	Zelig Eshhar	第一代 CAR 结构
US8211422B2	1995 - 10 - 24	2012 - 07 - 03	Eshhar-NIH	表达单链抗体与激活片段组成的 CAR 的细胞的治疗方法
US6319494B1	1995 - 06 - 07	2001 - 11 - 20	Cell Genesys	由单链抗体、跨膜区、CD3ζ 组成的 CAR
US5712149A	1995 - 02 - 03	1998 - 01 - 27	Cell Genesys	首次提出在 CAR 中加入来自 CD28 的共刺激片段
US5741899A	1995 - 06 - 07	1998 - 01 - 27	Cell Genesys	一种由可形成二聚体的胞外结构域、跨膜区和胞内信号域组成的嵌合蛋白
US6077947A	1995 - 06 - 07	2000 - 06 - 20	Cell Genesys	一种由可形成二聚体的胞外结构域、跨膜区和胞内信号域组成的嵌合蛋白
US5843728A	1995 - 04 - 05	1998 - 12 - 01	GEN HOSPITAL CORP	可结合靶细胞或病毒的胞外区和 TCR 胞内区 CD3ζ 组成的 CAR
US5851828A	1994 - 08 - 02	1998 - 12 - 22	GEN HOSPITAL CORP	包含识别 HIV 的 CD4 域、跨膜区和激活细胞的胞内区组成的 CAR
US5912170A	1995 - 02 - 24	1999 - 06 - 15	GEN HOSPITAL CORP	T 细胞表达两个 CAR，一个包含免疫球蛋白的胞外区、跨膜区和胞内激活域，另一个包含免疫球蛋白胞外区、跨膜区和 CD28 的胞内区
US6004811A	1995 - 02 - 24	1999 - 12 - 21	Massachussetts General Hospital	包含免疫球蛋白超家族蛋白的胞外区、跨膜区和胞内激活区的 CAR

　　Kite 公司获得许可的上述专利包括了公开了第一代 CAR 结构的 US7741465B1 以及首次提出加入 CD28 共刺激信号形成第二代 CAR 的 US5712149A，属于一些比较早期的涉及 CAR 基本结构以及应用的申请，促进了 Kite 公司在该领域的原始技术积累。

Kite 公司不仅通过上述许可的方式获得相关专利权，还积极主动申请专利，截至 2017 年 12 月 31 日，Kite 公司作为申请人或共同申请人申请了 7 件专利（见表 5 - 8）。

表 5 - 8　Kite 公司 CAR - T 相关专利申请

申请号	申请日	要点
WO2015US014520	2015 - 02 - 04	在封闭系统中制备 CAR - T 的方法
WO2016US034885	2016 - 05 - 27	鉴定患者是否适合 T 细胞疗法
WO2016US034888	2016 - 05 - 27	在施用 T 细胞治疗之前，给予患者一定剂量的环磷酰胺和氟达拉滨
WO2016US057983	2016 - 10 - 20	延缓 T 细胞成熟或分化的方法
WO2017US025351	2017 - 03 - 31	限定了一种 CAR，其中共刺激区为 CD28 序列，包含胞外区、跨膜区、胞内区，限定了具体序列
WO2017US025516	2017 - 03 - 31	靶向 BCMA 的 CAR，治疗多发性骨髓瘤
WO2017US025573	2017 - 03 - 31	靶向 CLL - 1 的 CAR，治疗急性髓系白血病

Kite 公司申请的专利涉及患者的选择以及治疗前预处理、CAR - T 细胞的制备方法、CAR 中共刺激区的组成以及靶向具体靶点的 CAR - T，涵盖了 T 细胞疗法的整个过程，说明 Kite 公司意欲提供一整套的 T 细胞治疗方案。结合表 5 - 6 可以看出，其专利申请 WO2017US25516 覆盖了其处于 I 期临床的KITE - 585，表现出其对开发中的产品的重视。

Kite 公司通过获取许可的方式，在公司建立初期积累了一定数量的专利技术，通过一段时间的发展，积极参与一线研发中，作为申请人或共同申请人申请专利，增加了自己在技术合作中的话语权。

（2）内外兼修，攻防结合

2017 年 10 月 18 日，美国 FDA 批准了 Kite 公司的 KTC - C19 治疗复发的或难治的大 B 细胞淋巴瘤的上市申请，为了加强产品的专利保护和减少产品的侵权风险，Kite 公司积极从对内和对外两方面进行了布局。

对内方面，Kite 公司围绕其获得许可的专利 US7741465B1 进行了布局，该专利的申请日为 1993 年 7 月 2 日，授权日为 2010 年 6 月 22 日，涉及第一代 CAR 结构，根据 USPTO 的相关规定，该专利的有效期至少到 2027 年 6 月 22 日。为了使该专利更明确地覆盖 KTE - C19 的结构，专利权人早在 2015 年 11 月 16 日和 2016 年 8 月 5 日向 USPTO 提出单方再审（Ex Parte Reexamination，EFR）申请，修改了相关权利要求；USPTO 于 2017 年 8 月 29 日发出了再审证书（US7741465C1），确认了其修改后的权利要求，其中增加的权利要求 21 涉及一种嵌合的 DNA，其包含两个片段，第一个片段编码 scFv，第二个片段编码 CD28，包括 CD28 的跨膜区、胞内区，可选择的，可以包含胞外区，该片段可以使淋巴细胞激活和增殖，该嵌合 DNA 用于转染淋巴细胞并表达其表面。该权利要求限定嵌合 DNA 的结构时使用了"包含"，表明其是一种开放式的权利要求，只要 CAR 结构中包含 scFv 和 CD28 片段都在其范围内；Kite 公司的 KTE－C19 中的 CAR 结构中也包含 scFv 和 CD28 两个片段，因此理论上说，也受到上述专利的保护。美国法典第 35 编第 156 条规定，为了补偿由于美国 FDA 对产品的上市审查所消耗的时间，专利权人可以申请专利产品的专利期限延期。据此，US7741465C1 的专利权人在 KTE－C19 被批准上市后的 2017 年 12 月 14 日向 USPTO 提出延期申请，要求专利权有效期延长 1498 天，如果获得批准，其专利有效期将延至 2031 年 7 月 29 日。

对外方面，为了避免潜在的侵权风险，Kite 公司于 2015 年 8 月向美国 PTAB 提交了一份 IPR 申请，请求无效 US7446190B2 专利，该专利的所有人是斯隆－凯特琳癌症研究中心（MSK），并许可给了 Juno 公司。2016 年 12 月 16 日，PTAB 作出决定认为 Kite 公司提交的证据和理由不足以证明相关上述专利的权利要求不能获得专利权，因此判定 US7446190B2 专利权有效。作为反击，MSK 和 Juno 公司于 2016 年 12 月 19 日向美国特拉华州地区上诉法院提出诉讼，控告 Kite 公司侵权。Kite 公司继续于 2017 年 2 月 16 日提交了对于无效决定的上诉申请，坚持认为上述专利权无效。2017 年 6 月，特拉华州地区上诉法院对 MSK 和 Juno 公司提出的诉讼作出裁定，认为无证据表明 Kite 公司的涉案产品能够获得 FDA 批准，因而不予受理。紧接着，在 2017 年 10 月 18 日，Kite 公司的 KTE－C19 被 FDA 批准上市的当天，MSK 和 Juno 公司向美国加州中区联邦法院提起诉状，重启针对 Kite 公司的侵权诉讼。可见，Kite 公司与 MSK 和 Juno 公司的侵权无效之战已进入白热化的阶段，无论结果如何，Kite 公司在相关产品的研发期，就针对潜在的障碍专利进行无效的做法是值得肯定的，虽然其行为引起了相关专利权人的警觉和反击，但是这种主动出击的目的是将潜在的法律风险提前化解，减少产品上市后的损失，这种未雨绸缪的策略对企业在产品研发方面具有一定的借鉴价值。

第6章 结论和建议

自以色列 Zelig Eshhar 教授创造性地提出 CAR - T 细胞疗法以来，近 30 年来，无数研究人员投入这一革命性肿瘤治疗技术开发领域。对于肿瘤治疗技术的迫切需要以及 CAR - T 细胞疗法治疗机理所展现的对肿瘤细胞的靶向性杀伤效果，推动了这一技术研究的持续深入。2017 年，CAR - T 细胞疗法的两款革命性治疗产品的上市，则拉开了 CAR - T 细胞疗法市场化的帷幕。正是在这一背景下，本书针对全球主要研发国家/地区及实体的临床和专利相关数据进行了相关统计和分析，下面对该研究得出的结论进行总结，并对 CAR - T 细胞疗法的相关临床开发和专利申请和保护提出建议，以期为相关从业人员提供思路。

6.1 主要结论

（1）临床研究蓬勃发展，靶点选择全面开花

从 1997 年 CAR - T 细胞疗法首次进入临床以来，发展到目前年均上百次临床试验数量，并且中国与美国在进入临床试验的数量上并驾齐驱，反映了中美两国研究人员均对该技术寄予厚望，投入了大量的资源从事该技术的研究与应用。美国的宾夕法尼亚大学、国家肿瘤研究所（NCI）以及中国的中国人民解放军总医院（301 医院）、西南医院都是申请临床注册的重量级参与者。从参与临床注册申请者的构成来看，美国的优势在于基础研究够深入，具有领先的技术优势，我国则具有更多的临床资源优势。此外，临床试验也从血液瘤向实体瘤纵深发展，涉及实体瘤的临床数量目前也占到了1/3。在临床选择的靶点方面，针对血液瘤的靶点，从最有效果的 CD19 也逐渐发展到 CD22、CD20、CD30、BCMA 等靶点，而实体瘤方面，Meso、CEA 和 GPC3 均是选择较多的靶点。具体到特定的肿瘤适应症上，白血病、淋巴瘤通常选择 CD19、CD20、CD22，前列腺癌使用较多的是 PSMA，胃癌选择 CEA 和 EP-CAM，肝癌选择 GPC3，结直肠癌选择 CEA；肺癌除了选择 Meso，还有 MUC1、

GPC3 和 CEA, 成神经细胞瘤选择 GD2, 胶质瘤选择 EGFRVIII, 卵巢癌、乳腺癌和胰腺癌的靶点均是 Meso。

2017 年底, 我国出台了《细胞治疗产品研究与评价技术指导原则》, 为中国企业创新和申报临床上市奠定基础。美国医疗保险和医疗补助服务中心 (CMS) 宣布同意为 CAR - T 疗法买单, 也必将进一步促进 CAR - T 疗法的蓬勃发展。

(2) 专利申请飞速增长, 技术迭代多头并进

CAR - T 技术的研究起始于 20 世纪 90 年代, 相应专利申请数量在 2010 年后迅速增长, 仅 2016 年就高达 200 多项, 专利申请数量和申请人数量的不断增加, 表明该技术处于快速增长期, 研发活跃度较高, 属于目前的肿瘤免疫治疗的研发热点。

根据对涉及 CAR - T 技术相关专利 (数据截至 2017 年 6 月 30 日) 标引结果, CAR - T 技术相关专利主要涉及靶点选择、CAR 结构改造、T 细胞改造以及联合用药探索等。

对于靶点选择, 根据对靶点选择的 CAR - T 技术相关专利统计, 美国专利数量最多, 达 200 余项。中国紧随其后, 约 60 余项。这与临床试验数量分析中所体现的美国基础研究较为深厚一致。作为最初也是目前针以血液瘤最有效的靶点, CD19 在涉及靶点选择的专利申请中占比重最大, 达到了 130 多项。该靶点自 2011 年专利申请量逐年递增, 尤其是 2013 ~ 2015 年, 申请量成倍增长。2015 年之后, 涉及 CD20、BCMA、Her2、CD123 的申请也逐年增多。针对的适应症仍然主要是白血病和淋巴瘤。

另一方面, 随着临床试验的深入, CAR - T 疗法的副作用也进一步显现出来, 包括细胞因子风暴、损伤正常组织、肿瘤逃逸等相继出现。为了克服相关副作用, 针对 CAR - T 结构改造的相关申请也自 2012 年来逐年增多。从结构改造申请的专利数量来看, 早期是围绕 CAR - T 基础结构, 例如, 在 CAR 结构中加入共刺激因子形成第二代 CAR - T, 进一步添加第二种共刺激因子形成第三代 CAR - T。目前专利申请量中, 80% 涉及第二代 CAR - T 技术。近年来, 涉及双 CAR 结构、铰链区、跨膜区、调节元件、共刺激因子、抗原结构区改造的专利申请也持续增长。由于目前实体瘤中还缺乏如血液瘤中 CD19 这种特异性极高的靶标, 大量结构改造申请涉及引入双 CAR 结构。在共刺激因子方面, 研究人员也积极寻找其他的共刺激因子, 申请的专利中除 CD28 和 4 - 1BB 外, 还涉及 ICOS、DAP - 10、CD80、OX40L、CD70、CD30、GITR、ICOS (CD278)、CD27、TLR1 和/或 TLR2 的区段、没有 TIR 域的 MyD88/没有胞外域的 CD40 组成的融合蛋白等。在调节元件方面, 专利申请则涉及利用特殊 TCR 进行控制、设置开关元件、引入自杀基因或刹车元件、在 CAR 结构中表达氧敏感的蛋白、插入多个信号肽、CAR 结构中添加 streptavidin 结合域、CAR 的

单链抗体 N 端添加 masking 肽段等。为了降低 CAR－T 细胞对正常组织的攻击，多件专利申请涉及降低抗原结合区的亲和力，筛选亲和力在 100^{-1} μmol 范围内的抗体重链和轻链可变区构建 CAR－T 细胞，此外，在增强受体方面也有相关申请，如在共刺激区前添加 IL－13 协助激活 CAR－T、在基本 CAR 结构的 CD3ζ 后添加共刺激因子的配体，促进细胞的激活、在 CAR 结构中添加结合免疫检查点，比如 PD－1 的 scFV 片段，将负调节信号转变为正调节信号等。

除了对 CAR－T 自身的结构进行改造外，部分申请还涉及对 CAR－T 所使用的宿主 T 细胞进行改造，针对 T 细胞改造的申请从 2014 年开始急剧增长。针对宿主 T 细胞改造的最重要的方向是消除不利免疫排斥，制备通用型 CAR－T 细胞，从而实现异体用药，这对于 CAR－T 疗法的改进将是一个飞跃性的改进。Cellectis 公司是目前 T 细胞改造技术领域专利申请数量最多的申请人，其将通用型 CAR－T 作为其核心技术发展方向。此外，对于 T 细胞的改造，除了消除不利免疫排斥外，还有部分申请涉及对 T 细胞改造，防止免疫逃逸、提高免疫效果、控制 T 细胞凋亡等。

目前肿瘤治疗领域联合用药是发展趋势，CAR－T 疗法的联合用药相关申请从 2012 年逐渐出现，主要涉及与抗肿瘤的化学药物、用于防止免疫逃逸或提高安全性的抗体、提高 CAR－T 治疗效果或提高 T 细胞增殖与存活率的细胞因子、特定酶等进行联用，另外，还有部分申请涉及采用两种或多种 CAR－T 联合治疗。

（3）国内布局方兴未艾，跑马圈地大有可为

截至 2017 年 6 月 30 日，国内 CAR－T 疗法高度相关专利申请达 170 余件。上海优卡迪生物医药科技有限公司、安徽未名细胞治疗有限公司、科济生物医药（上海）有限公司是中国专利申请量排前列的申请人。目前发明专利授权 6 件。根据检索结果分析，国内申请人在添加增强受体方面的申请量与国外最接近；在共刺激因子改造、抗体改造和跨膜区改造方面，国内申请人也有一定涉足；在双 CAR 结构、调节元件和信号转导区改造方面，国内申请人提交申请量的比例较低。此外，涉及 CD19、CD20、CD28、mesothelin 靶点的多件基础专利未进入中国。

（4）国内外对比，谁最终胜出

国内外多家企业和研发机构先后进入了 CAR－T 技术研发领域，其中，以诺华公司、Juno 公司、Kite 公司和 Cellectis 公司较为突出。

诺华公司采用"后发先至"的策略，在缺乏早期研发基础的情况下，选择与具有丰富 CAR－T 研发经验的宾夕法尼亚大学合作，先后推出了 CTL019、CTL119 等 CAR－T 产品，并积极开展和推进临床实验，其 CTL019 于 2017 年 8 月成为首个获得美国 FDA 批准上市的 CAR－T 类药物。

Juno 公司在成立不到 1 年的时间里募集 3 亿美元，成为史上筹集资金最多的初

创生物制药公司，其采取胜而后战策略，立足专利布局，基于 US8399645、US7446190 等核心专利先后发起了针对诺华公司、Celletics 公司的权利诉讼，从而在 CAR－T 领域取得了一定的竞争优势。

Celletics 公司是一家法国生物技术公司，在 CAR－T 技术开发领域独辟蹊径，选择开发异体 CAR－T 技术，以期获得通用性 CAR－T 细胞产品，目前并无产品上市。

Kite 公司成立于 2009 年，致力于工程化的自体 T 细胞疗法，其立足合作，博采众长，通过高效整合，所开发的 KTE－C19 已经于 2017 年 10 月被美国 FDA 批准用于治疗复发难治性弥漫大 B 细胞淋巴瘤，成为第二个获批的CAR－T 产品。

6.2　建　议

（1）临床开发，以稳为主

从目前的临床靶点选择和适应症来看，如果属于初次进入该研究领域的主体，建议从确证效果较佳的 CD19 及血液瘤适应症出发，有较高的成功预期并且可以有效管控风险。

对于存在技术积累的主体，如进一步开发实体瘤，由于目前实体瘤缺少与血液瘤 CD19 一样的高特异性靶点，因此可考虑采用多靶点结合，进一步提升靶向特异性，降低对正常细胞和组织的杀伤效果。

此外，CAR－T 疗法由于其发挥效果的猛烈性，在应用于人体时，安全性应是第一考虑，只有建立于安全性基础上的有效性才具备后续发展前景。因此在 CAR 结构的研发构建中，应考虑设置开关元件，如引入自杀基因或刹车元件等。此外，针对缺乏高特异性靶点的适应症，也可以通过降低抗原结合区的亲和力，筛选适宜亲和力的抗原结合区的角度出发降低 CAR－T 疗法的杀伤能力。

（2）专利布局，胜而后战

目前国内的 CAR－T 专利申请还未形成少数申请人垄断的局面，我国研究人员应及时寻找技术空白点和突破点，进行赶超，从而获得竞争优势。

CAR 结构是 CAR－T 疗法的基础。从目前的临床实验结果来看，安全性和可控性仍然是制约 CAR－T 技术应用的瓶颈。如果能设计出更为安全有效且可控的 CAR 结构，在这一技术领域有所突破，则应尽早申请专利，并根据情况选择多国/地区布局。此外，在 CAR－T 疗法应用于实体瘤时，一方面特异性靶点稀缺，另一方面存在难以侵入实体瘤内部的问题。因此，需要基础科学进一步深入发展，另外也可通过多靶点结合提高特异性，多靶点结合可作为专利布局的选择方向。

可以参考体内免疫系统消灭肿瘤的模式进行借鉴开发，如改造常规 CAR－T 结构，引入相关趋化因子，召集其他免疫细胞进入肿瘤组织，共同对抗实体瘤❶。因此除了安全性和可控性外，对于 CAR－T 基础结构的开拓性改造，应是研发和专利布局的重点。

最后，目前 CAR－T 疗法的主流仍然是基于自体 T 细胞，需要从患者自身采集，完成个性化制药，这决定了 CAR－T 产品在质量控制和疗效预测方面面临更大挑战。目前常规的检测项目主要是 CAR 转染阳性率、CAR 基因拷贝数、IFN－γ 释放、CD4/CD8 比例等，但此类方法通常耗时耗力，重复性也较差，因此，开发出更有效的 CAR－T 产品疗效预测方法并进行专利布局，将成为增强市场竞争能力的有利筹码。

（3）夯实基础，有所取舍

从参与 CAR－T 疗法角逐的各大机构来看，投资研发是基础，无论是外购技术还是自我研发，先期的资金投入是后续发展的必要保障。在研发方面，重视人才，尤其是领军人才，是保障项目持续深入推进的基础。进行有针对性的专利布局是获得市场较量筹码的有效手段。在 CAR－T 疗法发展日新月异，可选择的切入点众多的情况下，在技术选择上，必须有所取舍，集中资源形成自身的独特优势才是在未来市场竞争中具有一席之地的合理策略。

<hr>

❶ Keishi Adachi et al., IL－7 and CCL19 expression in CAR－T cells improves immune cell infiltration and CAR－T cell survival in the tumor［J］. Neture Biotachndog, 2018，36：346－351.

第二篇

CRISPR/Cas 基因编辑技术

第1章 CRISPR/Cas 技术概述

基因编辑是对基因组中特定位点进行修饰的技术，包括对基因的敲除、敲入、取代、突变、沉默或过表达等，在基础研究、基因治疗、遗传改良、药物打靶、细胞替代治疗等方面具有广泛的应用前景。以锌指核酸酶和转录激活样效应因子核酸酶为代表的序列特异性核酸酶技术在早期的基因编辑领域展示了巨大的潜力；自 CRISPR/Cas 技术问世以来，由于其使用方便、构建简单、可以覆盖大多数区域的基因编辑需求、成本低廉，在基因编辑领域展现了无可比拟的优势，被认为是最有效、最便捷的基因编辑工具。基因编辑技术的应用更是众所瞩目，随着研究的深入和技术的发展，其商业价值也逐渐显现。随着与基因编辑直接相关的精准医疗入选"十三五"百大项目，上升为国家战略，也使得 CRISPR/Cas 技术成为研究的热点。

1.1 研究背景

在基因编辑领域，基于核酸酶的基因编辑工具包括锌指核酸酶技术（ZFN）、转录激活样效应因子核酸酶技术（TALENs）和 CRISPR/Cas 技术。锌指核酸酶技术是从 1993 年开始针对锌指核酸酶的特异性进行改造开始，逐渐在基因编辑领域进行使用。转录激活样效应因子核酸酶技术是从 2009 年开始基于其特异性识别 DNA 碱基的特性被应用于基因编辑。CRISPR/Cas 技术是从 2012 年开始，迅速在基因编辑领域掀起了一股热潮。3 种基因编辑工具在技术上的优势，可以说分别代表着基因编辑领域的三个时代。

锌指核酸酶是一类人工合成的限制性内切酶，ZFN 由负责特异性识别靶序列的锌指 DNA 结合域和进行非特异性限制性内切酶切割的 DNA 切割域两部分组成。在 ZFN 中应用最广泛的 DNA 切割域来自 IIS 型限制性内切酶 FokI。由于切割域与 DNA 链的结合能力较弱，因此 DNA 切割域必须以二聚体的形式发挥作用。构建锌指核酸酶时，应针对 DNA 各链上的邻近区域设计两条 ZFN，使其 DNA 切割域能够位于双链的同一位置，以达到最佳的切割效果。两条 ZFN 之间具有被称为"间隔区"的 spacer 结构，该结构的长度以 5~6bp 为宜，7bp 也能正常工作，合理的"间隔区"设计才能保证 ZFN 二聚体拥有最佳的工作空间。

锌指核酸酶开启了基因组靶向修饰的新纪元，但是其存在如寻找靶点困难、成本高、步骤烦琐等固有的缺陷，广大科研人员依然在积极寻求更有效更便利的基因编辑工具。此时，一种相似但更为灵活的系统应运而生——TALEN 技术。典型的 TALEN 由一个包含核定位信号的 N 端结构域、一个包含可识别特定 DNA 序列的典型串联 TALE 重复序列的中央结构域，以及一个具有 FokI 核酸内切酶功能的 C 端结构域组成，这三个结构域有序地实现引导进入细胞核、靶位点 DNA 的特异性识别和靶位点 DNA 的切割三个不同的功能。到 2012 年末，研究者已经将 TALEN 成功应用于酵母、果蝇、斑马鱼、线虫、大鼠、水稻、蟋蟀、家蚕、非洲爪蟾、猪、牛、拟南芥等多个物种及包括人细胞在内的多种体外培养的哺乳动物细胞[1,2]。TALEN 技术特异性高，并且相对于 ZFN 技术设计较为简单，但是其也具有很多缺点，如模块组装过程烦琐、需要大量测序工作、成本依然很高等，因此，寻找更方便快捷的基因编辑工具仍然是研究者翘首以盼的。

CRISPR 全称为 Clustered regularly interspaced short palindromic repeats，即规律成簇间隔短回文重复，是生命进化历史上，细菌和病毒进行斗争产生的免疫武器，细菌利用这个系统，可以不动声色地把病毒基因从自己的染色体上切除，这是细菌特有的免疫系统。

目前发现的 CRISPR/Cas 系统有 I 型、II 型和 III 型，其中 II 型的组成较为简单，以 Cas 9 蛋白以及向导 RNA（gRNA）为核心组成，也是目前研究最深入的类型。CRISPR/Cas9 技术就是利用 Cas 9 对多种目标细胞 DNA 进行切除的技术。由于 crRNA 参与并且起到精确导向的作用，所以 CRISPR/Cas 9 打靶系统也被称为 RNA 导向（RNA guided）打靶系统。

研究人员发现，它似乎是一种精确的万能基因武器，可以用来删除、添加、激活或抑制其他生物体的目标基因，与 ZFN 和 TALEN 相比，CRISPR/Cas 9 的便利快捷毫无疑问有着巨大的吸引力。

1.2　技术发展历程及其应用前景

CRISPR/Cas 技术虽然在 1987 年被日本微生物学家石野良纯在大肠杆菌中发现，但是对其生物学功能还未知。在 20 世纪 90 年代，陆续在多种细菌和古菌基因组中被发现，但是直到 2005 年才发现 CRISPR/Cas 可能参与了微生物的免疫防御。2011年，CRISPR/Cas 系统的分子机制被揭示，在这 20 多年的发展过程中，CRISPR/Cas 被应用于基因编辑领域未见报道（见图 1-1）。

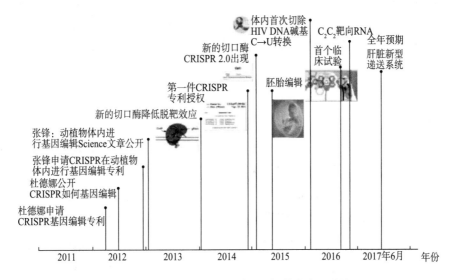

图 1-1　CRISPR/Cas 9 基因编辑技术发展路线

注：图中竖线高低表示非专利文献多少。

2012 年 8 月，以加州大学伯克利分校（University of California，Berkeley）的 Jennifer A. Doudna 和维也纳大学（University of Vienna）的 Emanuelle Charpentier 共同领导的研究团队（以下简称"UC 研究团队"）在 *SCIENCE* 杂志上首次报道 CRISPR/Cas 9 系统精确切割裸质粒和双链 DNA，并且在 2012 年 8 月 3 日向 USPTO 提出第一件专利申请，开创了 CRISPR/Cas 技术专利申请的先河[4]；该领域的另一位领军人物张锋，其作为布罗德研究所（以下简称"Broad 研究所"）团队的代表人物，于 2012年 12 月 12 日向 USPTO 提交了 CRISPR/Cas 专利申请，该申请中首次公开 CRISPR/Cas 这一切割方法应用于小鼠和人类细胞中[5]，并于次年 2 月就同样的内容在 *SCIENCE* 发表论文[6]。Broad 团队在 2014 年 4 月 15 日率先获得第一件关于 CRISPR/Cas 技术的专利权。2013 年发现新的 Cas9 切口酶降低了 CRISPR/Cas9 的脱靶效应。

随着越来越多的媒体报道 CRISPR/Cas 基因编辑的应用，尤其是，中山大学基因功能研究人员黄军就（Junjiu Huang）领导研究人员尝试利用 CRISPR/Cas 9 基因编辑对"不能存活"的 3 倍体胚胎细胞的一种潜在致病基因 β-地中海贫血基因进行改造[7]，2015 年，CRISPR/Cas 成为一个热搜词语。2016 年 5 月，美国天普大学刘易斯-卡茨医学院的研究人员利用基因编辑技术首次成功地从活的动物基因组中切除 HIV-1 DNA 中的一段序列[8]，这一突破是开发 CRISPR/Cas 抵抗 HIV 感染的治疗策略的关键一步。同年，研究人员发现一种靶向作用于 RNA 而不是 DNA 的新型 CRISPR/ C2c2 系统[9]，这种基于 CRISPR/Cas 的 RNA 靶向方法可能允许科学家让细胞基因组发生可根据需要进行上下调节的临时变化，而且比现存的 RNA 干扰方法具有更大的特异性和功能性。2016 年，我国四川大学华西医院的研究人员首次将利用 CRISPR/Cas 进行过基因编辑的细胞注射到一名肿瘤患者体内，*Science* 报道了这一注射过程，该试验发生于 2016 年 10 月 28 日，到同年 11 月 15 日为止，该患者临床效果良好[10]。

2017 年 1 月 24 日，清华大学谭旭研究组与美国俄亥俄州立大学董一洲研究组合作在国际上首先研发出一种新型 CRISPR/Cas 递送系统，该递送系统能够在体内递送 CRISPR/Cas 至肝脏，并在单链引导 RNA（sgRNA）的引导下靶向切割外源或内源致病基因，从而达到治疗肝病的目的（见图 1-1）[11]。

CRISPR/Cas 技术作为生命科学领域的革命性工具，其已经被广泛应用于动植物育种、模型构建、基因检测以及疾病治疗等方面。

农作物品种改良是人类一直积极探索的一项事业，传统的转基因、突变、诱导或杂交的方式工作量庞大，费时费力，成功率也较低。CRISPR/Cas 技术具有低成本和易用性的特点，所以能够对农作物进行遗传学改造。近年来，科研人员们已经将 CRISPR/Cas 技术在许多模式植物和农作物中成功应用，例如烟草、拟南芥、水稻、玉米、小麦、高粱、番茄、马铃薯和甜橙。通过这些应用实例既避免了传统育种的低效率，又避免了转基因技术基因修饰的不确定性，为农作物品种改良提供了新的思路。

自 2013 年 CRISPR/Cas 技术在人和小鼠细胞上成功应用以来，该技术已经广泛用于大鼠、斑马鱼、果蝇等多种模式动物的研究，包括基因功能研究、基因治疗、疾病模型研制等。CRISPR/Cas 技术应用在动物上，一方面可以提高农业生物的生产性能，例如，Menchaca 利用 CRISPR/Cas 技术获得了敲除 MSTN 基因的绵羊，基因编辑绵羊表现出更好的产肉性能。另一方面，构建动物模型能够更好地在疾病治疗领域为人类服务。例如，Honda 等采用 CRISPR/Cas 技术在兔原核期胚胎中直接显微注射携带 TYR-sgRNA 序列的 CRISPR/Cas 9 质粒 DNA，获得敲除该基因的兔子，使其表现出白化病症状，从而为白化病药物筛选的动物试验打下基础。

　　CRISPR/Cas 技术的进一步发展正在帮助研究人员以高灵敏度和精密度地发现新的基因功能。例如，使用具有成千上万个引导 RNA 的 CRISPR/Cas 系统，可让研究人员在基因组规模上进行功能获得或功能缺失突变筛选。通过快速扫描基因组中所有的基因，来自各种试验的新候选基因，将为我们对抗疾病带来新的策略。同样，这些综合性的遗传筛选，还可以确定新的疾病保护性突变，如 CCR5 和 PCSK9 基因的功能缺失突变，它们分别可防止 HIV 感染和高脂血症。2017 年 6 月 9 日，基因治疗领域权威杂志 *Human Gene Therapy* 在线发表中国科学院广州生物医药与健康研究院陈小平课题组的最新研究进展。该研究首次利用 CRISPR/Cas 基因编辑技术，对人原代 CD4 + T 细胞的两个重要受体 CXCR4 和 CCR5 基因进行双敲除，并对基因修饰过的 T 细胞进行体外的攻毒试验，证明双敲除的 CD4 + T 细胞可以同时抵御 X4 - 嗜性和 R5 - 嗜性的 HIV - 1 病毒株感染，为未来开展基于 T 细胞的艾滋病基因治疗提供了更为高效和安全的技术平台。[12]

　　CRISPR/Cas 技术另一个诱人的应用是，通过体细胞基因组编辑，直接治疗有害的遗传疾病。通过纠正致病突变，有可能逆转疾病的症状。其中，将 CRISPR/Cas 技术与 CAR - T 技术联用是研究的一大热点。CAR - T 细胞技术是将抗体对抗原的高度特异性和 T 细胞对靶细胞的细胞毒活性相结合的一种方法：通过基因重组获得表达嵌合抗原受体的 T 细胞，经过纯化、体外扩增和活化，输注回患者体内行使杀灭肿瘤细胞的功能。目前已有大量研究针对不同的肿瘤靶点设计出相应的 CAR - T 细胞，经临床研究验证其可行性，取得了显著的疗效。[13]宾夕法尼亚大学的科研人员也正在尝试类似的工作，近期也获得了美国国立卫生研究院的批准。按照计划，这项试验将招募多名骨髓瘤、肉瘤和黑色素瘤的患者，并从他们体内提取 T 细胞，在体外进行基因编辑和培养。这些 T 细胞中的 PD - 1 蛋白将被敲除，目前该项研究还在进行中。[15]

1.3　行业需求

　　随着现代生物医药的发展，人民对医疗服务的需求日益增长，对于精准医疗，特别是能够靶向治疗的基因编辑技术也是迫切需要。我国也非常重视这一领域的发展。2015 年，科技部指出，在 2030 年之前，将在精准医学领域投入 600 亿元，在《"十三五"生物产业发展规划》中重点提到了加快发展精准医学新模式以及开展基因组编辑构建生物种业以及推动农业生产绿色转型的需要，这些恰恰都是基因编辑技术的应用方向。从目前技术发展的效果来看，与前两代的人工核酸内切酶 ZFN 和

TALEN 相比，CRISPR/Cas 技术具有靶向精度高、易构建、实验周期短，可实现多位点同时编辑，并且具有较低的细胞毒性以及较低的脱靶效率等特点，大大提高了科学家对基因进行修饰和编辑的能力。因此，在行业上对该技术具有迫切的需求。

目前，世界各国对于基因编辑技术均予以高度重视，而我国相关科研水平处于仅次于美国的第二梯队，具有明显的优势。无论是首次修改人类胚胎基因、首例基因编辑临床试验还是新型 CRISPR/Cas 递送系统，都充分说明了我国在基因编辑应用领域的科研能力和科研水平已经达到较高的水平。作为全球最大的基因编辑应用市场，我国拥有明显的科技聚合优势，随着应用的演进，市场的进一步开拓，中国有望成为世界基因编辑领域的资本、市场和人才聚集地。CRISPR/Cas 的商业化应用在临床治疗、制药以及动植物新品种开发等领域发展前景将非常广阔。

参考文献

［1］王江. 基因功能研究方法进展［EB/OL］. http：//www. docin. com/p－1789062697. html.

［2］杨发誉等. 新型靶向基因组编辑技术研究进展［J］. 中国生物工程杂志，2014，34（2）：98－103.

［3］（REGC）Univ California，（ARKI-I）Arkin A P，（Doud-I）Doudna J A. Compiler：US 9745610［P］. 2012－08－03.

［4］（BROD）Broad Inst Inc，（MASI）Massachusetts Inst Technology，Compiler：US 2014170753［P］. 2012－12－12.

［5］L Cong，FA Ran，D Cox，S Lin，R Barretto，et al. Multiplex genome engineering using CRISPR/Cas systems［J］. Science，2013，339（6121）：819－823.

［6］梁普平，黄军就. 推开人类胚胎基因研究的神秘大门［J］. 生命科学，2016（4）：420－426.

［7］R Kaminski，R Bella，C Yin，J Otte，P Ferrante，et al. Excision of HIV－1 DNA by gene editing：a proof-of-concept in vivo study［J］. Gene Therapy，2016，23（8－9）：690.

［8］OO Abudayyeh，JS Gootenberg，S Konermann，J Joung，et al. C2c2 is a single-component programmable RNA-guided RNA-targeting CRISPR effector［J］. Science，2016，353（6299）：aaf5573.

［9］W Xue，S Chen，H Yin，，et al. CRISPR-mediated direct mutation of cancer genes in the mouse liver［J］. Nature，2014，514（7522）：380－384.

［10］C Jiang，M Mei，B Li，X Zhu，et al. A non-viral CRISPR/CAS9 delievery system for therapeutic gene targeting in vivo［J］. Cell Research，2017，27（3）：440.

［11］S Yu，Y Yao，H Xiao，J Li，Q Liu，et al. Simultaneous knockout of CXCR4 and CCR5 genes in CD4＋T cells via CRISPR/Cas9 confers resistance to both X4-and R5-tropic HIV-1 infection［J］. Human Gene Therapy，2017.

[12] 郑敏, 张岚. CAR – T 抗肿瘤研究的现状与展望 [J]. 山东大学学报（医学版）, 54（11）: 1 – 6, 18.

[13] C Sheridan, et al. CRISPR therapeutics push into human testing [J]. Nature Biotechnology, 2017, 35（1）: 3 – 5.

[14] Crispo M, Mulet AP, Tesson L, Barrera N, Cuadro F, Dos Santos-Neto PC, Nguyen TH, Crénéguy A, Brusselle L, Anegón I, Menchaca A. Efficient generation of Myostatin knock-out Sheep using CRISPR/Cas9 technology and microinjection into zygotes [J]. PLoS One, 2015, 10（8）: e0136690.

[15] Honda A, Hirose A, Sankai T, Yasmin L, Yuzawa K, Honsho K, Izu H, Iguchi A, Ikawa M, Ogura A. Single-step generation of rabbits carrying a targeted allele of the tyrosinase gene using CRISPR/Cas 9 [J]. Exp Anim, 2015, 64（1）: 31 – 37.

第2章 CRISPR/Cas 技术专利分析

以国家知识产权局专利检索与服务系统中的 DWPI 数据库作为数据源，对涉及
"CRISPR/Cas 基因编辑技术"的专利文献进行检索，检索截止日期为2017 年6 月30
日，检索结果涉及相关专利共1365 项。之后对检索的专利文献进行统计分析，以得
到的统计数据作为研究基础，对专利的申请趋势、地域分布、申请人以及技术关注
度等方面进行了深入分析。

2.1 全球专利申请

对涉及 CRISPR/Cas 基因编辑技术的全球专利申请趋势和 CRISPR/Cas 相关非专
利文献全球发表趋势进行分析，如图2-1 所示，在2012 年之前，该领域基因编辑相
关专利申请数量和非专利文献发表量较少。

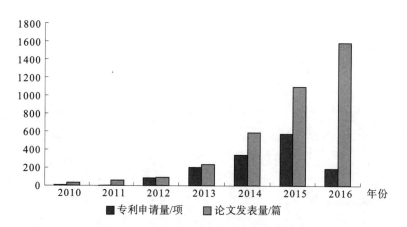

图 2-1 CRISPR/Cas 基因编辑技术全球专利
申请量和论文发表量变化趋势

1987 年，科学界首次报道了 CRISPR 成簇回文重复序列，但在20 多年内并没有
将 CRISPR 应用于基因编辑领域。直到2012～2013 年，该领域的领军人物 Doudna 和

张锋各自率领研究团队针对 CRISPR/Cas 系统在 *Science* 上发表了重量级的学术论文，从而开启了 CRISPR/Cas 基因编辑技术从理论到应用的大门，自此，最新一代基因编辑技术才真正应用到生命科学的各个领域，使得这一技术成为炙手可热的研究工具，并迅速引发生物医学领域新的革命。与之相对应，该领域相关专利申请量在 2012 年之后呈现了爆发式增长，申请人数量逐年递增，专利申请量也日益增多，更多的创新主体进入该领域；同时，利用 Web of Science 对涉及 CRISPR/Cas 技术的非专利文献全球发表量进行统计发现，2012 年之后非专利文献发表量出现了指数级的增长，对 CRISPR/Cas 技术的研究进入了快速增长期，从专利申请趋势可以看出，2014～2015 年全球专利申请量较前几年增速明显，这说明研究者具有较强的专利保护意识，从而在研究不断深入的同时提交了更多的专利申请。

　　对 CRISPR/Cas 领域国内相关申请进行分析发现，也呈现了相似的趋势，如图 2-2 所示，在 2012 年之后，国内的专利申请量和非专利文献同样表现出快速增长的趋势，这体现了国内创新主体对研究热点的积极响应。随着基因编辑技术的重大突破，国内创新主体为此投入大量人力物力，产生了大量的专利申请和论文。从图 2-1 和图 2-2 可以看出，国内的专利申请稍滞后于全球，但是差距不是特别显著，说明 CRISPR/Cas 技术作为当前研究的热门领域，国内追随者也有不俗的研发实力。

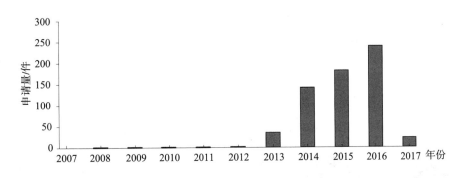

图 2-2　CRISPR/Cas 技术中国专利申请量变化趋势

　　总体来看，不管是全球还是国内，CRISPR/Cas 基因编辑技术都处于成长期，具有较强的吸引力，介入的创新主体越来越多，市场也在不断扩大，反过来也有利于企业进入该领域；另外，处于成长期的技术还未形成稳定的局面，竞争较为明显，市场淘汰率也很大，也给进入该领域的国内创新主体提出了挑战。

2.2 全球技术产出地和目标地

对于技术产出地的分析可以反映不同国家或地区在该领域的技术发展水平，而对目标市场地的分析则可以反映创新主体对不同国家或地区市场的重视程度，从而反映出该地域的市场热度。

从 CRISPR/Cas 技术全球专利技术产出地的分布情况可以看出，如图 2-3 所示，美国在该领域遥遥领先，占比 59%；中国紧随美国，排在全球第二位，申请量远领先其他国家或地区，说明我国在这一领域发展势头较好；英国、日本、韩国等国也有一定的技术输出，但是相对较少。

从 CRISPR/Cas 技术全球专利技术目标地的分布情况可以看出，如图 2-4 所示，美国、中国、欧洲是主要目标地。说明该领域的申请人比较重视在主要国家和地区进行专利布局，以便在后期获得竞争优势。在全球目标市场地分布中，中国占比 22%，这也与其巨大的市场需求相匹配。

对比图 2-3 和图 2-4 还可以看出，印度在产出地分布排名中并不处于前列，但是在目标地排名处于第八位，这也与其巨大的市场有关系。与中国的 22% 占比相比，印度 4% 的份额相对较低，一方面说明我国技术产出地在本国布局较为充分，同时技术产出远远大于印度，因此，目标地占比自然相对较高。另一方面，由于印度药品政策规则的制约，导致申请人的市场布局并没有像其他国家那样积极。

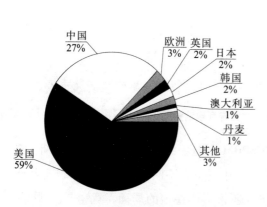

图 2-3　CRISPR/Cas 技术全球专利技术
产出地分布

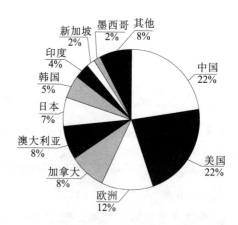

图 2-4　CRISPR/Cas 技术全球专利技术
目标地分布

2.3　中国技术产出地

通过对国内专利申请地域分析可以看出，如图 2-5 所示，专利申请量较多的地区集中在北京、广东、上海、江苏等地，其中，北京占比近 24%，上述几个省市均位于我国东部沿海地区，经济实力领先于其他省市，当地政府对科研单位的支持力度相对较大，积累的科研实力也较强，同时，高校、科研院所以及企业等创新主体在上述地域分布较多，这些因素都为专利技术的输出提供了动力。

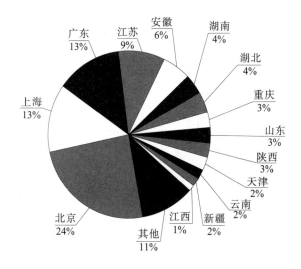

图 2-5　CRISPR/Cas 技术国内专利技术产出地分布

2.4　主要申请人

对全球和国内在该领域申请量前 10 位的申请人进行统计，结果如图 2-6 和图 2-7 所示。

从全球申请来看，排名前 10 位的申请人全部来自美国，这也从侧面反映了美国在该领域全球技术产出中遥遥领先；麻省理工学院、哈佛大学、Broad 研究所以及 Editas 公司均与该领域的领军人物张锋有密切的关系，张锋本人即是 Editas 公司的创始人之一，上述高校、研究所或公司，包括张锋在该领域均有较多的专利申请。

不管是全球申请，还是国内申请，排名靠前的申请人多数是高校或科研院所。其中，全球排名前 10 位的申请人中前 4 位为高校或科研院所，包括麻省理工学院、哈佛大学、Broad 研究所、加利福尼亚大学，申请量占据了总申请量的70%；在国内排名前10位的申请人中，全是高校、科研院所或者医院，说明国内的相关研究主要集中在大学和科研院所，其研究主要偏向于基础性研究，应用型研究相对较少，因此，其产业化程度不高。表明现阶段 CRISPR/Cas 技术的研究和产出多来自研究机构，如何在研究机构中实现专利成果的转化，是该领域的创新主体尤其是国内创新主体亟待解决的问题。

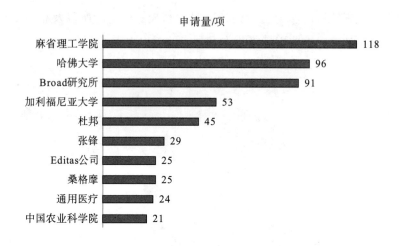

图 2−6　CRISPR/Cas 技术全球主要申请人专利申请排名

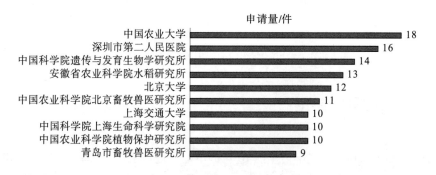

图 2−7　CRISPR/Cas 技术中国主要申请人专利申请排名

　　另外，对国内外主要申请人进行对比分析可以看出，国内申请人的专利申请量远低于国外申请人；国内申请人中申请量最多的是中国农业大学，其仅有18件申请，而国外申请人中，排在第九位的通用医疗公司有24项专利申请；国外来华的专利申请人中，麻省理工学院的在华专利申请也达到了19件（见图2−8）；表明国外申请人的研发实力较强，国内申请人，尤其是高校、科研院所应当尽快提升研发实力，提升专利申请的数量和质量。

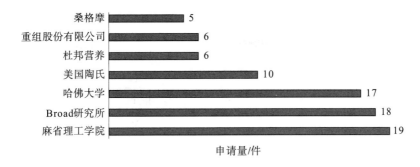

图 2-8   CRISPR/Cas 技术国外来华主要申请人专利申请排名

2.5   技术关注度

基于 CRISPR/Cas 系统的特点，对相关专利技术所关注的技术分支进行划分，包括系统申请，Cas 酶、gRNA、PAM 序列的改进、递送系统、应用生物以及对该系统的技术应用，根据每个技术分支的特征进行细分，并对技术改进后的技术效果进行了分类，各特征的含义如表 2-1 所示。

表 2-1   CRISPR/Cas 系统各技术分支和技术效果分布

技术分支/技术效果	二次细分	含义
系统改进	基本系统	以 CRISPR/Cas9 为基础进行的改进，如核定位
	联用	与其他系统（比如 RNAi）联用
	载体改构	对载体元件（比如启动子）的改进
	载体筛选	筛选适用于不同物种的载体
CAS 酶	核酸序列优化	比如对密码子偏好性的优化
	新酶	新 Cas 酶的发现
	变体	对 Cas 酶氨基酸序列进行突变
	复合物	Cas 酶与其他蛋白融合
	表达方法	在不同宿主中进行蛋白表达
gRNA	串联	将 gRNA 串联到一个载体上
	筛选	最优 gRNA 筛选，含序列优化
	设计方法	对 gRNA 序列规则的设计
	修饰	对 gRNA 结构进行修饰
	多载体	多个 gRNA 置于多载体上

技术分支/技术效果	二次细分	含义
PAM	串联	PAM 区串联
	筛选	最优 PAM 的筛选
	设计方法	结构的改进，规则的设计
	序列优化	对 PAM 区序列进行优化
递送系统	病毒载体	生物递送系统
	电穿孔	物理递送系统
	脂质纳米肽（LNP）	靶向递送系统
应用生物	动物	多潜能干细胞、哺乳动物、鱼类
	植物	粮食作物、模式作物
	微生物	病毒、真菌、细菌
技术应用	育种	用于动植物以及微生物的育种
	疾病治疗	在细胞水平或个体水平上进行疾病治疗
	模型构建	构建动植物模型，如药物筛选模型
	检测/分型	利用 CRISPR 的基因组插入特性进行检测或分型
	基因修饰	基因敲除、敲入、突变、失活、沉默等
技术效果	提高酶活性	提高 Cas 酶的活性
	提高便利性	提高操作便利性
	提高靶向性	降低脱靶率
	提高安全性	降低对宿主的毒害
	提高适用性	提高系统应用范围

基于表 2-1 中的技术分支，下面对国外和国内的专利申请进行技术关注度分析。

2.5.1 国外技术关注度分析

从 CRISPR/Cas 技术国外专利技术关注度的状况来看，如图 2-9 所示，更多的专利申请涉及了对该技术的应用，这属于技术发展的基本规律。随着技术的出现，更多的进入者会直接采用该技术应用到不同层面上，从而形成二次创新。

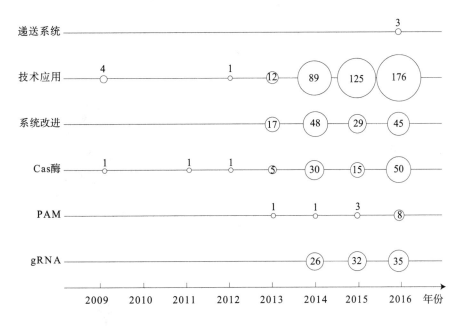

图 2 - 9　CRISPR/Cas 技术国外专利技术关注度分析

注：图中数字表示申请量，单位为项。

在 2012 年之前，国外创新主体已经开始利用 CRISPR/Cas 系统，但是，此时的技术关注点并不在基因编辑上，比如，WO2006073445A2 涉及了鉴定嗜酸乳酸菌中的 CRISPR/Cas 位点；WO2009115861A2 涉及利用 CRISPR/Cas 对沙门氏菌进行分型；而 WO2010054154A2 则涉及利用 CRISPR 对动物双歧杆菌乳亚种进行检测。

2012 年之后，随着 Doudna 和张锋在 CRISPR/Cas 系统研究中所作出的突破性进展，技术关注的广度和深度日益增多。Doudna 的基础专利 WO2013176772A1 以及张锋的基础专利 US8697359B1 均提及了利用 Cas9 进行基因编辑，并且提及了将 crRNA 和 tracr RNA 连接到一起，从而使得该向导序列可以将 Cas9 靶向到目标靶序列上进行切割，其中，crRNA 包括了靶向目标靶序列的引导序列和 tracr 配对序列，通过对引导序列的改造，可以实现在不同目标区域进行基因编辑，另外，张锋在 US8697359B1 还提及了可以在真核细胞中利用 CRISPR/Cas 系统进行基因编辑。张锋和 Doudna 的进展使得 CRISPR/Cas 系统用于基因编辑时更方便、快捷，不仅促进了该技术的应用，也吸引越来越多的创新主体对该技术进行优化，尤其在系统改进、技术应用、Cas 酶和 gRNA 方面的改进越来越多。

对国外专利申请的技术关注度进一步细分可以发现，如图 2 - 10 所示，对 gRNA 的改进多集中在设计方法、修饰、筛选和串联，对 PAM 的改进多集中在设计方法、筛选和序列优化，对 CAS 酶的改进多集中在复合物、变体和新酶，对系统改进多集中在基本系统和载体改构，技术应用多集中在疾病治疗、模型构建和育种。

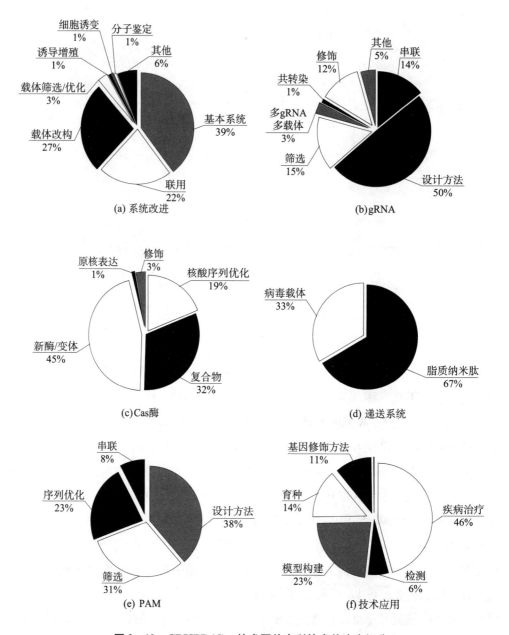

图 2 - 10　CRISPR/Cas 技术国外专利技术关注度细分

对国外专利技术的功效矩阵进行统计分析，如图 2 - 11 所示，可以看出，多数专利技术立足于提高该技术的靶向性、便利性和适用性。另外，针对不同的技术分支，其技术效果的侧重点各有不同，比如，在系统改进时倾向于提高便利性，尤其是对载体的结构改造更多地关注提高便利性；对 Cas 酶的改进则多倾向于提高靶向性和适用性，而对便利性的改进涉及较少；对 gRNA 的改进则侧重提高靶向性，对于适用性和便利性的改进相对较少。这与各技术分支的特点有很大关系，比如 gRNA

可以靶向目标序列，还可以靶向 Cas 酶，通过对 gRNA 的优化，能够提高 Cas 酶的靶向性；Cas 酶不仅具有靶向 gRNA 的功能，还具有切割功能，通过对 Cas 酶的改造（比如，失活其切割活性，侧重利用其靶向功能），可以提高该技术的适用性；载体改构涉及了载体元件的改进，可以将表达 gRNA 的元件和表达 Cas 酶的元件置于同一载体上，在进行基因编辑操作时更加方便和快捷。

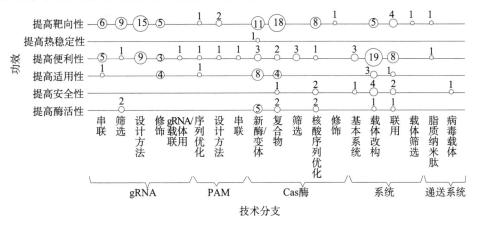

图 2-11　CRISPR/Cas 技术国外专利技术功效矩阵

注：图中数字表示申请量，单位为项。

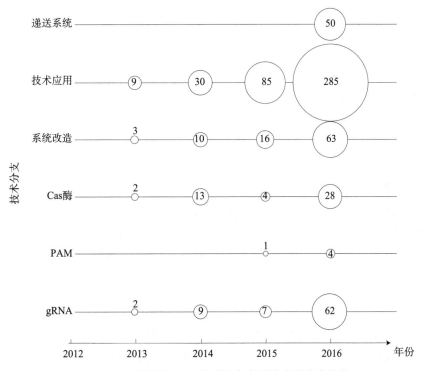

图 2-12　CRISPR/Cas 技术国内专利技术关注度分析

注：图中数字表示申请量，单位为件。

2.5.2 国内技术关注度分析

从国内申请人对CRISPR/Cas技术的专利技术关注度分析可以看出，如图2-12所示，与国外技术关注度相似，更多的专利申请涉及对该技术的应用；对于gRNA、Cas酶和系统改进方面关注也较多；不管是国外还是国内，对于PAM的改进都很少，PAM的选择与Cas酶的性质密切相关，目前，CRISPR/Cas系统中Cas酶通常都是Cas9，其PAM区为NGG，在基因组中丰度足够，因此对于该技术分支的改进相对较少。

虽然国内外对于技术应用、系统改进、Cas酶和gRNA的关注度都较高，但是，对技术分支进行细分，如图2-13所示，可以看到国内外技术关注度的差异。总体来说，国外专利关注的细分领域更多，例如，对gRNA的改进包括了对gRNA的修饰，WO2015089486A2公开了可以对gRNA的loop区进行改造，改造后的loop区可以插入适配子，进而结合接头蛋白（包含转录激活区域），通过gRNA的靶向定位功能，使得转录激活区域在特定的位置发挥功能。此外，国外针对CAS酶、系统改进以及技术应用也涉及了更多的细分领域；值得注意的是，针对系统改进，国外涉及了较多的基本系统相关的专利，对于基本系统的开发能够从源头提高技术的创新度，国内与国外针对该细分领域的研究存在差距。针对技术应用的层面，国内的研究广度和宽度也要落后于国外，国内较多地集中于育种、疾病治疗和模型构建，而国外除了关注育种、疾病治疗和模型构建，对于特定细胞的基因编辑也有较多的申请；即使是关注度较多的育种、疾病治疗和模型构建，国内外的重视程度也不相同，国内把重点放在了育种方面，而国外则更多地关注疾病治疗，与育种相比，疾病治疗更具吸引力，能够带来更多的市场应用。

国内专利技术的功效矩阵如图2-14所示，显示出国内专利技术更多地关注如何提高该技术的靶向性和便利性。与国外相似的是，对于便利性的关注最多，尤其是通过对载体改构以及gRNA的串联来提高技术的便利性；此外，通过对Cas酶（复合物、序列优化）的改进以及对gRNA的设计和筛选来提高靶向性也是国内外共同关注的重点。比如，CN105567718A公开将多个sgRNA串联于同一个载体中，能够实现动物细胞中不同基因家族成员的同时敲除，大大提高了该技术的便利性；CN104513814A公开将I-TevIN201的N端201氨基酸和没有切割活性的Cas9的N端融合构建复合物，该复合物在gRNA的引导下，可以序列特异性地切割CNNNG位点，达到精确切割基因组的目的，使产生的脱靶效应大大降低。国内比国外关注度较高的是如何提高安全性，可以通过载体结构改造，对Cas酶和PAM区的改进提高该技术的安全性，比如，CN104531632A公开了利用小鼠鸟氨酸脱羧酶（MODC）C

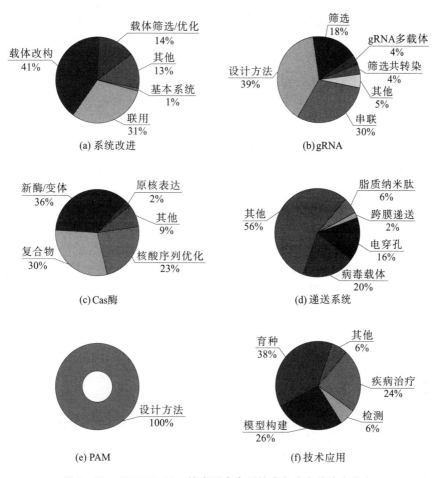

图 2-13 CRISPR/Cas 技术国内专利技术各分支关注度分布

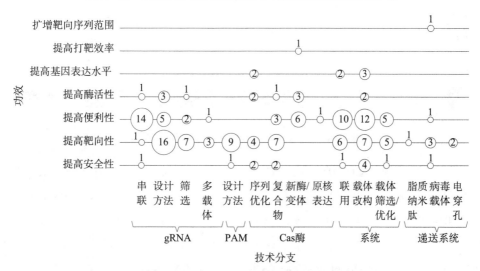

图 2-14 CRISPR/Cas 技术国内专利技术功效分布

注：图中数字表示申请量，单位为件。

末端的氨基酸 PEST 序列与 Cas9 蛋白融合，提供一快速降解的 Cas9 – ODC422 – 461 融合蛋白，降低融合蛋白在胞内存在的时间，从而降低了该系统的毒性。CN105274144A 公开了设计一段独特的 PAM 区，使得斑马鱼中的铁调素基因被敲除，又不"误伤"其他基因。

2.5.3 重点专利发展路线

从国内外一系列重点专利的发展路线可以看出，如图 2 – 15 所示，专利 US8697359B1、WO2013176772A1、CN201380023255.3 奠定了 CRISPR/Cas 系统技术的基础专利，随后 CRISPR/Cas 技术在不同方向进行了扩展延伸，分别在 PAM、gRNA、Cas 酶、系统改造以及技术应用的不同领域形成不同的技术突破，对整个 CRISPR/Cas 系统技术形成了不同角度的技术推动，使得整体技术在基础理论和具体实践方向有了重大的进展，形成了技术合力，推动整个技术系统得到深入发展。

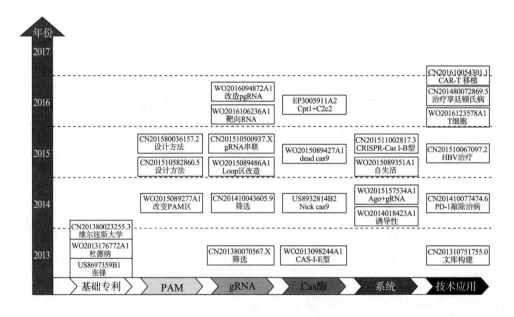

图 2 – 15　CRISPR/Cas 技术重点专利发展路线

在 PAM 领域，WO2015089277A1 提出改变 PAM 区；CN201580036157.2 和 CN201510582860.5 给出了 PAM 区的设计方法；在 gRNA 领域，CN201380070567.X 和 CN201410043605.9 给出了 gRNA 的筛选方法；WO2015089486A1 提出了 Loop 区的改造；CN201510500937.X 提出了 gRNA 的串联；WO2016106236A1 提出了对靶向 RNA 的设计方法；WO2016094872A1 给出了改造 pgRNA 的技术。

在 Cas 酶领域，由于 Cas 酶是整个系统的作用酶，一直在进行对其功能的改进，

WO2013098244A1 将 Cas 酶改造成 CAS-I-E 型；US8932814B2 提出了新的 Nick cas9 酶，改造后的酶在活性、功能和效率方面有了较大的提高。

在系统改造领域，WO2014018423A1 构建了诱导性的 CRISPR/Cas 系统；WO2015157534A1 构建了 Ago + gRNA 的新系统，WO2015089351A1 构建了自失活的系统；CN201511002817.3 构建了 CRISPR-Cas I-B 型系统，上述重点专利为整个系统的改进做出了较大的贡献。

在技术应用方面，整个 CRISPR/Cas 系统技术逐渐从早期的原核细胞进展到真核细胞，最近开始应用于临床遗传疾病的治疗，CN201310751755.0 着力于文库构建，而 CN201410077474.6 开始将 CRISPR/Cas 系统技术应用于 PD－1 敲除治疗；CN201480072869.5 侧重于亨廷顿氏病的治疗，CN201510067097.2 将这一技术应用于 HBV 治疗，而 CN201610054301.1 侧重于 CAR－T 移植。可见，整个 CRISPR/Cas 系统从基础研究慢慢走向临床，对产业产生了巨大的吸引。

随着技术的发展，由于 PAM 区以及 gRNA 相对已经成熟，在未来，以基础性专利为基础，在 Cas 酶、系统开发以及技术应用层面会有更多研究者进入，特别是技术应用，包括在农业新品种改造、疾病治疗、动物品种改造等方面，都会实现快速的发展。

2.6　启示与建议

随着 Doudna 和张锋在 2012～2013 年对 CRISPR/Cas 系统所作出的突破性的进展，CRISPR/Cas 技术成为炙手可热的基因编辑工具。CRISPR/Cas 技术作为第三代基因编辑工具，与前两代基因编辑工具 ZFN 和 TALEN 相比，其具有明显的优势。全球对该技术的关注度从 2012 年开始呈现"爆发式"增长；该技术相关的专利申请在经过漫长的萌芽期之后，也于 2012 年进入快速成长期，越来越多的创新主体开始进行专利申请，申请人数量和专利申请量呈现 指数级增长。但是，该技术仍处于研究初期，还存在很多可以改进和完善的地方，因此，对于国内创新主体来说，既是挑战也是机遇。只有充分抓住这个时期，加大研发力度，跟上技术发展的步伐，才能在随后的竞争中抢得先机。

在专利申请趋势上，国内申请人稍晚于国外的创新主体，处于追随者的角色，但是，追随者也有自己的成功之道；比如，国外的 System Biosciences（SBI）公司在该领域也处于追随者的角色，但是，该公司采用不同的启动子构建了一系列"All-in-one" CRISPR/Cas9 克隆载体，启动子包括 EF1α/CAG/CMV/MSCV/PGK，该载体可表达人密码子优化的 Cas9 以及连接到 tracrRNA 的任意的 gRNA，核心专利为 US2014273037A1，提高了该技术应用的便利性，该公司于 2013 年 4 月开始提供 CRISPR/Cas9 研究工具的商业服务，属于业内首家提供该服务的公司。SBI 公司通过对技术便利性的改进，以追随者的角度开拓了己方市场，也得以在 CRISPR/Cas 领域分得一块蛋糕。

国内外创新主体对系统本身、Cas 酶、gRNA、PAM 以及技术应用等方面进行了大量的申请，国内与国外相比，不管是研究广度，还是研究深度，都有明显差距。但是，经过国内高校、科研院所、医院、企业等创新主体的不断努力，我国的专利申请量已居全球第二位，仅次于美国，但与美国还有不小的差距。目前来看，该技术的市场应用尚未形成规模，技术处于成长期，市场也处于起步阶段，因此有利于国内创新主体的进入，当然也存在不小的挑战。主要原因在于，一方面核心的基础性专利掌握在美国申请人手中，国内创新主体仅可以从核心专利的外围进行专利研究和布局，特别是应用层面，抢占先机，占据主动。另一方面，国内创新主体还要面临着与经济实力与研发实力强大的跨国企业的竞争，国内的创新主体应当充分发挥国内科技人才的聚合优势，积极利用政府的政策支持，比如《"十三五"生物产业发展规划》中提到的加快发展精准医学新模式、开展基因组编辑构建生物种业以及推动农业生产绿色转型的政策引导，加快研发队伍的建设，选择自主研发为主，联合研发、专利运营与并购手段为辅的策略，循序开展 CRISPR/Cas 技术的研发，从如何提高该技术的便利性、适用性以及安全性出发，充分利用该技术进行二次创新，培育高价值专利，进而获得市场竞争优势。

第3章 创新主体的专利布局和技术转化

2012~2013年，随着行业领军人物 Doudna 和 Charpentier、张锋各自率领的研究团队先后在 Science 上发表 CRISPR/Cas 基因编辑技术的重量级学术文章，使得该技术在生物技术领域受到广泛的关注，大量的创新主体涌入该技术领域进行相关研究。CRISPR/Cas 技术相对于第一代、第二代基因编辑技术具有更精准、更便捷、更高效等优势，使其在基因编辑领域展现出巨大的应用潜力以及市场前景。在巨大的经济利益背后，双方团队在 CRISPR/Cas9 专利权属问题上产生纠纷，在专利纠纷案悬而未决的同时，张锋、Doudna、Charpentier 纷纷创办 Editas Medicine、Intellia Therapeutics 和 CRISPR Therapeutics 等 CRISPR/Cas 基因编辑公司，可见创新主体极力推动 CRISPR/Cas 专利技术转化，呈现加快实现技术产业化的局势。对于即将进入 CRISPR/Cas 领域的研发团队和制药公司来说，了解 CRISPR/Cas 关键技术的权利归属、主要创新主体的研发方向、产业化进程等信息至关重要。因此，本章从张锋和 Doudna 入手，针对申请量趋势、目标市场分布、专利技术分支多个维度的专利数据，对双方专利申请进行比较；再对张锋、Doudna、Charpentier 背后的上市公司，从产品线、合作项目，专利技术转化方面，以公司的视角来剖析新兴专利技术如何快速产业化，希望能为准备进入该领域的国内研究团队和制药企业在研发以及专利技术转化方面提供借鉴。最后对国内创新主体在 CRISPR/Cas 技术的研究进展、专利申请和产业化状态，以及临床研究进展等方面进行分析，以了解国内创新主体的关注侧重点，挖掘国内创新主体的重要研究成果，指导国内创新主体对专利申请的产业化，为国内创新主体的产业布局提供借鉴。

3.1 领跑者之间的竞争

3.1.1 研发实力对比

（1）文献发表量分析

以加州大学伯克利分校的 Doudna、维也纳大学的 Charpentier 为代表人物的 UC 研究团队，2012 年 8 月在 *Science* 中首次报道 CRISPR/Cas9 系统精确切割裸质粒和双链 DNA，该文章总共被引用 2847 次。❶ 隶属于麻省理工学院和哈佛大学的 Broad 研究所的代表人物张锋领导的 Broad 研究团队紧随其后，2013 年 2 月在 *Science* 中公开将 CRISPR/Cas 这一切割方法应用于小鼠和人类细胞中，[1] 该文献总共被引用 3727 次，将该技术推向更为广阔的应用层面。利用 Web of Science 统计张锋和 Doudna 的文献发表情况，图 3-1 显示张锋和 Doudna 截至 2017 年 12 月 21 日发表的与 CRIPSR/Cas 相关文章年份分布。Doudna 在 2012 年首次发表 CRISPR/Cas 基因编辑技术文章，在技术出现后的几年内，两位领军人物关于 CRISPR/Cas 相关文章发表量呈现逐年递增的趋势。在 2013 年之后，张锋文章产出量明显增加，并赶超 Doudna，一直保持高产的水平。

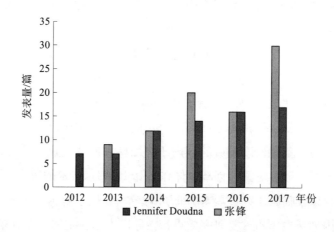

图 3-1　张锋、Jennifer Doudna CRISPR/Cas 技术领域文章发表年份对比

张锋和 Doudna 在 CRISPR/Cas 领域倾向于不同的研究方向，张锋侧重 CRISPR/Cas 系统和元件的改进以及技术层面的应用，例如，2013 年张锋首次报道利用

❶　[EB/OL]．[2018-03-20]．http：//www.isiknowledge.com.

CRISPR/Cas 系统用于编辑真核细胞（小鼠和人细胞）的基因组；[1] 2014 年，其构建出一种新的小鼠模型，简化 CRISPR/Cas9 系统在体内基因组编辑实验中的应用；[2] 2015 年，张锋所在的科学家小组率先利用 CRISPR/Cas9 在一个癌症动物模型中系统地"敲除"（关闭）整个基因组的所有基因，揭示出与肿瘤进化和转移相关的一些基因，从而为在其他细胞类型和疾病中从事类似的研究铺平了道路。[3] 同年，张锋研究小组在新酶研发上连续取得技术突破，相继获得金黄色葡萄球菌的 SaCas9、[4] 新的高效酶 Cpf1、[5] 具有潜力的 C2c1、C2c2（即 Cas13a）和 C2c3、[6] "增强型"化脓性链球菌 Cas9（eSpCas9），在包装便宜性、降低脱靶性的方面提高了 Cas 酶的性能；[7] 2016 年，其提出一种基于 RNA – 适配子的双色 CRISPR 标记系统[8] 以及能精确剪切特定 RNA 序列的 CRISPR/Cas13a。[9,10]

Doudna 侧重于对 CRISPR/Cas9 系统的结构生物学等理论研究，例如，2014 年报道 *S. pyogenes apo* Cas9 的晶体结构；[11] 2015 年其公开 S. pyogenes Cas9 的 HNH 结构域的构象状态控制靶向 DNA 切割活性；[12] 2016 年，Doudna 在 *SCIENCE* 上报道 S. pyogenes 的 Cas9 与 DNA 链之间发生相互作用会导致 DNA 链发生弯曲形成一定角度，引起 DNA 和 RNA 链在特定位置形成 R-loop 结构，该结构对于靶切割活性的影响。[13] 2017 年，Doudna 提出 3 个抗 CRISPR 蛋白的晶体结构，解释 3 种不同方式阻止 Cas9 识别切割靶序列，借助抗 CRISPR 蛋白以降低脱靶率和提高编辑精确性。[14]

（2）重大科学奖项比较

由于二者在基因编辑领域突出的贡献，Doudna 和张锋从 2014 年开始收获大量的荣誉，表 3 – 1 列出了二者所获得的具有影响力的部分科学大奖，其中不乏"诺贝尔奖"级别的荣誉，例如，盖尔德纳国际奖（Gairdner Foundation international award）。2016 年 3 月，享有"豪华版诺贝尔奖"美誉的美国沃伦·阿尔珀特奖基金会（Warren Alpert Prize Foundation）授予 Doudna 对 CRISPR/Cas 技术的细菌防御系统及其在基因编辑方面的革命性发现做出重要贡献的杰出科学家。比较可以看出，Doudna 和 Charpentier 历史性发现 tracrRNA，并通过改造 sgRNA 首次实现体外对 DNA 切割；张锋的主要贡献在于实现 CRISPR/Cas 系统对人类细胞基因组编辑。因此，对于 CRISPR/Cas 技术的开拓性研究，Doudna 在科学荣誉方面较优于张锋。[15,16,17]

表 3 – 1　Doudna 和张锋基于 CRISPR/Cas 技术获得的科学大奖

年度	Doudna	张锋
2015	Breakthrough Prize in life Sciences	—
2015	Warren Alpert Prize Foundation	—
2016	Gairdner Foundation international award	Gairdner Foundation international award

年度	Doudna	张锋
2016	Tang Prize	Tang Prize
2017	Albany Medical center Prize	Albany Medical center Prize
2017	Japan Prize	—

3.1.2 专利布局对比

以国家知识产权局"专利检索与服务系统"中的 DWPI 数据库作为数据来源，针对 CRISPR/ Cas 基因编辑技术，以张锋和 Doudna 作为发明人进行检索。数据检索截止时间为 2017 年 6 月 30 日，张锋全球专利申请共计 79 项，Doudna 全球专利申请共计 18 项。之后对检索的全球专利文献进行统计分析，以得到的统计数据作为研究基础，从申请量趋势、全球和中国授权量情况、目标市场地分布、技术分支专利分布等方面进行更加深入的研究。

（1）申请量趋势、全球和中国授权量情况

图 3-2 和图 3-3 分别显示张锋和 Doudna 在 CRISPR/Cas 技术全球申请的年份分布，以及全球和中国专利申请量以及授权量的情况。由图 3-2 可以看出，CRISPR/Cas 技术的出现是在 2012 年，从 2013 年起，Doudna 申请量处于平稳上升的情形，而张锋的申请量逐年减少。

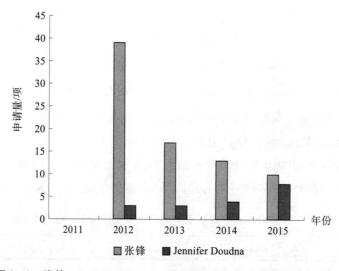

图 3-2 张锋、Jennifer Doudna CRISPR/Cas 技术全球专利申请趋势

通过对张锋 2012 年专利申请逐件分析可知，在 2012 年 CRISPR/Cas 技术出现后，张锋基于 CRISPR/Cas 基本系统共申请 39 项，专利申请权利要求之间存在微小的差异，相似性较大，可见，张锋团队在技术刚兴起时，以 CRISPR/Cas 基础核心专利为中心，申请了众多外围专利作为防御性的专利布局，给准备进入 CRISPR/Cas 技术领域的申请人建立很大的障碍。2013 年后，哈佛大学 David R Liu 实验室发现 CRISPR/Cas 的脱靶现象，脱靶率高达 84%，[18] 并陆续出现 CRISPR/Cas 大范围脱靶的报道，从而引发行业内激烈的讨论，并让研究人员对于 CRISPR/Cas 这一新技术的应用前景变得更加理性。张锋团队在专利申请方面也更倾向于有实质改进的关键技术。

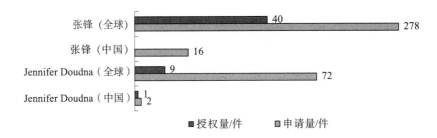

图 3-3 张锋、Jennifer Doudna 在 CRISPR/Cas 领域
全球和中国专利申请与法律状态分布

图 3-3 显示张锋全球专利申请总量为 278 件，其中，进入中国 16 件，占全球专利申请总量的 9.35%，其授权专利总量为 40 件，占张锋全球专利申请总量的 14.39%，其中，授权专利集中在美国、欧洲、西班牙、中国香港和澳大利亚等国家或地区，其中，美国有 13 件、欧洲有 10 件、中国香港有 4 件。Doudna 全球专利申请总量为 72 件，其中，中国专利申请为 2 件，共计 9 件专利申请授权，占其全球专利申请总量 12.5%，中国授权专利为 1 件，美国授权专利为 3 件，英国授权专利 2 件，澳大利亚、新加坡、欧洲各 1 件。张锋和 Doudna 在美国、欧洲和中国已授权的发明专利申请如表 3-2 所示。

表 3-2 张锋和 Jennifer Doudna 作为发明人在 CRISPR/Cas
技术领域的美国、欧洲和中国授权专利

张锋	国家或地区	Doudna
US8697359B1、US8771945B1、US8795965B2、US8865406B2、US8871445B2、US8889418B2、US8889356B2、US8895308B1、US8906616B2、US8932814B2、US8945839B2、US8993233B2、US8999641B2	美国	US9688971B2、US9410198B2、US9260752B1

张锋	国家或地区	Doudna
EP2764103B1、EP2771468B1、EP2784162B1、EP2825654B1、EP2840140B1、EP2896697B1、EP2898075B1、EP2921557B1、EP2931898B1、EP3009511B1	欧洲	EP28008811B1
无	中国	CN104854241B

注：表中 EP2771468B1 专利权在 2018 年 1 月被欧洲专利局撤回。

可见，张锋在专利申请方面比较"激进"，短时间内布局大量的专利申请。在该技术出现之初，张锋团队瞄准该技术的商业价值，在专业知识产权团队的指导下，不惜重金进行专利布局；而 Doudna 则在专利申请方面比较中规中矩，每一件专利都相对独立，几乎没有外围专利的布局。在技术产出地美国，张锋和 Doudna 的授权专利量最多，其中，张锋的核心基础专利 US8697359B1 在 2014 年 4 月 15 日已经授权，而 Doudna 的核心基础专利 WO2013176772A1 在美国仍未授权。从其他国家和地区的授权情况来看，张锋在申请数量上也占有优势，但张锋在中国市场并没有占得先机，相反 Doudna 的专利最先在中国获得授权，并且中国授权专利 CN104854241B 的权利要求保护范围覆盖利用 CRIPSR/Cas 技术修改细胞和非细胞环境下的目标 DNA，细胞类型包括对脊椎动物如人类或无脊椎动物细胞、植物细胞、细菌细胞等；此外，还涉及使用 CRIPSR/Cas 技术制备用于治疗疾病的药剂的用途，并且其在欧洲（EP28008811B1）和英国（GB2537000B）同样获得相对于张锋（US8697359B1）更为广泛的使用范畴。2018 年 1 月 17 日，欧洲专利局以不享有优先权而不具备新颖性为由，撤回张锋团队的一项 CRISPR/Cas9 核心专利（EP2771468B1），该专利与其在美国的核心专利 US8697359B1 为同族申请，权利要求保护范围涉及以真核细胞为靶标，含 CRISPR/Cas9 的组合物、载体系统及其非治疗性的基因编辑用途。该欧洲专利的无效使张锋在欧洲市场的专利权争夺方面显得较为被动。

（2）目标市场地分布

图 3-4 显示了张锋和 Doudna 在 CRISPR/Cas 领域专利申请目标市场分布。从图 3-4 中可以看出，张锋和 Doudna 几乎选择同样的目标市场，美国和欧洲均是双方申请量分布的第一梯队。由于美欧等发达国家和地区的经济水平较好并拥有大型制药企业，是技术合作、转让、许可最直接的市场，这些国家和地区的医疗保障体系较为完善，也是今后上市药物的主要销售市场。在图 3-4 中，加拿大、澳大利亚、中国、中国香港、日本、韩国和新加坡是其申请量分布的第二梯队，澳大利亚拥有较为完善的全民免费医疗体系，加拿大、新加坡、中国香港等经济实力也不容小觑，

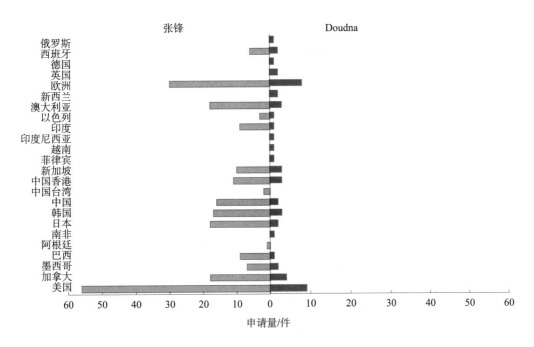

图 3-4　张锋和 Jennifer Doudna 在 CRISPR/Cas 领域专利申请目标市场地分布

人均 GDP 排在全球前 20 名，同时也是人口众多的国家或地区，其潜在的市场需求量较大，张锋和 Doudna 各自在美洲和亚洲的专利申请量基本持平，说明双方都十分看重亚洲市场。相对于张锋，Doudna 进一步在俄罗斯、德国和英国等国提出专利申请，由于 Doudna 团队中另一位具有突出贡献的 Charpentier，其对于 CRISPR/Cas 的主要研究成果均是在欧洲国家完成的，因此，欧洲部分国家同样成为 Doudna 的另一目标市场。此外，Doudna 还在东南亚一些国家以及南非进行专利布局，说明 Doudna 除了在主要销售市场进行专利布局外，同时兼顾未来可能拓展的市场地，为将来的市场竞争做好准备。

（3）技术分支专利分布

图 3-5 显示了张锋和 Doudna 在 CRISPR/Cas 领域各技术分支专利的年份分布。在 CRISPR/Cas 技术中发挥重要作用的两个分支分别是负责切割靶核酸的 Cas 酶，和具有靶向目标基因的 gRNA。通过对检索到的专利申请进行分析，我们将 CRISPR/Cas 技术分支专利归纳为 5 个方面，其分别涉及 Cas 酶、gRNA、PAM、系统改进和技术应用。

从图 3-5 可以看出，在 2013 年，CRISPR/Cas 技术刚出现时，双方的专利申请主要集中在 Cas 酶和基本系统方面，随着陆续出现 CRISPR/Cas 脱靶的报道，2014 年与提高靶向性相关的 Cas 酶和 gRNA 成为研究热点，CRISPR/Cas 专利技术的应用也

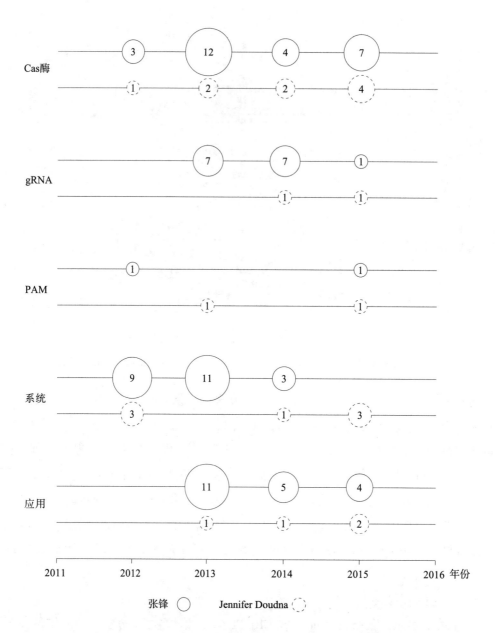

图 3-5 张锋和 Jennifer Doudna 在 CRISPR/Cas 领域各技术分支专利的年份分布

注：图中数字表示申请量，单位为项。

逐渐成为主要的发展方向，到 2016 年，Cas 酶和技术应用成为主要的研究内容。对于 PAM 区域的申请量相对少，这些区域可能是 CRISPR/Cas 领域的技术空白点，有待进一步挖掘；与 Doudna 相比，张锋在 Cas 酶、系统改进以及技术应用方面表现出明显的优势，同时偏向关注不同来源的新 Cas 酶、系统改进、提出可调控的诱导系统以及自失活系统等，以提高 CRISPR/Cas 的安全性、靶向性和便利性；此外，张锋更为突出的是布局 CRISPR/Cas 在不同类型疾病中的应用。

下面分别对张锋和 Doudna 在 CRISPR/Cas 领域技术分支专利申请继续深入分析，即针对各技术分支相关重点专利分布进行分析。图 3-6 显示了张锋 CRISPR/Cas 相关重点专利分布。张锋团队的首件专利申请优先权日为 2012 年 12 月 12 日，申请日为 2013 年 10 月 15 日，尽管该专利在与 Doudna 的专利权属纷争中饱受争议，但是最终也获得 USPTO 的授权，使得张锋在美国的专利权属方面占有优势。同年，张锋围绕该专利，布局多项外围专利申请，这些专利申请的主要权利项都指向 CRISPR/Cas 编辑系统的构成成分，并分别在 tracrRNA 序列长度、gRNA 长度、嵌合 RNA、核定位序列、各元件连接方式、包含多个 loop 方面有所差异，力求全面保护其核心技术的微小改进，防御竞争者的快速进入。

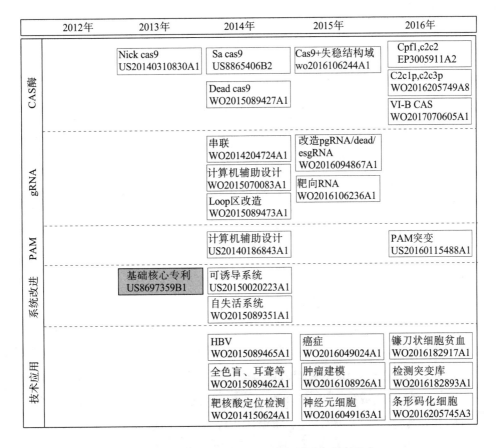

图 3-6　张锋在 CRISPR/Cas 领域重点专利分布

2014 年，张锋团队针对实际应用中面临的问题，着重改进 Cas 酶、gRNA 设计和整体系统，进一步提高 CRISPR/Cas 编辑系统的便利性、靶向性和安全性。在 Cas 酶方面，除了 nickcas9，选择分子量更小更易于递送载体包装的来源于金黄色葡萄球菌的 SaCas9 和丧失切割酶活性的 deadcas9；在 gRNA 方面，通过 gRNA 串联来提高编辑效率，通过 loop 区改造来提高结合能力，通过设计生物信息学软件来方便应用领域对 gRNA 的设计；在系统方面，着重通过系统的可调控性来提高 CRISPR/Cas 编辑系统的应用安全性，申请涉及可诱导系统和自失活系统。并且在该编辑系统的下游应用上开始专利布局，涉及 HBV、全色盲、耳聋等具体的疾病和靶点的基因编辑。2015~2016 年，随着张锋团队在 Cas 酶和 gRNA 技术领域的持续研究进展，该团队针对其应用前景的核心技术都进行了相应的专利布局，如 Cpf1、C2c2（Cas13a）等，同时专利申请还涉及一些并未在非专利期刊发表的技术改进，体现了专利保护的功能性。随着技术的越来越成熟，其专利申请也开始更多地偏向于具体疾病的应用，如神经元细胞的编辑、癌症相关靶点的基因编辑、血液病相关靶点的基因编辑等。虽然疾病治疗是 CRISPR/Cas 编辑系统最容易产生经济价值的技术领域，但是张锋团队并不满足于该领域的技术应用，其着眼于更宽广的应用范围，如检查突变库、条形码化细胞等。

图 3-7 显示了 Doudna 在 CRISPR/Cas 领域各技术分支相关重点专利分布，从其技术演进可以看出，Doudna 针对 CRISPR/Cas9 技术的基础核心专利申请 WO2013176772A1 在 2013 年首次提出，该申请首次公开将 CRISPR/Cas9 在小鼠细胞中实现基因编辑，并进一步提出失活的 Cas9 酶（dCas9）以及将 tracrRNA 与 crRNA 串联，之后，Doudna 研发的焦点是对 CRISPR/Cas9 系统中各个元件的改进，涉及核酸酶、gRNA、PAM 等。针对 Cas 酶，包括 Cas9 酶系列和其他 Cas 酶家族，Cas9 酶系列涉及 dCas9、Cas9 修饰、异源二聚体、切口酶、与异源功能域偶联复合物，从而提高核酸酶的酶活、特异性以及广谱性。针对 gRNA 的改进，涉及 loop 区改造；对 PAM 修饰用于对靶序列定性和定量检测；系统改进分支包括新系统、与其他系统联用、载体结构改造以及筛选优化。2016 年，Doudna 的研究方向转为如何提高 CRISPR/Cas 的靶向性和编辑效率，例如，WO2016036754A1 公开将待编辑的细胞同步到同一细胞周期，再添加 CRISPR/Cas 组合物以提高 HDR 和 NHEJ 的频率；WO2016196655A1 公开将 Cas9 突变为切口酶以提高靶向性；WO2017106569A1 提出促进 Cas9 和 gRNA 构成的 RNP 复合物进入真核细胞中的多肽，以提高基因编辑效率。当技术成熟度达到一定水平时，下游应用成为研发的重点，从图 3-7 中可以进一步看出，在 2016 年，Doudna 在疾病治疗应用方面提出两项专利申请，涉及的适应症包括 T 细胞、HSCs 和肝脏，其中 WO2016123578A1 记载借助电穿孔方式将 Cas9 和 gRNA 的 RNP 复合物递送至 T 细胞或造血干细胞中；WO2017083368A1 公开通过修饰 Cas9 RNP 获得含苯的组合物用于肝脏疾病的治疗。Doudna 在 T 细胞、HSCs 和肝脏方面的专利申请与下文中 Intellia 公司的产品线中涉及的体内和体外项目完全吻

合，也从侧面印证产品研发与专利布局的同步性。

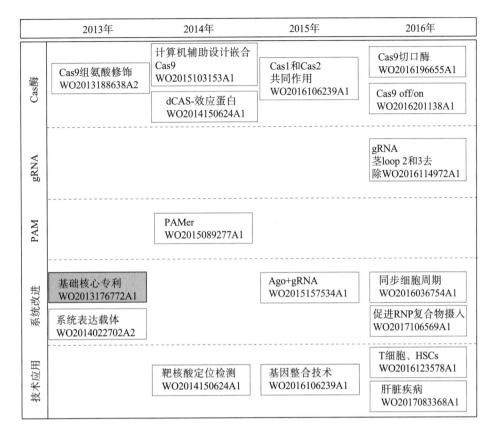

图 3-7 **Doudna 在 CRISPR/Cas 领域各技术分支相关重点专利分布**

3.1.3 小　　结

通过对张锋和 Doudna 在 CRISPR/Cas 领域各技术分支重点专利分布情况的分析可以看出，两个团队在学术领域的研究各有特点、成果显著，但是张锋团队更重视专利布局在商业化和产业化的应用，其创立的 Editas 公司仅成立两年多就在纳斯达克挂牌上市，其专利布局也彰显商业特质，在技术和资金的支持下大肆扩张、跑马圈地，这些行为都与其商业目的和占领市场密切相关。相比而言，Doudna 在技术上不逊色于张锋，在学术界更获得大家的认可，其在专利布局上略显稳健，离开与张锋共同创立的 Editas 公司后，其联合创立 Caribou biosciences 公司（以下简称"北美驯鹿"）和 Intellia 公司。由北美驯鹿专心技术研发，而 Intellia 公司主攻人类疾病应用，Intellia 公司成为继 Editas 后的第二家上市公司，与 Emmanulle Charpentier 创办的 CRISPR Therapeutics 公司成为三大炙手可热的 CRIPSR/Cas 基因编辑上市公司。

3.2 三大上市公司

3.2.1 Editas Medicine

3.2.1.1 公司简介

作为三大基因编辑公司之首的 Editas Medicine（以下简称"Editas 公司"），由张锋、Doudna、George Church（哈佛医学院遗传学教授）、J. Keith Joung（哈佛医学院病理学副教授以及麻省总医院病理学研究副主任）以及 David R. Liu（霍华德休斯医学研究所研究员、哈佛大学化学与化学生物学教授）5 位创始人创立于 2013 年 11 月，该公司在创立之初名字为 Gengine，后来更名为 Editas 公司，由于其创始人均为 CRISPR/Cas 的早期发明人，其在创立之初就受到各界的关注。之后因为专利纠纷，Doudna 离开了 Editas 公司。Editas 公司于 2013 年 11 月 25 日获得 A 轮投资；2015 年 8 月 10 日获得 B 轮融资；2016 年 1 月 4 日，Editas 公司在美国上市，成为 CRISPR/Cas 基因编辑领域首家 IPO 公司。该公司的目标是将其基因组编辑技术转化为一种新型的人类疗法，能够精确地修饰或纠正 DNA 分子以治疗基因层面引起的众多疾病。[19,20]

3.2.1.2 专利保护概况

Editas 公司作为技术主导的初创型公司，从创立之初就重视其知识产权的保护，并将获得和维护其平台技术的专利保护的能力作为其获得商业成功的关键因素和核心优势。由于其 5 位创始人均为 CRISPR/Cas9 的早期发明人，因此，该公司于 2014 年 12 月就获得 Broad 研究所、哈佛大学、麻省理工学院与 CRISPR/Cas9 相关的任何专利和申请在治疗、预防和缓解人类疾病方面的独占许可。该许可允许广泛使用由 Editas 公司创始人张锋博士、George Church 博士和哈佛大学 David R. Liu 博士共同开发的技术，用于预防和治疗人类疾病。同年，Editas 公司与杜克大学（Duke University）及麻省总医院（Massachusetts General Hospital）签订独家许可协议，以获取与 CRISPR/Cas9 和 TALEN 基因组编辑系统相关的知识产权和技术。上述许可广泛应用于查尔斯·格尔斯巴赫（Charles Gelsbach）博士实验室开发的用于预防或治疗人类疾病的技术及 Editas 公司的创始人 J. Keith Joung 博士的实验室中，用于预防和治疗人类或动物疾病。2016 年 12 月，Editas 公司与新 CRISPR/Cas 技术相关的知识产权拥有方签订许可协议，以提高和扩大公司可开发的药物范围。这些全球知识产权许可协议包括由麻省总医院和 Broad 研究所、哈佛大学、麻省理工学院（MIT）、瓦赫宁根大学、爱荷华大学和东京大学的新 CRISPR/Cas 基因组编辑系统——利用 Cpf1 的基因组编辑技术。此外，这些专利许可采用由哈佛大学和麻省理工学院共同开发的"包容性创新"（Inclusive Innovation）模式，该模式旨在最大限度地提供创新机会，以惠及更多的患者。由此可见，Editas 公司通过与多个研究机构签订专利许可协议实现其基础平台技术的专利布局，该公司拥有的技术平台包括 4 个相互关联的核心技术分支——定向编辑、核酶工程、递送系统、可控性和特异性。这些技术分支专利许可的获得为该公司的药物研发平台能够安全、有效、严谨、特异性地控制编辑基因靶点的过程，快速、灵活地使用 CRISPR/Cas9 技术平台开发能够进入临床的药物提供了坚实的技术基础和法律保障[21]。

同时，该公司还非常关注与其平台技术有关的其他外国专利申请、与公司现有的和计划中的项目以及对其业务发展至关重要的技术改进的专利申请，并积极获得关键专利申请的独家授权，以保证公司的专利地位及不受他人可执行知识产权的阻滞。受 CRISPR/Cas9 专利归属权的争议，Editas 公司仅 2016 年就花费了 1090 万美元的律师费来捍卫它们的 CRISPR/Cas9 专利，其对专利保护的重视程度由此可见一斑。

除了来自创始人高校和研究单位的基础专利许可，Editas 公司还积极布局自有知识产权的专利申请，这些专利主要布局在精准打靶具体基因、涉及具体疾病。截至 2017 年 6 月，以 Editas 公司为申请人的专利申请共 25 件（见表3-3）。从表3-3 可以看出，公司自有专利大部分都是针对具体疾病具体靶点的 gRNA 设计，以保证其在研产品获得相应的知识产权保护，如针对 LCA10、先天性聋视网膜色素变性综合症、视网膜色素变性、HIV、HSV、地中海贫血症、囊性纤维化病等设计的具体 gRNA；针对 HBV、HIV、免疫兼容细胞等设计的有效成组靶基因等，在基因编辑技术最下游对其产品进行细致的保护。尽管公司的技术平台专利大多来源于高校、研究所的许可，但是公司在研发具体产品的过程中对产生的上游技术创新也进行了全面的技术保护，如针对 CRISPR/Cas 技术应用便利性的计算机辅助设计、筛选 Cas9 和 gRNA 复合物的方法方面申请了 3 项专利申请；在优化该基因编辑技术靶向性、编辑效率、安全性等方面的 gRNA 修饰、HDR 增强子、酶激活 Cas9 等均进行了专利布局。

表 3-3　Editas 公司专利申请情况

编号	公开号	技术要点	针对疾病
1	WO2015070083A1	设计方法（计算机辅助设计）	—
2	WO2015048577A2	设计方法（计算机辅助设计）	—
3	WO2015134812A1	针对 USH2A 的 gRNA	先天性聋视网膜色素变性综合症、视网膜色素变性
4	WO2015138510A1	针对 CEP290 基因的 gRNA	LCA10
5	WO2015148670A1	针对 CCR5 的 gRNA	HIV 感染、AIDS
6	WO2015148860A1	针对 BCL11A 的 gRNA	β-地中海贫血症
7	WO2015148863A1	针对 BCL11A、HBB 的 gRNA	镰刀状细胞血症
8	WO2015153780A1	针对 MYOC 的 gRNA	原发性开角型青光眼
9	WO2015153791A1	针对 UL19、UL30、UL48、UL54 的 gRNA	HSV-2 感染
10	WO2015153789A1	针对 UL19、UL30、UL48、UL54 的 gRNA	HSV-1 感染
11	WO2015157070A2	针对 CFTR、SCNN1A 的 gRNA	囊性纤维化病
12	WO2015161276A3	针对 FAS、BID、CTLA4、PDCD1、CBLB、PTPN6、TRAC、TRBC 的 gRNA	癌症
13	WO2016057961A1	Cas9 融合分子包含 Cas9 和模板结合区	—
14	WO2016073990A2	在 Cas9 系统中加入 HDR-增强子	—
15	WO2016154596A1	对 gRNA 进行化学修饰	—
16	WO2016154579A2	eaCas9（enzymatically active cas9）	治疗 β 地中海贫血和镰刀状细胞贫血症、脊髓性肌萎缩、慢性肉芽肿病
17	US2016281111A1	eaCas9	治疗 β 地中海贫血和镰刀状细胞贫血症
18	WO2016161380A1	识别 NNGRRT 或 NNGRRV，靶点是人 DMD 基因	杜氏肌营养不良症、贝克肌营养不良症
19	WO2016172727A1	筛选 Cas9 和 gRNA 复合物的方法	—
20	WO2016183236A1	同时修饰 CCR5、CXCR4	HIV 感染、AIDS
21	WO2016182959A1	在干细胞中加入干细胞发育能力增强子，以提高基因编辑效率	—
22	WO2016201047A1	靶向 HLA 系列基因，提供适合移植入受体的供体细胞	—

编号	公开号	技术要点	针对疾病
23	WO2017053879A1	包含两个 gRNA、eaCas9 nickase、3'－5'外切核酸酶的基因编辑系统	—
24	WO2017070284A1	针对 HBV 的 PreC、C、X、PreS2、S、P、PS 基因	乙型肝炎
25	WO2017075475A1	针对 HSV 的 RS1、RL2、LAT 基因	单纯疱疹病毒感染

3.2.1.3　产品线与合作项目

综合考虑投资成本、研究难度、市场和收益，Editas 公司的产品开发策略主要针对致病机理清楚并且市场空缺的遗传性疾病的药物。遗传性疾病是指可以通过矫正致病基因来治疗的疾病，这些疾病通过编辑致病基因来治疗、改善或消除该疾病或症状。Editas 公司将候选产品按照递送到患病部位的难度、疾病严重程度、资料性临床前测定和模型的可用性、合适的临床终点进行排序，进而获得优先研发的目标药物。[21]

（1）Leber 先天性黑矇症

Editas 公司首推的产品为治疗 Leber 先天性黑矇症（LCA10 项目）的药物。该疾病是一种罕见的视网膜疾病，导致严重视力丧失，早期研究表明，CEP290 基因内含子中的突变是该疾病的致病原因，在美国和欧盟的临床实验中没有可用的治疗药物或潜在的治疗药物。Editas 公司计划募集 1 亿美元，其中 1500 万～2000 万美元用于 LCA10 项目的临床前和临床试验，以充足的资金保证该项目的迅速推进。

2017 年，Editas 公司着重推动了该药物的研发进程，先是在同年 3 月与全球领先的 Allergan 制药公司进入战略研发联盟，开发 CRISPR/Cas 基因编辑药物治疗眼疾。2017 年 5 月，临床前研究成果展示了在非人类灵长类的视网膜中首次有效地编辑 CEP290 基因。9 月 12 日，Editas 公司开展临床自然史研究，对 LCA10 项目患者进行评价，以便更广泛地评估 LCA10 项目的临床过程和特征，在这项研究中，Editas 公司计划在美国和欧洲的多个地点招募大约 40 名年龄在 3 岁以上的患者，对患者进行至少一年的评估和跟踪。9 月 26 日，Editas 公司收到欧洲药物管理局（EMA）的孤儿药产品名称 EDIT－101，意味着该药物的审批将获得欧盟孤儿药的多种政策福利，如费用减免、研究资助、集中审批、市场独占权等。同年 10 月，Editas 公司研究结果表明 EDIT－101 在转基因小鼠中显示出剂量依赖性，使用 EDIT－101 产生的基因编辑率稳定在 6 个月以上，再一次推进了该药物临床前试验进程❶。

Editas 公司目标在 2018 年中期提交调查新药 IND 申请。如果该药物能够率先上市，将成为美国首个采用 CRISPR/Cas 基因编辑平台制备的治愈遗传性疾病的药物，在三大基因编辑公司的激烈竞争中，该药物的成功将不仅为 Editas 公司拔得头筹，也将有力地证实 CRISPR/Cas 基因编辑平台在疾病治疗方面的应用潜力。

（2）与 Juno 公司合作开展治疗癌症的 T 细胞的基因编辑

2015 年 5 月 27 日 Editas 公司与 Juno Therapeutics 公司（以下简称"Juno 公司"）合作致力于使用 CRISPR/Cas 系统和 CAR－T 系统研究治疗癌症的药物，并计划使用 2200 万美元用于上述合作项目的癌症治疗临床前研究。Juno 公司致力于开发基于细胞肿瘤免疫疗法，目前拥有的在研项目包括针对 CD19、CD22、CD171、MUC－16A、IL－12、ROR－1、WT－1 等多个靶点的 CAR－T 技术。Juno 公司获得包括圣裘德儿童研究医院、MSK 研究中心等多家研发机构的专利许可，自身申请 CAR－T 技术相关专利 22 项。2016 年 5 月 4 日，Editas 公司与 Juno 公司合作达到了里程碑。2017 年 8 月 9 日，Editas 公司与 Juno 公司合作完成了第二个里程碑，提高了 T 细胞在肿瘤微环境的适应能力，进而扩大工程化 T 细胞治疗癌症的范围。

（3）其他在研项目

除了针对 LCA10 项目的药物研发，Editas 公司同时还推进了其他遗传病的基因治疗药物的研发，包括眼部疾病（遗传和免疫性眼病、Usher 综合征 2A——先天性聋视网膜色素变性综合症、HSV－1 感染）、非恶性血液病（镰状细胞疾病和 β 地中海贫血症）、遗传性肌肉疾病（杜氏肌营养不良症）、遗传性肺病（囊性纤维化）、遗传和免疫性肝病（α－1 抗胰蛋白酶缺乏症）。其中，Editas 公司在镰状细胞疾病、β 地中海贫血症和囊性纤维化推进速度较快。在镰状细胞疾病、β 地中海贫血方面，2016 年 7 月 28 日，Editas 公司宣布与意大利著名的基因疗法研究所 Fondazione Telethon 和 Ospedale San Raffaele 合作进行基因组编辑造血干细胞和 T 细胞的治疗。

2017 年 5 月 11 日，Editas 公司公布了治疗镰状细胞病和 β 地中海贫血症的临床前数据；2017 年 12 月 11 日，报告数据支持了多种治疗镰状细胞疾病和 β 地中海贫血的方法，数据显示了 CRISPR/Cas9 同源性指导修复（HDR）和 CRISPR/Cpf1 在人类 $CD34^+$ 细胞中的编辑，CRISPR/Cas9 在 $CD34^+$ 细胞中产生高效且可再生的 HDR，对细胞生存能力的影响很小。在不同的研究中，CRISPR/cpf1 在多个位点进行有效的编辑，这些位点包括与胎儿血红蛋白（HPFH）遗传持久性相关的靶标。这些结果证实 cpf1 指导的编辑扩展了基因组编辑药物的基因组数量。

---

❶ ［EB/OL］.［2018－03－20］http：//www.editasmedicine.com/.

3.2.1.4　小　　结

Editas 公司凭借联合创始人开创性的技术成果和雄厚的科研实力，在该领域处于优势地位。为了保护这份难得的技术优势，该公司的知识产权战略也是相当的积极，涉及平台技术定向编辑、核酶工程、递送系统、可控性和特异性等方面都与享有专利权的技术团队签订了独占许可协议，以保证其研发线的高效和通畅，并避免被他人知识产权阻滞。

除了自身的技术优势要保护，为了更快地获得相关技术领域的竞争优势，以推进其产品研发和上市进程，Editas 公司还积极与各行业的巨头合作，以达到强强合作、优势互补、"1 + 1 > 2"的商业目的。如在细胞疗法领域，和 CAR － T 技术研发巨头 Juno 公司合作，加快使用 CRISPR/Cas 系统联合 CAR － T 技术研究治疗癌症的药物的研发进程。在其主推的 LCA10 项目的药物研发过程中，与全球领先的 Allergan 制药公司组成战略研发联盟，以期在合作中利用 Allergan 制药公司成熟先进的眼部治疗药物产品线推进该药物的临床和上市进程。在血液病领域，Editas 公司与 Fondazione Telethon 和 Ospedale San Raffaele 牵手，共同致力于快速推进基因组编辑造血干细胞和 T 细胞治疗方面的研究。

CRISPR/Cas 基因编辑技术相对于其他人工核酸酶技术的优越性以及广阔的收益前景，使得我国国内生物企业也纷纷进入该领域，在上述对 Editas 公司研究的基础上，针对国内 CRISPR/Cas 药物研发企业的产业发展和专利布局提出建议：

（1）选择"最容易做"，且"最有经济价值"的疾病靶点，更有利于研发进程的推进和获得丰厚的投资回报。从 Editas 公司的在研产品线可以看出，其研究对象均是遗传背景清楚、单基因突变导致的遗传性疾病。而其首推的药物 EDIT － 101 更是集合孤儿药、单基因突变遗传病、递送系统成熟、眼部免疫赦免部位、治疗终点明确、市场空缺、需求导向等诸多优势。

（2）注重知识产权的保护和布局，对上游技术的创新，以及下游产品线中涉及疾病应用专利的圈地，技术的优势和独占不仅对最先占领市场起到关键作用，在建立企业声誉、获得资本市场青睐方面也有着不可忽视的作用。

（3）明确技术优势和短板，积极寻求合作，优势互补，缩短研发时间，争取以最快速度、最优的组合推进药品的研发上市。

3.2.2　Intellia Therapeutics

3.2.2.1　公司简介

Intellia Therapeutics 公司（以下简称"Intellia 公司"）于 2014 年成立，总部位于

马萨诸塞州剑桥市，是一家利用 CRISPR/Cas 基因编辑技术开发用于疾病治疗的公司。由阿特拉斯公司（Atlas Venture）和北美驯鹿生物科学（Caribou biosciences）共同创立，Jennifer Doudna 是该公司的联合创始人之一，该公司于 2016 年在美国继 Editas 公司之后成为第二家在纳斯达克上市的 CRISPR/Cas 基因编辑公司。

Intellia 公司主要围绕三个优势领域——平台技术、递送系统和治疗应用进行研发。在治疗应用方面，Intellia 公司最初的治疗重点是体外应用，将细胞从血液或骨髓中收集，通过修饰以纠正致病基因，并返回患者达到治疗的效果。其体外应用研究包括血液疾病、癌症、CAR－T 细胞和治疗蛋白、免疫检查点抑制剂等。Intellia 公司近期也开始在体内应用中进行更长期的开发，例如，在全身或局部进行给药，以修饰在身体特定细胞内的基因，体内应用包括眼科、中枢神经系统、肌肉、肝脏、抗感染等疾病。

2015～2016 年，Intellia 公司先后与诺华公司、Regeneron Pharmaceuticals 公司（以下简称"Regeneron 公司"）签署研究和开发合作项目，其中，与诺华公司合作主要集中于 CAR－T 技术和造血干细胞治疗应用；Intellia 公司与 Regeneron 公司将联合开发 CRISPR/Cas9 基因编辑在肝脏细胞以及不同疾病的新型疗法。Intellia 公司通过从北美驯鹿和诺华公司之间签署不同类型的许可方式来建立覆盖 CRISPR/Cas9 的基础技术和治疗应用的专利池，利用该专利池进行再许可以及合作研究、开发、商业许可等模式，实现资本的迅速扩大，加快产品线的开发进程和速度，从而扩大公司基因编辑技术覆盖的范围以及平台技术。

3.2.2.2 产品线与公司合作

Intellia 公司致力于利用 CRISPR/Cas9 技术应用于体内和体外项目，在一系列的疾病中建立产品线，从而进一步使用 CRISPR/Cas9 技术支持相关的治疗应用。

（1）体内应用

Intellia 公司在体内应用阶段的焦点为肝脏疾病，前期研究集中于使用脂质纳米颗粒（LNPs）将 CRISPR/Cas9 复合物递送到肝脏中，具体涉及的疾病类型包括与 Regeneron 公司正在共同开发的转甲状腺素蛋白淀粉样变性（ATTR）、丙型肝炎（HBV）、α－1 抗胰蛋白酶缺乏（AATD）和先天性代谢缺陷（IEMs）。除此之外，Intellia 公司还并行研究包括病毒载体在内的其他递送系统，例如，将 CRISPR/Cas9 复合物借助不含病毒核酸的病毒载体递送至眼睛、肌肉以及中枢神经系统。在体内治疗方法研究中，起重要作用的是递送系统，Intellia 公司已经建立 LNPs 递送的动物模型，将治疗剂包装在微脂滴中，可以全身性地递送 CRISPR/Cas9 元件至肝中❶。

Intellia 公司 2017 年第三季度财报显示，已经实现世界上第一例在个体动物肝脏中利用 CRISPR/Cas9 成功编辑 TTR 基因。根据探索性非人类灵长类动物（NHP）研究的实验数据显示，在 NHP 中借助 LNPs 递送系统表现出剂量依赖性 CRISPR/Cas9 肝脏编辑，在小鼠的 52 周 CRISPR/Cas9 编辑耐久性数据中显示，长期的肝脏基因编辑效率大约为 70%。此外，数据还显示在小鼠中枢神经系统（小脑和纹状体）内通过 LNPs 递送 CRISPR/Cas9 同样实现基因编辑，这些实验数据进一步推进在体内肝脏甚至在中枢神经系统中利用 CRISPR/Cas9 基因编辑疗法的进程，Intellia 公司预计将在 2018 年第一季度内挑选一名人类候选者进行研究。

（2）体外应用

2014 年 12 月，Intellia 公司与诺华公司签订一项战略合作协议，专注于在 CAR - T 技术和 HSCs 中使用 CRISPR/Cas9 技术开发体外新疗法，诺华公司将获得开发所有 CAR - T 项目的独家权利，而 Intellia 公司能够开发和商业化专有的 HSCs 生产线。对于 T 细胞或 HSCs，Intellia 公司选择通过电穿孔来递送 CRISPR/Cas9 复合体至体外细胞，在生产效率或细胞活力方面提供优势。

在 CAR - T 项目中，美国当地时间 2017 年 8 月 30 日，诺华公司的 CAR - T 治疗产品 Kymriah（CTL - 019）获 FDA 批准上市，用于治疗复发性或难治性儿童或青少年的急性淋巴细胞白血病（acute lymphoblastic leukemia，ALL），诺华公司为 Kymriah 的定价为 47.5 万美元，CTL019 成为全球首个上市的 CAR - T 肿瘤细胞治疗产品❷。

HSCs 项目主要针对的疾病包括镰刀细胞和 β - 地中海贫血症，该项目需要攻克的难点之一则是相对较低的 HSCs 可用数量和有限的 HSCs 体外扩增能力，诺华公司已经授权 Intellia 公司使用其用于 HSCs 体外扩增的小分子的技术专利，该小分子可以在基因编辑后产生更多的 HSCs 重新植入患者，而更多的 HSCs 治疗系统移植能够提高血液细胞移植的性能，以改善患者的预后和恢复时间。

（3）专利许可模式——组建专利池

Intellia 公司具有一套全面、独家的专利池以涵盖这一革命性技术的基础技术专利和治疗应用技术专利。该专利池包括使用 CRISPR/Cas9 进行基因编辑的基础系统以及系统的相关改进专利，将蛋白质/核酸复合物和 RNA 递送至细胞的 LNPs 递送系统专利，以及与干细胞治疗相关的细胞扩增专利，以上专利池是通过与北美驯鹿和

---

❶ 数据来自 2016 年 Intellia 公司年度财务报告。

❷ [EB/OL]. [2018 - 03 - 20]. http：//www.fda.gov/NewsEvents/Newsroom/PressAnnouncement/ucm574058. htm.

诺华公司不同形式的专利许可组建而成（见图 3 - 8）。

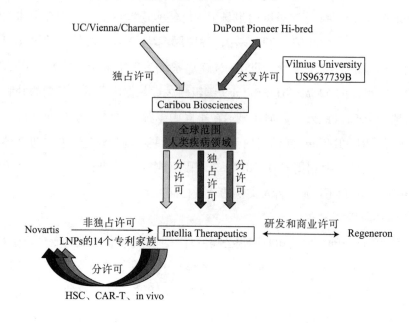

图 3 - 8　Intellia 公司组建 CRISPR/Cas 专利池

①北美驯鹿专利许可组合

2014 年 7 月，Intellia 公司与北美驯鹿签署专利许可协议，该协议中规定 Intellia 公司获得北美驯鹿公司所有的、被许可或可控制的任何 CRISPR/Cas9 相关专利和申请在世界范围内应用于人类治疗、预防和缓解方面的独占许可。此外，该许可协议中还包括在 2014 年 7 月之后北美驯鹿公司所有的 CRISPR/Cas9 相关知识产权在人类治疗等方面应用的独占许可。

对于北美驯鹿公司所有的专利组合，截至 2017 年 6 月 30 日，北美驯鹿公司在全球范围内 CRISPR/Cas 申请专利 39 件，其中，主要申请来自美国、欧洲、中国。专利申请量最大的是美国。其 2012 年有 4 件申请，2014～2015 年分别有 3 件和 9 件申请，2016 年申请量达到 21 件，2017 年申请 2 件。在北美驯鹿公司申请的专利中，84% 的申请涉及对 sgRNA 的改进，包括对茎环双重体、tracrRNA 中 Nexus 结构的改造，其目的是提高酶的活性和靶向性，减少脱靶效应。北美驯鹿公司相对于在其之后相继成立的 CRISPR/Cas 生物技术公司，并没有集中精力研发 CRSIPR/Cas 在人类疾病疗法上的应用，而是主要专注于提升基因编辑技术的质量，例如脱靶效应、编辑效率等，使得这一技术在应用层面上更加安全和有效。

在北美驯鹿公司被许可的专利组合中，大量涉及 CRISPR/Cas 核心技术的知识产权是通过加州大学、维也纳大学和 Emmanuelle（下称 "UC /Vienna/Charpentier"）

授予的独占许可获得的。该专利组合包括 CIRSPR//Cas 元件、系统改进、DNA 酶修饰、改变基因产物的表达、使用方法以及不同生物包括人类的应用。2012 年 5 月 25 日是该专利组合最早的优先权日，专利权都将在 2033 年到期或之后到期。截至 2017 年 6 月 30 日，该组合在美国授予 3 件专利，英国授予 2 件专利，欧洲授予 1 件专利，并在美国、欧洲和其他区域和国家起诉相应的申请。Intellia 公司通过与北美驯鹿公司的许可协议获得 UC /Vienna/ Charpentier 的 CRISPR/Cas9 专利技术在人类疗法中使用的分许可。

另一部分许可专利来自杜邦公司的子公司先锋良种，北美驯鹿和杜邦先锋良种公司在 2015 年宣布一项交叉许可协议，北美驯鹿获得在全球范围内多个领域使用 CRISPR/Cas9 技术的权利。杜邦先锋良种许可北美驯鹿的专利中包括由维尔纽斯大学（Vilnius University）独家许可给杜邦公司的 Cas9 介导的基因组编辑专利，以及杜邦先锋良种公司拥有的其他 CRISPR/Cas9 专利。在被许可的杜邦先锋良种专利中，来自维尔纽斯大学的 CRISPR/Cas9 专利申请已于 2017 年 5 月 2 日在美国授予专利权，该专利（US9637739B）权利要求覆盖了利用体外重组组装的 Cas-crRNA 复合物位点特异性修饰靶 DNA 分子的方法。北美驯鹿和杜邦先锋良种公司交叉许可 CRISPR/Cas9 技术在一些领域的应用，包括 Intelllia 公司与北美驯鹿公司许可协议下涉及的领域，因此，北美驯鹿分许可 Intellia 公司在双方许可协议的领域中使用许可自杜邦先锋良种公司的专利组合。

可见，北美驯鹿许可给 Intellia 公司的独占专利许可组合包括：①北美驯鹿公司所有的 CRISPR/Cas9 技术相关知识产权在人类治疗等方面的应用；②驯鹿被独占许可的加州州立大学、维也纳大学和 Emmanuelle 博士共有的 CRISPR/Cas9 基础技术的专利授权和专利申请；③杜邦先锋良种及其子公司先锋良种所有或可控制的专利授权和专利申请。杜邦先锋良种和北美驯鹿控制着多个 CRISPR/Cas 基础技术的专利组合，交叉许可可以使北美驯鹿能够在各种领域开发和利用 CRISPR/Cas9 技术，包括治疗学、工业生物技术、研究工具和某些农业领域，并且来自维尔纽斯大学的美国授权专利许可与北美驯鹿公司获得的 UC /Vienna/ Charpentier 的分许可相辅相成，填补了 UC /Vienna/ Charpentier 关于 CRISPR/Cas9 最基础专利（WO2013176772A1）仍未授权的空缺。

②Intellia 公司与诺华公司之间的许可

根据诺华公司与 Intellia 公司的战略合作和许可协议，授予 Intellia 公司在世界范围内对诺华公司 14 个专利家族具有非独占性的、免版税的实施权。该 14 个专利家族包括在美国和国际范畴的授权专利和未决专利，涉及 LNPs 的组成、使用方法和核酸修饰等相关技术。许可允许 Intellia 公司使用诺华公司的 LNPs 技术开发治疗、预防和缓解性的体内产品。该专利家族最早的优先权日范围从 2009 年 12 月开始，专利权截至 2030 年 12 月。此外，诺华公司授予 Intellia 公司用于 HSCs 体外扩增的小分子和 LNPs 平台技术用于研究、开发和商业化 HSCs 和体内产品的非独占许可。

Intellia 公司授予诺华公司 CRISPR/Cas9 平台技术的许可，包括北美驯鹿公司许可的一些平台技术的分许可，即诺华公司与 Intellia 公司合作协议中选择的 HSCs、CAR－T 和体内领域的靶点具有独占许可权。诺华公司与 Intellia 公司对于 CRISPR/Cas9 平台技术合作开发的专利由 Intellia 公司单独拥有，而由双方合作开发的其他专利由 Intellia 公司和诺华公司共同拥有。

（4）专利技术转化

从 Intellia 公司组建专利池的介绍中可以发现，UC/Vienna/Charpentier 授予北美驯鹿独占许可的背景中可以获知，该公司是 Doudna 与她的博士学生在 2011 年联合创办的第一家 CRISPR/Cas 基因编辑技术生物科技公司，因此，UC/Vienna/Charpentier 专利家族的主要发明人 Doudna 将其专利技术的下游开发权利以独占许可的方式授予北美驯鹿。为更好地将 CRISPR/Cas9 技术向治疗药物产业化推进，北美驯鹿创立 Intellia 公司致力于人类疾病治疗。北美驯鹿授予 Intellia 公司其 CRISPR/Cas9 相关的任何专利在人类治疗、预防和缓解方面的独占许可，即将自己从 UC/Vienna/Charpentier 和杜邦先锋良种获得的该领域的独占许可以分许可的方式授予给 Intellia 公司，在此次行为中，北美驯鹿仅充当专利运营代理人的角色，自己则主要专注于将 CRISPR/Cas9 技术应用于抗真菌和抗微生物领域，以及基因编辑技术质量的提升。

北美驯鹿与杜邦先锋良种之间的交叉许可中，由于杜邦先锋良种被许可的 1 件美国专利（来自维尔纽斯大学）与北美驯鹿被许可的 UC/Vienna/Charpentier 的 CRISPR/Cas9 专利技术存在重叠，因此，双方通过相互许可对方实施自己的技术，且无需相互再支付使用费用，从而变相地产生收益。

CRISPR/Cas9 作为第三代新兴的基因编辑工具，相对于 ZEN 技术和 TALEN 技术，具有靶向精度高、构建简单、周期短、实现多位点同时编辑的优势，并且具有较低的细胞毒性以及较低的脱靶效率，因此，利用该基因编辑工具开发的人类疾病新疗法具有极大的市场前景，正因如此，吸引了生物制药行业巨头的合作，双方借助非独占许可方式，研究、开发和商业合作许可，Intellia 公司可以将 CRISPR/Cas9 从技术层面上升至疾病治疗产品层面，实现专利价值的扩大以及进一步推广该技术在其他领域的应用，生物制药公司可以利用最先进的技术在其擅长的领域中创造出更有价值的产品，以获得持续增长的收益，可见，公司之间的非独占许可行为实现双赢的局面。综上可以大体看出一项新的专利技术从研究人员向上游生物公司和向下游制药公司一步步转移，实现产业化、商业化的轨迹。

3.2.2.3　小　　结

专利许可是一种简单、直接的获得专利权益的方式，也是一种公司优化专利池，快速实现产品上市，避免预上市产品相关专利权属纠纷的方法之一。专利许可有多种方式，比如独占许可、普通许可、交叉许可等。

针对一般专利许可而言，专利运营者通过直接或间接获得的专利权许可给第三方在一定的时间和地域范围内使用专利权，被许可人向专利运营者支付专利许可使用费。现阶段，发达国家专利运营公司进行专利运营最主要的形式就是专利许可。专利运营者进行专利许可的模式由单一专利持有人许可向构建专利联盟、组建专利池、专利与标准结合捆绑收取费用等形式转变。专利许可模式可拓宽专利价值的实现，尽快推广其产品并扩大市场份额。专利权人应根据实际情况确定给予对方实施许可的范围以及许可方式，以获得最大化的经济收益。

对于专利许可方式的选择，由许可方和被许可方的专利储备、产品计划、经济实力等因素决定。对于经济实力相当，均有相关产品上市计划的公司会采取交叉许可的方式，例如，葛兰素史克（GSK）和美国默沙东（MSD）均有宫颈癌疫苗的上市计划，又均持有对相关产品上市举足轻重的专利资产，因此，双方为了避免各自产品上市后的专利纠纷，在相关产品上市之前就签订了交叉许可协议。而对于经济实力不对等的公司之间，经济实力稍弱的公司一般会将自己有价值的专利族打包许可给需要的公司，从而赚取可观的许可收入。例如，随着智能手机的出现，诺基亚已经逐渐在人们视线中消失，但是诺基亚仅凭借3万件的独立专利借助专利许可方式从华为、三星、小米等近40多家公司获得每年高达上千亿元的现金收入[22]。就我国的生物公司而言，一般在国际市场竞争中并不占优势，因此更应重视专利许可对国内公司发展的特殊意义。例如，赛业生物科技有限公司（Cyagen）率先购买CRISPR/Cas9专利使用许可，为对外提供其自主开发的Alpha-Knockout基因打靶专家系统提供坚实的专利基础[23]，可以充分利用专利许可方式获得进入CRISPR/Cas市场所必需的专利技术或为相关产品的全面铺开避免专利侵权风险。可见，专利许可既是获取巨额利润的金钥匙，也是打开国际国内市场的敲门砖。

3.2.3　CRISPR Therapeutics 公司

3.2.3.1　公司简介

在CRISPR/Cas技术商业化的市场中，各位先驱可谓是你追我赶，继张锋和Doudna各自成立公司之后，另一位技术先驱Emanuelle Charpentier也于2013年10月

31 日创办 Inception Genomics AG 公司，而后于 2014 年 4 月 28 日更名为 CRISPR Therapeutics 公司，总部设在瑞士巴塞尔，其研发部门位于美国马萨诸塞州剑桥市，该公司专注于开发基于 CRISPR/Cas9 的治疗药物。

伴随着 CRISPR/Cas 技术的日益成熟，越来越多的制药巨头看到 CRISPR/Cas 技术的潜在价值，CRISPR Therapeutics 公司也从中收获更多的合作伙伴。2015 年，CRISPR Therapeutics 公司与制药巨头拜耳达成战略合作伙伴协议，两家公司制定的研发方向主要为探讨如何修复导致某些疾病发生的体内故障基因，主要疾病涉及血液疾病、失明、先天性心脏病的治疗。随后，2015 年 10 月，福泰制药（Vertex）宣布与 CRISPR Therapeutics 公司合作。随着 CRISPR Therapeutics 公司于 2016 年 9 月 9 日正式向美国 SEC 递交招股书，拟 IPO 9000 万美元。至此，第三家 CRISPR/Cas 公司上市。

3.2.3.2　产品线与公司合作

目前，CRISPR Therapeutics 公司在研的产品按用药方式可分为体内和离体两种，主要涉及血液、肿瘤免疫、肝脏等疾病治疗药物。CRISPR Therapeutics 公司的产品研发涉及独立研发以及与其他制药企业合作两方面，其中在合作研发方面，该公司分别与福泰制药和拜耳成立了 Vertex Pharmaceuticals 和 Bayer Global Investments 公司，研发能够靶向并修饰人体细胞的 CRISPR/Cas 药物，后续又有一些团队加入，包括 Franklin Templeton Investments、New Leaf Venture Partners、Clough Capital Partners 和 Wellington Capital Management L. L. P 以及其他生命科学领域基金。

CRISPR Therapeutics 公司与制药巨头拜耳达成合作意向的一项重要任务就是开发可以用于体内靶细胞定点基因编辑的 CRISPR/Cas 技术，这对于未来的基因编辑药物至关重要。为了达到这一目的，药物首先需要找到靶向器官及组织，之后紧接着将药物所负载的有效分子以安全的方式释放进入靶向细胞。目前，两家公司合作中所针对的疾病主要涉及血液疾病、失明、先天性心脏病等，如血友病 B（HB）是一种 X 染色体遗传的血液性疾病，该疾病由于凝血因子 FIX（F9 编码的凝血因子）的功能性缺失所导致。最初治疗 HB 采用的是凝血因子补充疗法（通过浓缩或者重组 FIX），然而，FIX 的半衰期只有 24h，因此，基因治疗可能是更加适合的治疗方法，同时，传统的基因疗法是通过病毒将 FIX 基因转染到动物或患者的肝脏、肌肉或成纤维细胞中，然而，由于病毒载体所带来的毒性仍在评估，并存在基因整合的风险，因此，基因的定点修复是研究通过基因治疗该疾病的理想模型。一旦开发出用于治疗血液病的体内特异性 CRISPR/Cas 药物，将可以治愈目前需要维持药物治疗的血液疾病，极大地改善患者的生存质量。此外，由于眼部组织受到免疫的影响较小，以及眼部注射技术的日益成熟，用 CRISPR/Cas 技术治疗眼部遗传病也具有十分诱人的前景。

福泰制药（Vertex）与 CRISPR Therapeutics 公司合作开发人类基因中已有确证靶点的 CRISPR/Cas9 药物，主要涉及囊肿性肺纤维化和镰刀型贫血症。例如，囊肿性肺纤维化是一种常染色体隐性遗传性疾病，是囊性纤维化跨膜传导调节因子（CFTR）单基因突变的结果，该基因突变会导致身体出现各种问题，以肺部最为严重。理论上，通过给患者植入正常的 CFTR 基因序列便可治愈囊肿性肺纤维化，当然，仍需要更多的试验尝试。目前，福泰制药已经公布了一系列囊肿性肺纤维化三药组合的Ⅰ、Ⅱ期临床结果，包括增敏剂 ivacaftor、一代修复剂 tezacaftor 与二代修复剂 VX－440、VX－152 或 VX－659 组合的三药组合在不同的 CFTR 变异人群中具有显著改善肺功能的效果。同时，CRISPR Therapeutics 公司正在开发用于治疗镰刀型贫血症和 β－地中海贫血症的 CTX001。这些疾病是由 β－珠蛋白基因中的遗传突变引起的，该基因编码血红蛋白的亚基——红细胞的携氧成分。在这些疾病中，血红蛋白缺失或存在缺陷会导致严重的医学问题。具体的方法是通过模拟新生儿胎儿血红蛋白（HbF）的存在。HbF 是血红蛋白的一种存在形式，可迅速被成人血红蛋白替代。然而，在极少数的情况下，HbF 持续存在于成年人体内，它对那些患有镰状细胞病和 β－地中海贫血症的人有保护作用。CTX001 是一种离体疗法，其直接从患者体内采集自体或自身捐献的细胞。然后，CRISPR/Cas 将其基因编辑技术应用于身体外的细胞，进行单一的遗传改变，旨在提高患者自身血细胞中的胎儿血红蛋白水平。然后将编辑的细胞再灌注并预期产生在患者体内含有胎儿血红蛋白的红细胞，由此克服由这些疾病引起的血红蛋白缺陷。预计 CTX001 将于 2018 年在欧洲进行 β 地中海贫血症的临床试验，并在美国进行镰刀型贫血症的临床试验。

近期，CRISPR Therapeutics 公司报道多项基于 CRISPR/Cas9 技术开发的同种异体 CAR－T 治疗候选产品的临床研究结果，已经完成体内和体外的临床前实验，并且获得了可以有效抗肿瘤活性的数据。

3.2.3.3 专利保护

Charpentier 与 Doudna 同样拥有 CRISPR/Cas9 核心专利 WO2013176772A1 的专利权，2014 年 4 月，根据 Charpentier 的独家许可，CRISPR Therapeutics 公司获得了与产品和方法有关的专利授权，包括附加的 CRISPR/TRACR/Cas9 复合物以及使用方法，还包括将其用于靶向或切割 DNA。Emmanuelle Charpentier 的许可仅限于用于治疗或预防人类疾病，病症或病症的治疗产品，如任何伴随诊断相关的药物和生物制剂。该专利申请家族包括英国的两项授权专利，以及美国、欧洲、加拿大、墨西哥、澳大利亚，还有中美洲、南美洲、亚洲和非洲等其他国家和地区的专利申请。已授权的英国专利以及在该专利家族中可能最终授权的其他专利预计将在 2033 年到期。当然，除了 Charpentier 之外，该专利申请的发明人还包括加利福尼亚大学和维也纳大学。其中，加利福尼亚大学的权利也属于其研究赞助者，包括霍华德休斯医学研究所和美国政府。

CRISPR Therapeutics 公司拥有平台技术或其治疗应用相关的 80 多个专利申请家族。这些专利申请目前主要布局在美国，也在跟进其他国家，当然也可以选择在国际上追加其他相关申请。

除了核心专利 WO2013176772A1 之外，Charpentier 仍然对 CRISPR/Cas 系统进行着研究和探索，尤其是针对 Cas9 酶的 II 型 CRISPR/Cas 系统，gRNA 和相关特异性 PAM 进行的改造 （WO2015071474A1）。同时，其于 2017 年发现新的核酸内切酶家族，具体为 V 型 CRISPR/Cas 的新型 CRISPR-Cas 内切核酸酶 Cpfl，并对其具体应用于相关的 gRNA 和靶序列及其在基因组中编辑申请了专利（WO2017064546A1）。这表明 Charpentier 基于 CRISPR/Cas 系统在基因编辑领域进行了拓展性研究。

3.2.3.4 小　　结

综上可以看出，CRISPR Therapeutics 公司虽然成立时间较短，持有的专利数量少于 Editas 公司和 Intellia 公司，但是由于其对 CRISPR/Cas 技术的专注以及拥有核心专利的优势，所以也得到制药巨头青睐，由于合作伙伴实力较强，因此，在后续研发的投入上将会比较稳定。

进一步的，从 CRISPR Therapeutics 公司所选择的目标产品的疾病来看，其所涉及的血液疾病、失明、先天性心脏病、囊肿性肺纤维化等遗传性疾病均属于目前研究的发病机制较为成熟的疾病，大多涉及单基因位点突变，在通过基因编辑来治疗或治愈疾病方面也有望在短时间内进一步取得突破，需要说明的是，这种选择实质上就是通过有限的时间，投入较少的人力、物力以实现快速的效益产出，这种研发策略也可以被国内制药企业和科研机构所借鉴。然而，由于核心专利 WO2013176772A1 的所有者 Charpentier 以及共同发明人 Doudna 与张锋的 CRISPR/Cas9 专利纠纷案悬而未决，CRISPR Therapeutics 公司在今后的业绩将取决于 CRISPR/Cas9 技术专利纠纷的最终结果。

3.3　国内创新主体概况

国内专利申请自 2013 年至 2017 年 6 月底，申请量出现爆发式增长，国内申请人

虽然起步较晚，但申请量处于逐步上升状态，表明国内申请人/发明人对 CRISPR/
Cas 技术的关注度不断提高。截至 2017 年 6 月，国内的本土申请量为 567 件，授权
量为 44 件，授权比例为 7.7%，国外来华的申请量为 106 件，授权量为 9 件，授权
比例为 8.4%。通过分析国内申请的申请人地域分布可发现，国内申请人主要集中在
北京、上海、广东，与在北京、上海、广东的高校分布多、科研实力较强有关。国
外来华申请人主要来源于美国。

本节对国内创新主体和产业化，以及近期 CRISPR/Cas 技术的应用进展进行分
析，以指导国内申请人对技术壁垒进行突破并进行相应的产业布局。

3.3.1　国内主要申请人

国内申请量较大的申请人主要是中国农业大学、深圳市第二人民医院、中国科
学院遗传与发育生物学研究所、安徽省农业科学院水稻研究所、北京大学、中国农
业科学院北京畜牧兽医研究所、上海交通大学、中国科学院上海生命科学研究院、
中国农业科学院植物保护研究所、青岛市畜牧兽医研究所等，在申请量方面，科研
院所的申请量高于其他类型申请人，这说明科研人员十分关注 CRISPR/Cas 技术作为
基因编辑的平台技术的应用。科研院所申请人主要关注的是 CRISPR/Cas 技术在生物
学研究中的应用，比如动植物育种、疾病模型构建等，只有少数申请人对 CRISPR/
Cas 技术本身的改进进行了研究。虽然 CRISPR/Cas 技术本身不是由国内申请人提出
的，但是作为一种新兴的平台技术，仍然存在许多可以改进的技术分支，比如系统
优化、Cas 酶、gRNA 设计等，对这些技术分支进行改进以形成新的技术是国内申请
人突破国外专利壁垒的有效途径，这样的技术是我们需要关注的。此外，作为一种
基因编辑的平台技术，其应用范围广泛，可以衍生出千千万万的产品，比如与疾病
诊断治疗相关的 gRNA。科研院所代表了我国科学技术研究的水平，其科研成果是最
可能进行产业化转化的成果。

3.3.1.1　中国农业大学

中国农业大学在 CRISPR/Cas 技术方面公开了 18 件专利申请，主要集中于构建
动植物模型等，比如抗病毒的克隆猪、常染色体显性多囊肾病基因突变猪、抗除草
剂的植物品种等。

对于 CRISPR/Cas 技术，中国农业大学的以下研究成果值得关注：

【CN105296518A】公开了一种用于 CRISPR/Cas9 技术的同源臂载体构建方法。
以构建 LIM 同源域蛋白编码序列中插入 Flag 序列为例，公开了一种用于 CRISPR/
Cas9 技术的同源臂载体的设计与构建方法，降低了实验难度，提高了实验效率。该

方法涉及 sgRNA 识别序列的选择、同源臂载体上特定碱基的修饰和使用 Gibson assembly 方法快速构建载体，该发明还可用于如点突变、保守区域替换、N 端或 C 端加标记等，在使用 CRISPR/Cas9 技术建立转基因动物模型过程中，具有广泛的用途。

【CN106845151A】涉及 CRISPR/Cas9 系统 sgRNA 作用靶点的筛选方法，包括：①利用已公布物种的全基因组序列及基因注释信息，获取基因组中具有 5' – Nx – NGG – 3' 序列的区段（x 为 19 ~ 22 的整数，N 代表 A/T/C/G），作为 CRISPR/Cas9 系统 sgRNA 的候选靶点；②将基因组打断成 22 ~ 25bp 的片段并筛选以 NGG 结尾的，且在基因组上无重复的序列；③将步骤①的候选靶点序列与步骤②中筛到的序列进行比对，根据错配信息及评选公式对相应的优选序列进行筛选及排序，获取最优的全基因组 sgRNA 作用靶点集合。该发明还提供用于实现上述筛选方法的装置。该方法适用于所有已知基因组及其基因注释信息的物种，快速高效获得其全基因组水平的 sgRNA 序列全集来构建基因敲除突变体文库或基因敲除动物模型。通过此方法设计出来的靶点文库，使得 CRISPR/Cas 技术可以同时靶向全基因组水平的基因，获得高通量的基因突变体库，该方法在基础研究中（例如药物研发和农业）将发挥巨大作用。

3.3.1.2　深圳市第二人民医院

深圳市第二人民医院在 CRISPR/Cas 技术方面公开了 16 件专利申请，专利申请集中在利用 CRISPR/Cas 技术对动物进行基因编辑，其中有 4 件专利申请价值较高，分别是 CN104293819A（该专利申请已被授权）、CN106520808A（分案申请）、CN106381311A 和 CN106318973A。

【CN104293819A】和【CN106520808A】分别涉及一种特异探测膀胱癌细胞的分子遗传装置及其构建方法，包括构建质粒 hUPII-pSpCas9、构建质粒 hTERT-Grna-BAM、构建质粒 pRL-SV40-LacI、构建质粒 pcDNA3-LacO-hRluc 和构建质粒 pcDNA3-LacO-E-cadherin。构建的分子遗传装置能够有效特异控制膀胱癌细胞并显著影响其恶性生物学行为，并能够有效检测膀胱癌细胞并增强荧光素酶基因的表达，便于科学研究。

【CN106381311A】涉及一种高效调控肿瘤细胞表型的光控基因表达装置，该光控基因表达装置包括基因锚定组件、转录激活组件和 sgRNA 载体以及报告/效应基因载体，其中，基因锚定组件包括 CIBN – dCas9 – CIBN 表达序列，转录激活组件包括 CRY2PHR – P65 表达序列，基因锚定组件的蛋白在 sgRNA 的引导下与靶序列相结合，在蓝光照射下，CIBNdCas9CIBN 与 CRY2PHRP65 结合激活报告/效应基因表达。该发明的光控基因表达装置能够有效地驱动报告/效应基因在膀胱癌细胞中表达。

【CN106318973A】涉及一种基于 CRISPR/Cas9 的基因调控装置及基因调控方法，该基因调控装置包括一核苷酸序列，其本身是 sgRNA 或者经转录成为 sgRNA，该 sgRNA 在结构上包括与失活 Cas9 蛋白结合的第一部分和连接在第一部分的 3'端的第二部分两部分，其中第一部分的 5'端有一段反义序列，第二部分是适体序列部分，其包括配体结合部分和适体茎部；当不存在配体时，反义序列与适体茎部配对结合；当存在配体时，反义序列与适体茎部解离以与目标 DNA 配对结合。通过将结合特异生物信号的 RNA 核糖开关整合到 sgRNA，建立细胞信号强度与基因表达强度的桥梁，能够在识别生物信号的基础上，激活或者沉默任何一个目标基因，在信号配体与细胞基因之间建立人工联系。

上述专利申请涉及以深圳大学为首席单位的国家"973"计划项目——合成生物器件干预膀胱癌的基础研究，该课题成果于 2016 年 9 月 5 日发表于 *NATURE METH-ODS*[24]，该研究成果被称为 CRISPR "信号传导器"，是一种基于 CRISPR 技术、调控细胞内信号流动方向的新工具。该工具可对肿瘤细胞的多种"恶性"行为进行有效干预，有望将癌细胞逆转为正常细胞，或应用于精准杀灭肿瘤细胞，从而开启癌症治疗新方向。

3.3.1.3 中国科学院遗传与发育生物学研究所

中国科学院遗传与发育生物学研究所在 CRISPR/Cas 技术方面公开了 14 件专利申请。其申请主要是利用 CRISPR/Cas 系统对植物（水稻、玉米、小麦）进行基因编辑，开发新的植物品种，比如研究植物雄性育性相关的基因、提高植物的抗逆性等。

在 CRISPR/Cas 系统改进方面，需要关注以下专利申请：

【CN105647885A】对 Cas9 酶进行了改进，构建了 Cas9 融合蛋白，包括 Cas9 片段及 Ubquitin 片段，一方面可以使得 Cas9 蛋白在胚胎细胞中发挥打靶作用之后迅速降解，从而降低了胚胎发育的嵌合突变效应。更重要的是，Ubiquitin-i-Cas9 蛋白（i 为连接 Ubiquitin 和 Cas9 的连接子的首位氨基酸，其可以为精氨酸（R）或脯氨酸（P）或亮氨酸（L）），可以提高基因打靶胚胎的纯合效率。尤其是优选的 Ubiquitin-R-Cas9 蛋白，其对野生型 Cas9 蛋白基因打靶效率提高了 3.51 倍。

【CN105177038A】对 CRISPR/Cas 系统表达载体的启动子进行了优化，以启动子 pYAO 启动 Cas9 核酸酶的编码基因表达，实现高效定点编辑植物基因组的目的。

【CN106467909A】公开了一种通过核苷酸定点替换获得抗草甘膦水稻的方法以及一种可以产生核苷酸定点替换以及片段替换的方法。该发明所提供的获得抗草甘膦植物的方法包括如下步骤：仅将目的植物内源 EPSPS 蛋白的保守区氨基酸序列的第 8 位的苏氨酸替换为异亮氨酸，第 12 位的脯氨酸替换为丝氨酸，所得植物即为抗草甘膦植物；该发明对于培育抗除草剂植物新品种具有重要意义。该发明还公开了一种利用 CRISPR/Cas 介导的 NHEJ 途径，通过设计两个 gRNA 的位点对两个 gRNA 位点之间的区域进行替换，从而实现目的核苷酸的定点突变以及片段的定点替换。

【CN103343120A】公开了一种小麦基因组定点改造方法。该发明的小麦基因改造方法，包含以下步骤：使小麦组织中含有向导 RNA 和 Cas9 核酸酶，然后在向导 RNA 和 Cas9 核酸酶共同作用下，目的基因上的双链靶标片段被剪切，再通过小麦细胞的自身 DNA 修复功能，最终实现小麦目的基因中靶标片段上的随机插入和/或随机缺失。实验证明，该发明方法能够成功地对小麦进行基因突变。

【CN103382468A】公开了一种实现水稻目的基因中靶标片段上的随机插入和/或随机缺失的基因改造方法。该发明的方法包含以下步骤：使水稻组织中含有向导 RNA 和 Cas9 核酸酶，然后在向导 RNA 和 Cas9 核酸酶共同作用下，目的基因上的双链靶标片段被剪切，再通过水稻细胞的自身 DNA 修复功能，最终实现水稻目的基因中靶标片段上的随机插入和/或随机缺失。实验证明，该发明方法能够成功地对水稻进行基因突变。

3.3.1.4 安徽省农业科学院水稻研究所

安徽省农业科学院水稻研究所公开了 12 件关于 CRISPR/CAS 技术的专利申请，其中，5 件已授权。其申请主要是利用 CRISPR/Cas 技术对植物（如水稻）进行基因编辑。

【CN103981215A】公开了一种用于基因工程的骨干质粒载体，所述骨干质粒载体中，向导 RNA 表达框和 Cas9 核酸酶表达框位于同一双元载体中，向导 RNA 表达框由水稻 U6 启动子，大观霉素抗性基因、人工合成的 sgRNA 骨架序列和 Poly-T 终止子依次构成；Cas9 核酸酶表达框由 ZmUBI 启动子、水稻偏好密码子改造后的 Cas9 编码序列和 35s 终止子依次构成。

【CN103981216A】公开了一种骨干质粒载体，在该骨干质粒载体中：向导 RNA 表达框和 Cas9 核酸酶表达框位于同一双元载体中，向导 RNA 表达框由小麦 TaU3p 启动子、大观霉素抗性基因、人工合成的 sgRNA 骨架序列和 Poly-T 终止子依次构成；Cas9 核酸酶表达框由 ZmUBI 启动子、植物偏好密码子改造后的 Cas9 编码序列和 35s 终止子依次构成。

【CN106755059A】公开了一种用于基因工程的骨干质粒载体，所述骨干质粒载体包含 crRNA 表达框和 Cpf1 核酸酶表达框，crRNA 表达框和 Cpf1 核酸酶表达框位于同一双元载体中，crRNA 表达框由水稻 U3 启动子、大观霉素抗性基因和 Poly-T 终止子依次构成；LbCpf1 核酸酶表达框由 ZmUBI 启动子、水稻偏好密码子改造后的 LbCpf1 编码序列和 35s 终止子依次构成。该发明还提供了利用所述质粒载体构建的含有靶标序列的重组载体，及其在水稻基因打靶中的应用。该发明的骨干质粒载体能够用于进行有效的目标片段的基因打靶，获得带有目的基因中靶标片段上的随机插入和/或随机缺失的水稻植株。同日系列申请 CN106591335A 公开了利用水稻优化密码子设计合成了 LbCpf1 基因。

【CN104846010A】提供了一种删除转基因水稻标记基因的方法，利用 CRISPR/Cas9 系统介导的基因组定点编辑技术建立了一个在植株水平上高效率删除转基因水稻标记基因的方法。利用该发明的方法可以有效地删除整段标记基因，并且能够针对性地只删除标记基因的表达框，而不改变转基因水稻中其他成分的表达。因此，利用该发明的方法可以高效率培育无筛选标记基因的转基因水稻，从而完全消除人们对筛选标记基因的安全性疑虑。

2015 年 6 月 19 日，安徽省农科院的研究人员在 *NATURE* 子刊 *SCIENTIFIC RE-PORTS* 发表了一篇学术论文[25]，描述了 CRISPR/Cas9 介导的、4 个不同水稻基因的基因组编辑。在 T0 代中观察到了高频率诱变和比例较大的假定等位基因突变。研究结果还表明，双等位基因 T0 株系后代的基因型往往很难预测，突变的传递基本上不符合经典的遗传规律，表明 T0 代转基因水稻中的突变主要是体细胞突变。研究人员探索了 T1 植株的遗传模式。不论是否存在 CRISPR/Cas9 转基因，T1 株系中的突变可稳定地传递给后代，从而指出了一种标准的种系传递模式。研究人员对脱靶效应进行了评价，结果表明，通过仔细选择靶标，在 CRISPR/Cas9 介导的水稻基因编辑中脱靶突变是很罕见的。

3.3.1.5　北京大学

北京大学关于 CRISPR/Cas 技术公开了 12 件专利申请。多件申请涉及对 CRISPR/Cas 技术作了进一步的优化，包括 sgRNA 的设计改进、利用 CRISPR/Cas 构建基因敲除文库、Cas9 的优化等，代表较高水平的研究成果。

CN105316335A、CN105316321A 和 CN105316322A 是 3 件有关 sgRNA 设计的专利申请，可达到降低 CRISPR/Cas 系统脱靶效应的技术效果。

【CN105316335A】提供了一种分离的、能特异性作用于目标位点的 sgRNA 分子，该 sgRNA 分子包括一段固定序列片段和一段目的 DNA 识别片段，所述目的 DNA 识别片段可与目的 DNA 形成碱基互补配对，所述 sgRNA 分子种子（seed）区域（PAM 序列上游 1～10 个碱基位置）的 GC 含量不高于 30%。该发明还提供了一种利用所述特异性 sgRNA 分子，实现基因定点改造的方法。该发明提供的 sgRNA 分子能够特异性地作用于目标位点，而不影响基因组中的其他具有高度序列同源性的位点。

【CN105316321A】提供了一种分离的、能特异性作用于目标位点的 sgRNA 分子，该 sgRNA 分子与基因组中目的 DNA 的同源序列在 PAM 序列上游 4~7 位碱基位点中存在至少一个碱基的错配。所述错配可以是 PAM 区上游 4~7 位碱基位点中的一个。

【CN105316322A】提供了一种针对一个 sgRNA 分子的单碱基错配靶位点 DNA 文库以及该 DNA 文库与载体连接产生的载体文库，该文库包括针对一个 sgRNA 分子种子区的单碱基错配靶位点片段，当所述单碱基错配靶位点片段与 sgRNA 片段互补配对时，在 sgRNA 分子种子区存在一个碱基的错配。该发明还提供了上述 DNA 文库/载体文库在检测 sgRNA 脱靶效应研究中的应用。

【CN103668472A】提供了一种利用 CRISPR/Cas9 系统构建真核基因敲除文库的方法，先将编码 Cas9 和 OCT1 蛋白的基因表达于真核细胞系中，筛选获得稳定表达 Cas9 的细胞系，再进行文库构建和功能筛选。其最大的优点在于：可将此方法应用于绝大多数真核细胞系中，不受特定细胞系的限制。另外，进行功能性筛选阳性率高，背景值低。大规模的筛选方法极大降低了成本，克服了单个制备基因敲除细胞所导致的时间和劳动成本高的问题。

【CN106637421A】提供了构建 pgRNA 表达质粒文库的方法，当所述 pgRNA 表达质粒文库与 Cas 蛋白一同被引入细胞中时，可以使得基因组上两个 sgRNA 靶位点被切割，引起靶核酸序列的敲除，通过靶核酸序列的敲除筛选功能性的核酸序列。该申请还提供构建核酸序列敲除文库的方法，所述核酸序列敲除文库通过将该发明的 pgRNA 文库转入细胞获得，所述基因敲除文库可用于筛选功能性核酸序列。该申请是一种高通量 CRISPR/Cas 策略，可以使用多对 gRNA（pgRNA）产生大量核酸序列的删除，使得能够快速鉴别功能性核酸序列。

【CN104805078A】公开了利用高效筛选体系、筛选出一系列可以提高 Cas9 活性的 gRNA 的技术。其提供了一种 RNA，特征在于序列为 5'－靶序列－X－AAGGC-UAGUCCGUUAUCAACUUGAAAAAGUGGCACCGAGUCGGUGC U–3'，其中，X 表示一段 RNA 片段，具有特殊的 RNA 二级结构。

【CN104450745A】通过对传统的 CRISPR/Cas 系统进行优化，分别构建了优化后的 Cas9 基因的表达载体、优化后的 sgRNA 的表达载体和优化后的双元 crRNA：tracrRNA 的表达载体，并将筛选出的水稻特定基因的识别序列克隆到上述载体中，构建转化载体，最终获得水稻指定基因的突变体。该方法把 CRISPR/Cas 系统应用到水稻中产生指定基因的突变体，且突变率高，在植物基因工程中有广泛的应用价值。该课题组首次利用最新的 CRISPR/Cas 系统成功地实现了对水稻特定基因的定点突变，效率达到 80% 以上。由此，北京大学与中科院遗传发育所和中科院上海植物生理生态所一起成为世界上最先实现水稻特定基因定点突变的三个单位。CRISPR/Cas 定点基因突变技术可大大加快水稻功能基因组的研究，进而加快培育高产、高抗和优质的水稻品种，提高水稻的产量和品质。

【CN105755040A】针对传统的染色体位点标记技术中存在的操作复杂、通量低等问题，提供了新型活细胞染色质 DNA 特异位点荧光标记方法，为研究染色质 DNA 功能模块的空间位置与其功能性输出之间的关系提供研究工具。在 sgRNA 的环 2 和/或环 4 的位置，插入 RNA 适配子，通过相应的可以识别适配子的蛋白质，将荧光蛋白连接到可以识别适配子的蛋白质上，从而将荧光蛋白招募到特定的染色体基因位点上。该申请所提供的基因位点标记方法是迄今为止唯一一种可以兼容活细胞的、非入侵性的、高通量的、抗漂白的、多色多位点，可以实现非重复序列标记的一种染色质位点标记方法。

该成果也于 2015 年 2 月 4 日在 *Nucleic Acids Research* 在线发表。[26] 该方法与传统的荧光原位杂交和多重重复片段插入等技术相比，这种新的成像方法适合标记活细胞，操作简单、易实现。与 dCas9 标记方法相比，基于改造 sgRNA 的方法提供了更加快速交换的动力学，可以抵抗光漂白的影响，特别适合对于基因位点的长时间连续观察追踪。基于改造 sgRNA 的多色成像方法具有较高的特异性、信噪比、灵敏度、通用性，可以和基于正交 Cas9 的多色成像方法进行互补，进一步提高多色标记的通量。该技术未来可以应用于多基因的共转录、DNA 修复、染色质的结构变化等方面的研究，对于理解基因位置与基因表达调控具有重要的意义。

【CN106868031A】涉及一种基于分级组装的多个 sgRNA 串联并行表达的克隆方法，针对在某些情况下需要同时表达多个 sgRNA 的需求，利用分级 Golden Gate 反应，开发了不依赖载体的基于聚合酶链式反应的多轮扩增方法，可以在一周内实现多达 20 个 sgRNA 的快速连接组装。具有省时省力、灵活、高效、多功能等优点，可以将 2～20 个数量不等的 sgRNA 迅速组装到一个载体上。利用并行表达的多个 sgRNA 靶向某一段 DNA，可以实现活细胞内非重复序列染色质位点的标记和追踪，单个基因协同激活或抑制，多个基因的同时编辑，多个基因的同时上调和下调等功能，可以在基因编辑以及理解染色质的组织结构和动态变化中有广泛的应用。

【CN105177110A】涉及利用拆分式信号发生蛋白与核酸酶缺陷型 Cas9 蛋白的融合蛋白对样品中是否存在目标核酸进行检测的体外方法、试剂盒和设备。该课题组与清华大学、特拉维夫大学合作开发了利用 CRISPR/Cas9 系统一步靶向克隆上百 kb 的基因簇片段的方法。该方法利用 RNA - 介导的 CRISPR/Cas9 核酸内切酶精确切割所需克隆的任意基因簇片段两侧，并且通过 Gibson 组装方法将切割下来的大片段与目标载体进行连接，达到一步克隆的目的。利用该方法成功克隆了不同尺度（50~150 kb）的大肠杆菌基因组片段，并在其他细菌（枯草芽孢杆菌、链霉菌）中成功克隆了芽孢、金霉素、杰多霉素等生物合成基因簇。

3.3.1.6　中国科学院上海生命科学研究院

中国科学院上海生命科学研究院公开了 10 件涉及 CRISPR/Cas 技术的专利申请。

【CN104293828A】（母案）和 CN106222197A（分案）公开了来自酿脓链球菌 SF370 的 SpCas9 及其植物基因组定点修饰的方法。具体提供了一种具有特定结构的核酸构建物，以及利用该构建物在植物基因组的特定位点进行碱基突变或碱基替换的方法。利用 Francisella novicida Cpf1（FnCpf1）和 Lachnospiraceae bacterium ND2006 Cpf1（LbCpf1）对水稻进行单位点和多位点基因敲除的测试，研究表明上述两个 Cpf1 只需一条非常短的 20~21bp 的直接重复序列（direct repeats，DR）加上 22~24bp 的靶位点识别序列（guide）即可实现单基因敲除，更重要的是，把多个 DR-guide 单元直接串联，只需要一个启动子驱动即可简单高效地实现多基因敲除。该研究利用 4 个 DR-guide 单元组成的 crRNA 短阵列分别对水稻 RLK 和 CYP81A 家族的四个基因进行编辑，各位点的敲除效率达到 40%~75%。该系统简单、高效地在水稻中实现了多基因定点编辑，拓展了 CRISPR/Cas 系统在植物中的应用，为水稻基因组定点编辑提供了一个新利器。[27]

【CN106032540A】提供了 CRISPR/Cas9 核酸内切酶体系的腺相关病毒载体构建及其用途，通过缩小优化 Cas9 表达元件，制备了具有组织细胞广谱表达的 Cas9 蛋白的 AAV 表达载体，首次实现将整个表达元件和 Cas9 编码序列包装进 AAV 病毒。基于 AAV 病毒包装的特性，只需更换包装衣壳质粒，即可将此 Cas9 载体包装成不同血清型的 AAV 病毒。该发明获得的病毒可以有效地实现组织靶向表达及 DNA 编辑。

【CN106636154A】公开了高效 sgRNA 筛选系统和方法，具体而言，提供一种核酸构建物，该核酸构建物含有：表达第一报告蛋白的第一报告基因；位于第一报告基因 3'端的表达第二报告蛋白的第二报告基因；和位于第一报告基因起始密码子前的多克隆位点。该发明还提供一种产品，该产品含有所述核酸构建物以及表达 CRISPR/Cas9 的核酸构建物。该发明还包括所述核酸构建物或产品在评价 sgRNA 介导的基因组修饰活性中的用途。与传统的 sgRNA 活性检测手段相比可以更快速、简便评价 sgRNA 活性，并且可以精确定量 sgRNA 活性。避免了人工、时间、试剂的浪费，为实现 CRISPR/Cas9 技术更高效地用于基因组编辑奠定基础。

3.3.1.7　其他申请人

除了以上申请量较大的申请人以外，国内其他申请人也关注了利用 CRISPR/Cas 系统进行基因编辑、动植物育种、疾病诊断和治疗、检测方面的应用。比如，中国农业科学院北京畜牧兽医研究所的专利申请主要是利用 CRISPR/Cas 系统进行动物育种和基因功能研究。上海交通大学的专利申请主要利用 CRISPR/Cas 系统进行水稻基因功能的研究、细胞系的建立和乙型肝炎的治疗，其中，CN106754912A 公开涉及一类定向清除肝细胞中 HBV ccc 的 DNA。其发现 5 种全新的 CRISPR/Cas 系统，可有效清除细胞内的 HBV ccc DNA，抑制 HBV 病毒的复制并降低乙肝病毒相关蛋白的表达。进一步地，还制备了一种 pH 敏感的 PEG 修饰的阳离子脂质载体，稳定性好、转染效率高，克服了许多阳离子脂质载体的体内不稳定性。将 CRISPR/Cas 系统与 pH 敏感的 PEG 修饰的阳离子脂质载体结合制备了 CRISPR/Cas 阳离子脂质载体制剂，可有效抑制 HBV 急性感染小鼠模型体内的病毒复制、降低抗原表达水平。

清华大学首次发布控制 Cas9 活性的新策略，CN106011104A 公开了利用拆分 Cas 系统进行基因编辑和表达调控方法。该发明提供了蛋白组，将 Cas9 蛋白氨基酸序列从第 203 ~ 204 位、第 468 ~ 469 位、第 713 ~ 714 位和第 1153 ~ 1154 位的至少一种位置拆分，形成不同段蛋白组成蛋白组；该发明的实验证明了，Intein 介导的拆分的 Cas9 系统可以高效地实现基因编辑与基因线路的转录激活调控。该发明提供了运用拆分的 Cas9 系统结合肿瘤细胞特异性启动子可以进行膀胱癌细胞特异性检测。

中国科学院广州生物医药与健康研究院则利用 CRISPR/Cas 技术对哺乳动物进行基因修饰和疾病建模，比如 CN107739739A 公开了使用表达 Cre 依赖的 Cas9 基因的哺乳动物进行基因修饰和疾病建模的方法。在一些实施例中，转基因哺乳动物的基因组包含一种多核苷酸序列，所述多核苷酸序列包含编码 Cas9 的多核苷酸，彼此取向相反的第一对 loxP 序列，以及彼此取向相反的第二对 loxP2272 序列；CN106957856A 利用 CRISPR/Cas9 和点突变技术构建了无毛模型猪；CN104263754A （已授权）将 CRISPR/Cas9 基因敲除技术与体细胞核移植技术结合，构建了白化病模型猪。中国科学院广州生物医药与健康研究院和暨南大学、美国 Emory 大学研究员利用 CRISPR/Cas 技术共同成功培育出世界首例神经疾病模型猪。

3.3.2　国内专利产业化分析

如第 3.3.1 节所述，申请量较大的国内本土申请人均为大学或科研院所，但是在 2017 年 6 月之前，上述列举的专利申请中，仅 CN103668472A（北京大学）向企业进行了专利许可，绝大部分技术成果尚未实现从科研到工业化生产的转移，可能的原因是：①国内本土已授权的专利申请较少，投资人对产业化前景的预期不足；②国内本土申请人研发方向比较分散，没有专利布局意识，难以形成有效的技术壁垒；③CRISPR/Cas 基础专利和核心技术均被国外申请人掌握，市场化可能遭遇诉讼风险。

为了指导国内申请人对技术成果的产业化，有必要对申请量较大的国内企业或个人申请进行分析，以指导国内专利产业化。

经数据分析，国内本土的 567 件申请中，有 30 件专利申请发生了与产业化有关的转移，如表 3－4 所示，转移率仅 5.29%。

表 3－4　国内 CRISPR/Cas 技术专利申请与产业化有关的转移

公开号	名称	转移前	转移后
CN106047930	一种 PS1 基因条件性敲除 flox 大鼠的制备方法	北京百奥赛图基因生物技术有限公司	百奥赛图江苏基因生物技术有限公司
CN103668472	利用 CRISPR/Cas9 系统构建真核基因敲除文库的方法	北京大学	博雅基因生物科技有限公司
CN103388006	一种基因定点突变的构建方法	华东师范大学	上海邦耀生物科技有限公司
CN103923911	CRISPR/Cas9 特异性敲除人 CCR5 基因的方法以及用于特异性靶向 CCR5 基因的 sgRNA	黄行许	黄行许、上海金卫生物技术有限公司
CN103820441	CRISPR/Cas9 特异性敲除人 CTLA4 基因的方法以及用于特异性靶向 CT-LA4 基因的 sgRNA	黄行许	黄行许、上海金卫生物技术有限公司
CN103820454	CRISPR/Cas9 特异性敲除人 PD1 基因的方法以及用于特异性靶向 PD1 基因的 sgRNA	黄行许	黄行许、上海金卫生物技术有限公司
CN104513814	I-TevIN201-Cas9null 融合蛋白及其应用	李云英	苏州中菁生物医药科技有限公司、苏州科创生物科技有限公司

公开号	名称	转移前	转移后
CN104531633	Cas9-scForkI 融合蛋白及其应用	李云英	苏州中菁生物医药科技有限公司、苏州科创生物科技有限公司
CN104531632	快速降解的 Cas9-ODC422-461 融合蛋白及其应用	李云英	苏州中菁生物医药科技有限公司、苏州科创生物科技有限公司
CN103725712	一种无物种限制的条件性基因敲除用中间载体及其制备方法和用途	南京大学	黄行许、上海金卫生物技术有限公司
CN103911376	CRISPR/Cas9 靶向敲除乙肝病毒 cccDNA 及其特异性 sgRNA	南京大学	黄行许、上海金卫生物技术有限公司
CN104650184	一种突变的 TBC1D1 蛋白信号分子及其应用	南京徇齐生物技术有限公司	陈帅
CN103865938	艰难梭菌外毒素 A 羧基端序列密码子优化基因片段、表达载体构建方法及其表达蛋白的应用	山东国际生物科技园发展有限公司	山东国际生物科技园发展有限公司、绿叶投资集团有限公司
CN105755009	一种育性基因及其应用	深圳市作物分子设计育种研究院、湖南旺华生物农业科技有限公司、深圳兴旺生物种业有限公司、兴旺投资有限公司	深圳市作物分子设计育种研究院、深圳兴旺生物种业有限公司
CN105566473	一种育性基因及其应用	深圳市作物分子设计育种研究院、湖南旺华生物农业科技有限公司深圳兴旺生物种业有限公司兴旺投资有限公司	深圳市作物分子设计育种研究院、深圳兴旺生物种业有限公司
CN105567732	一种育性基因及其应用	深圳市作物分子设计育种研究院、湖南旺华生物农业科技有限公司、深圳兴旺生物种业有限公司、兴旺投资有限公司	深圳市作物分子设计育种研究院、深圳兴旺生物种业有限公司

公开号	名称	转移前	转移后
CN105585622	一种育性基因及其应用	深圳市作物分子设计育种研究院、湖南旺华生物农业科技有限公司、深圳兴旺生物种业有限公司、兴旺投资有限公司	深圳市作物分子设计育种研究院、深圳兴旺生物种业有限公司
CN105669848	一种育性基因及其应用	深圳市作物分子设计育种研究院、湖南旺华生物农业科技有限公司、深圳兴旺生物种业有限公司、兴旺投资有限公司	深圳市作物分子设计育种研究院、深圳兴旺生物种业有限公司
CN105349623	抗除草剂基因 OsmALS 的 HRM 检测方法和应用	深圳市作物分子设计育种研究院、深圳兴旺生物种业有限公司、湖南旺华生物农业科技有限公司、兴旺投资有限公司	深圳市作物分子设计育种研究院、深圳兴旺生物种业有限公司
CN105256020	一种用于筛选靶向基因编辑植株的方法	无锡哈勃生物种业技术研究院有限公司	无锡哈勃生物种业技术研究院有限公司、浙江之豇种业有限责任公司
CN105154566	一种用于筛选水稻靶向基因编辑植株的方法	无锡哈勃生物种业技术研究院有限公司	无锡哈勃生物种业技术研究院有限公司、浙江之豇种业有限责任公司
CN105331607	嗜热链球菌 CRISPR/Cas9 系统识别的人 CCR5 基因的靶序列和 sgRNA 及其应用	芜湖医诺生物技术有限公司	张竞方
CN105400779	嗜热链球菌 CRISPR/Cas9 系统识别的人 CCR5 基因的靶序列和 sgRNA 及其应用	芜湖医诺生物技术有限公司	张竞方
CN105331609	脑膜炎双球菌 CRISPR/Cas9 系统识别的人 CCR5 基因的靶序列和 sgRNA 及其应用	芜湖医诺生物技术有限公司	张竞方

公开号	名称	转移前	转移后
CN105316324	嗜热链球菌 CRISPR/Cas9 系统识别的人 CXCR4 基因的靶序列和 sgRNA 及其应用	芜湖医诺生物技术有限公司	张竞方
CN105316337	嗜热链球菌 CRISPR/Cas9 系统识别的人 CXCR4 基因的靶序列和 sgRNA 及其应用	芜湖医诺生物技术有限公司	张竞方
CN105331608	脑膜炎双球菌 CRISPR/Cas9 系统识别的人 CX-CR4 基因的靶序列和 sgRNA 及其应用	芜湖医诺生物技术有限公司	张竞方
CN104561095	一种能够生产人神经生长因子的转基因小鼠的制备方法	长春力太生物技术有限公司	深圳市国创纳米抗体技术有限公司
CN105441455	一种嵌合核酸分子及其在人源化抗体制备中的应用	重庆市畜牧科学院、邹贤刚	重庆金迈博生物科技有限公司
CN105274116	一种制备人源化抗体的核酸分子及其应用	重庆市畜牧科学院、邹贤刚	重庆金迈博生物科技有限公司

专利转移通常意味着投资者对该技术成果有较好的市场预期，从中我们可以看出哪些技术成果比较受到投资者的青睐。上述专利转移涉及的技术成果主要是 CRISPR/Cas 技术的改进、靶向疾病（如乙肝、肿瘤、HIV 等）靶点的基因药物、系统递送、植物育种等方面，其中，以基因药物的情况较多，基因药物的形式主要是特异性的 gRNA。

进一步分析国内企业或个人的专利申请共有 173 件（占国内本土申请的 30.51%），其中，芜湖医诺生物技术有限公司、北京大北农生物技术有限公司、重庆高圣生物医药有限责任公司、南京凯地生物科技有限公司、苏州吉玛基因股份有限公司、黄行许等申请人的申请量较大且技术含量较高。这些企业和个人申请反映了专利权人对技术产业化的迫切需要和利益的追逐，也反映了技术改进中具有产业化前景的投资方向。

（1）芜湖医诺生物技术有限公司

芜湖医诺生物技术有限公司是芜湖引入的高科技生物技术企业，由数位从美国回国的博士和职业经理人创办，从事原创新药开发和干细胞技术的产业应用。该企业申请人公开了 6 件专利申请，其中，CN105331607A、CN105400779A 涉及嗜热链球菌 CRISPR/Cas9 系统识别的人 CCR5 基因的靶序列和 sgRNA；CN105331609A 涉及脑膜炎双球菌 CRISPR/Cas9 系统识别的人 CCR5 基因的靶序列和 sgRNA；CN105316324A、CN105316337A 涉及嗜热链球菌 CRISPR/Cas9 系统识别的人 CXCR4 基因的靶序列和 sgRNA，CN105331608A 涉及脑膜炎双球菌 CRISPR/Cas9 系统识别的人 CXCR4 基因的靶序列和 sgRNA，通过以上技术对人 CCR5 或 CXCR4 基因进行编辑，使得细胞无法被 HIV 感染。

在第 3.3.3 节中将介绍，解放军 307 医院开展了 CCR5 基因修饰的临床研究，该临床研究与芜湖医诺生物技术有限公司的研究热点相同，建议该企业与解放军 307 医院开展合作。

（2）北京大北农生物技术有限公司

北京大北农生物技术有限公司专注于玉米、水稻、大豆等主要农作物的精准生物育种和农艺性状研究，以我国主要农作物生物育种商业化开发为核心业务。

【CN106755075A、CN106701817A、CN106676129A】涉及提高基因组编辑效率的方法，所述方法包括向宿主细胞中引入增效因子，能够显著提高细胞内同源重组概率，当该发明所述增效因子在与分子剪刀共同使用时，可以显著提升分子剪刀的切割效率，进而提升基因组编辑的效率。

【CN106520824A】涉及一种多靶点编辑系统及其用途，所述多靶点编辑系统包括 a）和 b）：a）Csy4 蛋白和 Cas9 蛋白；b）由 Csy4 切割识别序列间隔串联两个或两个以上 sgRNA。该发明首次将 Csy4 蛋白及其对应识别序列应用于 CRISPR/Cas9 系统中，利用 Csy4 蛋白能够切割并识别对应的 RNA 序列，使得多个 sgRNA 在同一个表达盒中同时转录后，可以被切割成独立的片段，实现对基因组的多靶点编辑；同时单靶点的切割效率相比现有技术 tRNA 剪切系统明显提高，且对由多靶点切割引起的片段缺失效率也较 tRNA 剪切系统高。

【CN106318947A】提供了一种基因组编辑系统及其用途，包括 a）和 b）：a）所述嵌合序列；b）Cas9 蛋白。该发明将靶点和 sgRNA 与 Cas9 蛋白整合在一个表达盒中，并使用 II 型启动子驱动表达，不仅拓宽了 sgRNA 可利用的启动子范围，有利于实现特异组织的基因编辑，同时消除了对于靶点第一位碱基的限制，扩大了靶点选择范围，而且可以减少载体构建过程中表达盒的数量，简化载体，避免了由于多个表达盒使用相同的启动子而发生重组导致部分元件的丢失问题。

（3）重庆高圣生物医药有限责任公司

重庆高圣生物医药有限责任公司是以原研药开发、生物医药创新成果转化、纳米载药、分子诊断技术为主研技术的生物医药公司，由重庆威斯腾生物、BG 生物、第三军医大学等共同出资组建。

【CN104004778A】公开了一种含有 CRISPR/Cas9 系统的靶向敲除载体及其腺病毒和应用，该靶向敲除载体由 pX330-U6-Chimeric_ BB-CBh-hSp Cas9 质粒用 EcoRI 和 Sac Ⅱ 酶切、补平后连接经 BstXI 酶切、补平的 pAdTrack-CMV 质粒，然后用 BbsI 线性化后连入目的基因的特异靶序列，再用 Pme Ⅰ 线性化和 CIAP 碱性磷酸酶去磷酸化后与 pAdEasy-1 质粒重组而得，获得的靶向敲除载体能够在靶序列区域突变基因序列，且突变率高，达 30.6% ~ 45.8%，可以用于基因定点突变，为基因治疗奠定了基础。

【CN10497503A6】提供了一种高效建立转基因小鼠模型的辅助质粒，其特征在于，该辅助质粒与外源基因共转染小鼠受体细胞时，辅助质粒能在小鼠基因组特异性靶位点序列上人工形成 32 个缺口，为外源基因提供 32 个整合热点，能显著提高外源基因整合进入小鼠基因组的效率。该辅助质粒含有 Cas9 的表达盒。

【CN106480027A】根据 CRISPR/Cas9 的设计原则，在人基因组中设计出 25 个靶点，从中筛选得到 18 个 gRNA。在人 T 淋巴细胞中利用这 18 个 gRNA 介导的 CRISPR/Cas9 系统，可以有效地敲除人 PD - 1 基因，涉及的 gRNA 有望在肿瘤的细胞治疗中得到应用。

【CN106701763A】筛选出 4 个高效率的 gRNA，在人肝癌细胞株（HepG2. 2.15）中利用这 4 条 gRNA 及其组合指导的 CRISPR/Cas9 系统，可以有效地敲除人乙型肝炎病毒 cccDNA P 基因。利用该发明制备的特异性靶向乙型肝炎病毒 cccDNA 的 gRNA 能够精确靶向乙型肝炎病毒 cccDNA 并且实现基因敲除。

【CN106868008A】涉及基于 CRISPR/Cas9 系统的 gRNA 序列在敲除人 Lin28A 基因的应用以及肿瘤治疗中的应用。筛选获得 2 个高效靶向 gRNA。在人肝癌细胞株（HepG2）和人黑色素瘤细胞株（A375）中利用这 2 个 gRNA 指导的 CRISPR/Cas9 系统，可以有效地敲除人 Lin28A 基因。

(4) 南京凯地生物科技有限公司

南京凯地生物科技有限公司是一家集科研、NGS 临床诊断、肿瘤免疫靶向临床治疗 CAR - T 研发及医疗服务为一体的企业，也是江苏高新技术企业。

该公司的专利申请 CN104894068A 涉及将 CRISPR/Cas9 技术与基因治疗方法 CAR - T 进行结合，利用 CRISPR/Cas9 制备 CAR - T 细胞，以获得治疗肿瘤的药物制剂。

其专利申请 CN106399375A、CN106480097A 涉及利用 CRISPR/Cas9 敲除人 PD - 1 基因，构建靶向 CD19 或 MSLN 的 CAR - T 细胞，目的是获得肿瘤的药物制剂。

（5）苏州吉玛基因股份有限公司

苏州吉玛基因股份有限公司主要从事 RNA 干扰产品以及相关 RNA/DNA 合成用化学试剂的研发和销售。

该公司的专利申请 CN105907785A、CN106244591A、CN106479985A 涉及 CRISPR/Cpf1 基因编辑系统，以化学合成或修饰的 crRNA 和病毒介导的 Cpf1 为主要产品。

（6）黄行许和南京徇齐生物技术有限公司

黄行许课题组接连在 CRISPR/Cas9 研究中取得突破性成果，相关学术论文发表在 *Nature Methods*、*Cell Reseach*、*Scientific Report*、*Human Molecular Genetics* 等权威期刊。以其为发明人或申请人的 CRISPR/Cas 专利申请共 6 项，涉及对 HIV、HBV、PD -1、肿瘤治疗多个靶点的敲除。其中 4 项专利的专利权转让给上海金卫生物技术有限公司。

黄行许课题组首次在世界上利用 CRISPR/Cas9 进行了大鼠的条件性基因敲除，成功利用突变的 Cas9 结合双 sgRNA 技术把脱靶效应降低到检测不到的水平，通过原核注射实现了世界上首次猴的基因敲除。这些成果在国际上受到广泛的关注，相关技术成果不仅发表于国际权威期刊，也以专利申请 CN103725712A、CN103233028A 的形式进行了公开。

南京徇齐生物技术有限公司依托于南京大学模式动物研究所，是南京"321 计划"政府重点扶持项目，主要设计生产动物模型，利用快速的基因编辑技术对大鼠基因进行改造，CN103233028A 是以黄行许为发明人之一、南京徇齐生物技术有限公司为申请人的专利申请。

通过如上对专利转移和企业、个人申请的分析可以看出，目前，高校和科研机构的专利转移和产业化程度较低，专利转移包括高校、科研院所或个人向公司转移、公司向公司转移、高校向高校转移。其中，公司向公司转移、高校向高校转移多为二者合作关系，并没有明显的商业化目的。高校、科研院所或个人向公司的转移，则反映出科研者意欲将其科研成果推向产业化的强烈愿望。然而，这种专利权的转移仅仅是 CRISPR/Cas 产业链的第一步，其真正走向应用还有很多路要走，包括进一步合作和资金的投入，企业加强专利技术的应用来促进产品的研发等。

此外，也反映我国 CRISPR/Cas 相关专利产业链较为薄弱和零散，专利运营方式有限。很多国内重点申请人都没有开始对其专利技术进行有目的的转移和转化，这些专利技术大多停留在产业链的上游，对于广大中小型生物科技公司，虽然这些公司如雨后春笋般看似欣欣向荣，但是，或者由于其本身或数据来源的关系，并没有看到其获得相关专利的许可或专利权转让信息，也反映出这些企业专利意识相对淡薄，该技术还处于技术爆发的上升期，但是没有稳定的技术专利权必将为这些企业今后持续稳定的发展埋下隐患。下游制药企业和育种公司对该项技术的投入也相对较少，资金投入和运营热度远远赶不上美欧国家的制药企业和育种巨头。

从企业申请可以看出，企业更关注地是如何能够将 CRISPR/Cas 系统以产品的形式进行销售，这些产品形式包括 CRISPR/Cas 系统的构建载体、递送载体、疾病相关特异性的 gRNA、改造的动物模型、改造的植物种子、CRISPR/Cas 相关的化学合成服务等，可见能够进行产业化的方向还是比较广泛的，应鼓励国内申请人积极在这些方面实现专利的产业化。

因此，目前国内申请人的状况是科研院校有较强的技术研发实力，但缺乏产业化的经验，企业有进入精准医疗、基因编辑的热情，以及丰富的产业化经验，但是研发实力和资金投入不足，技术成果有限，建议科研院校和企业之间加强合作，争取将高价值的专利申请尽快投入市场。

目前，国内涉及 CRISPR/Cas 产业的上市公司有：

劲嘉股份（股代码 002191）：2015 年 12 月 30 日，劲嘉股份公告称，出资 300 万元与中山大学签署技术开发合同，共同建立基于 CRISPR/Cas9 技术的地中海贫血疾病基因修正的技术体系。预计公司将继续深化与中山大学的合作，全面实施医疗健康转型战略。

银河生物（股代码 000806）：公司斥资 5 亿元投资南京高新生物医药产业创新中心有限公司（简称"南京生物"），南京生物是南京大学模式动物研究所和南京生物医药研究院的产业化平台，在利用 CRISPR/Cas 系统编辑敲除模式动物上具有领先的技术和经验。南京生物医药研究院曾成功培育技术难度较大的基因敲除狗，为世界首例。银河生物子公司还与四川大学生物治疗国家重点实验室签署合作框架协议书，约定双方合作开发靶向人 VEGFR－1 和人 CD19 的抗肿瘤 CAR－T 细胞 I 类新药 SKLB083017、SKLB083019，该项目总投资金额暂定为 3000 万元。

东富龙（股代码 300171）：全资子公司东富龙医疗参股上海伯豪生物 34% 股权。伯豪生物是国内领先生物的 CRO 公司，提供基因组编辑工具 CRISPR/Cas 技术服务，可以快速高效实现任意哺乳动物（尤其是人类）细胞系基因敲除服务。

澳洋科技（股代码 002172）：参股吉凯基因 2% 股权，吉凯基因是国内领先的科研服务提供商，拥有完善的 CRISPR/Cas 慢病毒系统和 TALLEN 技术储备，提供药物筛选模型用基因编辑大小鼠服务。

吉玛基因（股代码 430601）：下有全资子公司上海吉玛制药技术有限公司、天津吉玛医学科技有限公司、安徽吉玛基因药业有限公司，控股子公司苏州吉赛基因测序有限公司，参股公司苏州吉诺瑞生物科技有限公司和北京中科吉因科技有限公司。公司目前已经与中科院上海药物所、清华大学、北京大学等高等院校及数家著名生物医药公司及大型三甲医院建立了合作关系，化学合成的 siRNA、miRNA、反义核酸、核酸适配体，化学合成的 gRNA 等基因药物的开发将成为极具发展前途的新兴产业。

3.3.3 CRISPR/Cas 临床研究开展

基因编辑被誉为 21 世纪最伟大的生物医学突破技术之一，人们对该技术未来在癌症、遗传病领域的突破性成果给予了厚望。中国科学家在 CRISPR/Cas 技术的原创性方面虽然落后于美国，但是，在临床研究进展方面，中国科学家走在了世界前列。下面将介绍中国科学家在基因编辑临床应用领域所作出的努力。

目前，在应用 CRISPR/Cas 的 14 个临床试验中（见表 3-5），有 11 个是在中国，其他 3 个是在美国，相关的研究可以查询 www. clinicaltrials. gov 数据库。

表 3-5　中国 CRISPR/Cas 临床试验

编号	研究机构	适应症	介入方式	临床状态
NCT03057912	中山大学附属第一医院	人乳头瘤病毒相关的恶性肿瘤	破坏 HPV16 和 HPV18 E6/E7 DNA，显著降低 E6/E7 的表达，诱导细胞凋亡和抑制细胞系生长	I 期
NCT03164135	解放军 307 医院	HIV-1 感染	CCR5 基因修饰	—
NCT03342547	威尔斯亲王医院内窥镜中心（中国香港）	消化道感染	干细胞来源的人类肠模型全基因组 CRISPR 筛查与诺如病毒感染相关的宿主因子	—
NCT03166878	中国人民解放军总医院生物治疗科和血液科	白血病和淋巴瘤	靶向 UCART019	白血病 I 期、淋巴瘤 II 期
NCT03398967	中国人民解放军总医院生物治疗科和血液科	白血病和淋巴瘤	通过双特异性 CD19 和 CD20 或 CD22 CAR-T 细胞	白血病 I 期、淋巴瘤 II 期
NCT03081715	杭州肿瘤医院	食道癌	PD-1 敲除工程化 T 细胞	II 期
NCT02863913	北京大学第一医院	浸润性膀胱癌IV期	PD-1 敲除工程化 T 细胞、环磷酰胺、IL-2	I 期

续表

编号	研究机构	适应症	介入方式	临床状态
NCT02867345	北京大学第一医院	激素难治性前列腺癌	PD－1 敲除工程化 T 细胞、环磷酰胺、IL－2	Ⅰ期
NCT02867332	北京大学第一医院	转移性肾细胞癌	PD－1 敲除工程化 T 细胞、环磷酰胺、IL－2	Ⅰ期
NCT02793856	四川大学华西医院	转移性非小细胞肺癌	PD－1 敲除工程化 T 细胞、环磷酰胺	Ⅰ期
NCT03044743	南京大学南京鼓楼医院	晚期 EB 病毒（EBV）相关恶性肿瘤	PD－1 敲除工程化 T 细胞	Ⅱ期

截至 2017 年 7 月，上述临床实验尚没有查询到关联的专利申请，一方面可能是由于专利申请在数据统计之日尚未公开，另一方面，可能是研究人员专利保护意识不强未及时申请专利。倘若并未对相关技术进行专利保护，在 CRISPR/Cas 核心技术主要掌握在国外申请人手中的基础上，一旦进入后期药品上市，将极有可能面临专利纠纷的风险，导致研究成果的流失，对国内研究人员而言是极其不利的。因此，建议国内研究人员与第 3.3.1 节以及第 3.3.2 节中业务相关的国内本土重点申请人或者企业进行合作，加强技术交流和知识产权的保护工作，比如与拥有涉及 PD－1、CAR－T、CRISPR/Cas 平台技术专利的申请人合作，可对临床研究提供有利的条件，加快研究速度、研究成果的转化和知识产权的保护。基于目前我国在临床研究上的领先进度，研究人员可以对 CRISPR/Cas 的多个技术分支进行研究和改进，这是突破国外技术壁垒的契机，新的治疗靶点、相关的特异性 gRNA、药物递送系统等均是专利申请的保护客体，建议相关研究人员考虑提前进行专利申请和布局，保护科研成果。

3.3.4　小　　结

通过对国内创新主体分析和产业化分析，我们可以看到国内创新主体对 CRISPR/Cas 的研究热情很高，但是缺乏系统的规划和密切的合作，属于"农村包围城市"的游击战法，而国外来华申请人的国内布局则相当于"城市"，主要的"城市"是 CRISPR/Cas 技术本身，以及国外大企业关于植物育种、疾病靶点的布局。目前国内科研院校专利转化率不高、产业化薄弱，企业研发水平有限、专利价值不高，科研院校和企业之间的合作较少，导致无法形成"由点及面"的技术网络，这需要国内创新主体及早突破，建议具有相似研究背景的科研院校之间加强学术交流，有产业化需求的科研院校与企业之间加强技术合作，使得高价值专利的价值得以体现。

参考文献

［1］ Cong L et al. Multiplex Genome Engineering Using CRISPR/Cas Systems ［J］. Science, 2013, 339 (6121): 819 – 823.

［2］ Platt RJ et al. CRISPR-Cas9 Knockin Mice for Genome Editing and Cancer Modeling ［J］. Cell, 2014, 159 (2): 440 – 455.

［3］ Chen SD et al. Genome-wide CRISPR Screen in a Mouse Model of Tumor Growth and Metastasis ［J］. Cell, 2015, 160 (6): 1246 – 1260.

［4］ Ran FA et al. In vivo genome editing using Staphylococcus aureus Cas9 ［J］. Nature, 2015, 520 (7546): 186 – 198.

［5］ Zetsche B et al. Cpf1 Is a Single RNA-Guided Endonuclease of a Class 2 CRISPR-Cas System ［J］. Cell, 2015, 163 (3): 759 – 771.

［6］ Shmakov S et al. Discovery and Functional Characterization of Diverse Class 2 CRISPR-Cas Systems ［J］. Molecular Cell, 2015, 60 (3): 385 – 397.

［7］ Slaymaker IM et al. Rationally engineered Cas9 nucleases with improved specificity ［J］. Science, 2016, 351 (6268): 84 – 88.

［8］ Wang SY et al. An RNA-aptamer-based two-color CRISPR labeling system ［J］. Scientific Reports, 2016, 6: 26857.

［9］ Abudayyeh OO et al. C2c2 is a single-component programmable RNA-guided RNA-targeting CRISPR effector ［J］. Science, 352 (6299): aaf5573.

［10］ Gootenberg JS et al. Nucleic acid detection with CRISPR-Cas13a/C2c2 ［J］. Science, 2017, 356 (6336): 438.

［11］ Jinek M et al. Structures of Cas9 Endonuclease reveal RNA-Mediated conformational activation ［J］. Science, 2014, 343 (6176): 1247997.

［12］ Sternberg SH, et al. Conformational control of DNA target cleavage by CRISPR-Cas9 ［J］. Nature, 2015, 527 (7576): 110 – 3.

［13］ Jiang FG et al. Structures of a CRISPR-Cas9 R-loop complex primed for DNA cleavage ［J］. Science, 2016, 351 (6275): 867 – 871.

［14］ Shin J et al. Disabling Cas9 by an anti-CRISPR DNA mimic ［J］. Sci. adv., 2017, 3 (7): e1701620.

［15］ ［EB/OL］. http://en. wikipedia. org/wiki/Feng_ Zhang.

［16］ ［EB/OL］. http://en. wikipedia. org/wiki/Jennifer_ Doudna.

［17］陈晓雪. 两位女科学家基因编辑技术获 2017 年日本奖 ［EB/OL］. http://www. m9.

baidu. com/feed/data/landingpage？dsp = wise&nid = 11865990217261737797&n_ type = 1&p_
form = 4.

［18］ Vikram Pattanayak et al. High-throughput profiling of off-target DNA cleavge reveals RNA-pro-
grammed Cas9 nuclease specificity ［J］. Nature Biotechnology, 2013, 31：839 – 843.

［19］ 周伦. 开年重磅：张锋的基因编辑公司 Editas 要上市了 ［EB/OL］. http：//news. bioon. com/
article/6676923. html.

［20］ 生物观察. 揭秘被 IPO 刷屏的 Editas！除了张锋，背后"顶级学术大牛"还有他 ［EB/OL］.
http：//www. nikest. com/web/kj/2016/0120/179633. html.

［21］ Editas Medicine, Inc. Annual Report （2016）［R］. Cambridge, Massachusetts：Editas Medicine,
Inc. ：2016.

［22］ 搜狐科技. 不买产品！凭借手中 3 万专利，诺基亚年收入上千亿 ［EB/OL］. ［2017 – 12 –
14］. http：//www. sohu/a/210390059_ 488721.

［23］ 塞业生物科技官网. CRISPR/Cas9 专利侵权诉讼即将来临，如何确保应用无忧？［EB/OL］.
［2017 – 08 – 30］. http：//www. cyagen. com/cn/zh-cn/community/news-20170830. html.

［24］ Yuchen Liu et al. Directing cellular information flow via CRISPR signal conductors ［J］. Nature
Methods, 2016, 13：938 – 944.

［25］ Rong-Fang Xu et al. Generation of inheritable and "transgene clean" targeted genome-modified rice
in later generations using the CRISPR/Cas9 system ［J］. Scientific Reports, 2015, 4：11491.

［26］ Shipeng Shao et al. Long-term dual-color tracking of genomic loci by modified sgRNAs of the
CRISPR/Cas9 system ［J］. Nucleic Acids Research, 2016, 44 （9）：e86.

［27］ Mugui Wang et al. Multiplex Gene Editing in Rice Using the CRISPR-Cpf1 System ［J］. Molecular
plant, 2017, 10 （7）：1011 – 1013.

第4章 CRISPR/Cas 技术专利纷争

国内外创新主体对于 CRISPR/Cas 技术研究热情的高涨，随之而来的是愈演愈烈的 CRISPR/Cas 技术专利战。其中，最具代表性的是美国麻省理工学院 Broad 研究所的张锋教授和美国加州大学伯克利分校 Doudna 教授之间的专利争夺战，引起了生物领域、专利以及风险投资领域的广泛关注。本章通过技术和法律两个层次对 Doudna 和张锋之间的专利战进行分析，回顾了专利交战的整个过程。希望本章的分析能够为大家对 CRISPR/Cas 技术专利的归属有一个清晰的预判。

毫无疑问，CRISPR/Cas 技术是 21 世纪生命科学领域最重要的发现之一，其影响力堪比 20 世纪 Watson-Crick 对 DNA 双螺旋结构的发现，具有问鼎诺贝尔奖的实力。如果说，Watson-Crick 的 DNA 双螺旋结构解开了人类对于生命体遗传信息的认知，那么，CRISPR/Cas 技术则在该认知的基础上又向前推进了一大步，可以实现对遗传信息的任意切割和改造。由于生命体的遗传信息决定了生命的表型、特征以及活动等，那么，基于 CRISPR/Cas 技术就可以实现对生命体的表型、特征以及活动等改造，尤其是对人类遗传疾病如糖尿病、血友病等具有巨大的潜在治疗价值。

CRISPR/Cas 技术潜在的价值自然吸引了对其所属权的争夺，其中，最引人瞩目的是加州大学伯克利分校的 Doudna 教授与哈佛大学及麻省理工学院 Broad 研究所的张锋教授之间的专利争夺战。截至 2017 年 7 月 25 日，Doudna 宣布向美国联邦巡回上诉法院提起上诉为止，Doudna 和张锋之间已经展开了多个回合的专利诉讼。虽然在 2017 年 2 月 15 日美国专利审判和上诉委员会裁决张锋的专利并不与 Doudna 的专利相冲突，可以说张锋取得了暂时的胜利，但是，从交战双方在前几个回合的战果来看，可以说得上是平分秋色，各具优势。目前，美国专利审查与上诉委员会的裁决已经生效，但是 Doudna 又向法院提起了上诉，这对 CRISPR/Cas 技术专利权的归属又增加了不确定性。

目前，从已经公开的内容我们可以知晓，对于 CRISPR/Cas 技术的研究，Doudna 实际上是早于张锋，并且，Doudna 在美国的专利申请日也早于张锋。但是，为什么在后来的专利交战中，Doudna 反而会处于劣势中？Doudna 申请的专利和张锋申请的专利到底是不是相同的专利？张锋在对 CRISPR/Cas 技术的研究以及专利申请中到底做了哪些方面的工作，使得其可以逐步掌控"全局"。下文将从 CRISPR/Cas 技术的发展起源说起，从技术和法律层面分析 Doudna 和张锋之间在不同时期对于 CRISPR/Cas 技术的专利诉讼内容，希望在了解整个纠纷过程和内容之后，对这场专利争夺战的结果会有一个预期。

4.1　技术缘起

CRISPR 的首次命名来源于 2002 年荷兰乌德勒支大学的 Ruud. Jansen 等，他们利用生物信息工具对一系列的古菌和细菌的重复序列进行了分析，Jansen 等人在 Mojica 的协商下对一个重复序列命名为 Clustered Regularly interspaced Short palindromic Reprats，简称 CRISPR，这就是我们现在通用的名称，同时，他们还首次使用了 CRISPR-associated（cas）这个概念。该项研究成果发表在 *Molecular Microbiology* 上。[1]

2007 年，法国 Danisco 公司的 Philippe H 和 Rodoiphe B 发现侵蚀野生型嗜热链球菌的噬菌体的基因组中存在特殊的 CRISPR 间隔序列，将该特殊的间隔序列直接导入野生型嗜热链球菌中，其也产生了对噬菌体的抗性，进一步研究发现，其中一个 Cas5 基因是细菌对噬菌体抗性所必须的，该项研究首次证明：CRISPR 和 Cas 基因一起为细菌提供了针对噬菌体的抗性，而抗性的特异性由噬菌体中间隔序列的相似性决定，其研究结果发表在 *Science* 杂志上。[2]

Doudna 关于 CRISPR/Cas 技术的研究成果最早发表于 2012 年 8 月 17 日的 *Science* 杂志上，[3] 其投稿日期显示是 2012 年 6 月 8 日。证明了 CRISPR/Cas 技术相比于先前的基因编辑技术具有较高的基因剪切和编辑效率，这也是首次以公开出版物的方式证明了 CRISPR/Cas 技术的原理及其应用。张锋对于 CRISPR/Cas 技术的研究开始于 2011 年 2 月。据张锋在接受媒体的一次访谈节目中提到，在 2011 年 2 月参加的一场研究报告中，首次接触到 CRISPR/Cas 技术，随即对该技术产生了浓厚的兴趣，并决定跳过原核细胞，直接在老鼠和人类的细胞中开展 CRISPR/Cas 技术的研究。张锋的研究论文发表于 2013 年 1 月的 *Science* 杂志上，[4] 其证明在小鼠和人类的细胞中，第二类原核 CRISPR/Cas 适应性免疫系统有助于 RNA 指导下的位点特异性的 DNA 剪切。这是科学家首次将在原核系统中发现的 CRISPR/Cas 系统应用于真核细胞中。

此时，Doudna 和张锋之间虽然没有直接交手，但是，各自的研究内容及进展是后续专利申请内容的基础，研究进展的快慢和研究内容的差异将在一定程度上决定专利的申请和保护的范围，可以说，研究方向的选择以及研究成果的获得决定了

CRISPR/Cas 技术专利权的归属。

从以上内容可以看出，CRISPR 序列的发现以及功能的验证均另有其人，并不是 Doudna 和张锋，Doudna 和张锋对于 CRISPR/Cas 技术的研究距离 CRISPR/Cas 功能的发现将近有 10 年的时间。其实际上是分别将 CRISPR/Cas 技术的应用向前推进了一步，Doudna 研究成果致力于在原核细胞中对基因的精确剪切，而张锋的成果是专注于在真核细胞人类和小鼠的细胞中对基因的剪切。从论文的发表情况来看，Doudna 和张锋的论文均发表在顶级学术期刊 Science 上，反映出他们的研究成果均具有重大的意义，属于重大发现。从论文发表的时间来看，Doudna 的论文早于张锋论文半年左右发表，但是，Doudna 的论文是在原核生物中实现的，张锋的论文是在真核生物实现的，由于在真核生物中的应用对于人类相关疾病的治疗更具有意义，因此，虽然 Doudna 的论文发表早于张锋，但是，张锋的论文内容的价值则高于 Doudna，从引证率上也可见一斑，来自 Web of Sicence 统计显示 Doudna 论文引证次数是 2847 次，张锋是 3727 次。在此轮的较量中，双方可以说是平分秋色，打了个平手，不分胜负。

4.2 专利产生

对于专利的申请工作，Doudna 和张锋都显示出了足够的重视，Doudna 于 2013 年 3 月 15 日向 USPTO 提出了专利申请，该申请享受的优先权日为 2012 年 5 月 25 日。[5]张锋于 2013 年 10 月 15 日向 USPTO 提出了申请，该申请享受的优先权是 2012 年 12 月 12 日。[6]

Doudna 的专利申请文件共计 219 页，请求保护的权利要求 155 项，保护内容涉及：CRISPR/Cas 系统中指导 Cas 酶的单链 RNA 分子，使用的载体，直接修饰突变位点的多肽分子，靶标 DNA 特异性位点的剪切和修饰方法等。为支持请求保护的技术方案，Doudna 的专利申请文件中进一步提供了 7 个实施例。实施例 1 介绍对靶标 DNA 修饰涉及的材料和操作等，实施例 2 证实人类细胞中的依赖于 RNA 的基因组重编程，实施例 3 公开两类 CRISPR/Cas 免疫系统中 traRNA 和 Cas9 家族成员，实施例 4 公开 CRISPR 作为 RNA 指导的平台对基因表达的序列特异性控制，实施例 5 提供一种嵌合的指导位点特异性的多肽可以用于在人类的细胞中调节转录（激活和抑制）水平，实施例 6 证实 Cas9 系统可以使用人工的非天然存在的指导 RNA 分子用于靶标 DNA 的剪切，实施例 7 证实采用该发明体系制备得到非人类的转基因组织。

Doudna 的专利申请涵盖了采用 CRISPR/Cas9 系统对靶标 DNA 进行定点剪切修饰的方法，尤其是该方法中涉及的指导 RNA 的设计方案，并且，权利要求中请求保护的应用范围并不局限于原核生物，而实施例中进一步验证了可以在真核生物人类细胞中使用。相对于 2012 年 8 月在 *Science* 杂志上发表的论文中的内容，此次专利申请的内容得到了较大范围的改进，进一步证实 CRISPR/Cas 技术是可以应用到人类细胞中，表明从 2012 年 8 月 17 日文章发表到该专利的申请日 2013 年 3 月 15 日为止，Doudna 在该期间使用 CRISPR/Cas 技术在人类真核细胞中进行了大量的实验，从专利实施例提供的结果来看，CRISPR/Cas 技术在人类真核细胞中的应用获得了成功，可以应用于真核细胞中，相对于 Doudna 发表的文章内容是一大进步。

张锋的专利申请文件共计 117 页，涉及 20 项权利要求，保护内容涉及：在真核细胞中通过使用 CRISPR/CasS 系统改变至少一个基因产物表达的方法，一种人工的非天然存在的 CRISPR/Cas 系统等，所述的方法和系统中涵盖了用于基因定点改造的步骤以及导引 RNA 的设计等。为了进一步支持其所要保护的技术方案，张锋在说明书中进一步提供了 7 个实施例。其中，实施例 1 首先证实在真核细胞的细胞核中 CRISPR/Cas 复合体的活性；实施例 2 公开 CRISPR/Cas 系统的可修饰性以及可选择性；实施例 3 公开待修饰样品靶标序列的算法设计法则；实施例 4 公开对多个嵌合的 crRNA 和 trRNA 杂交体的效果评估结果；实施例 5 公开 Cas9 蛋白的多样性；实施例 6 公开 Cas 蛋白的同源分子；实施例 7 公开使用 CRISPR/Cas 对植物靶标基因的操控。

张锋的专利同样涵盖了对靶标 DNA 采用 CRISPR/Cas 技术进行定点修饰的方法，尤其是强调所述方法是应用于真核细胞中，相对于 2013 年 1 月张锋自己发表的文章来看，其进一步增加了 CRISPR/Cas 技术在植物细胞中的应用，表明在此期间，其对 CRISPR/Cas 技术的研究一直在持续，并尝试在不同的真核生物体细胞中进行验证，从其专利说明书公开的内容来看，其在植物中的应用也获得了成功。

从上述双方的专利公开的内容来看，Doudna 和张锋对自己的研究成果均积极地申报专利申请，专利中申报的内容不仅涵盖了前期文章中发表的内容，还包括了在文章发表之后，专利申请之前的研究成果，这些内容给专利申请带来了更大的保护范围。从专利申请的时间上来看，Doudna 专利的申请日和优先权日均早于张锋的专利。在此次较量中，笔者认为 Doudna 一方略胜一筹。

4.3　专利授权

Doudna 申请的专利审查和大多数的申请类似，选择在公开后按照正常流程进行实质审查。Doudna 专利申请的申请日为 2013 年 3 月 15 日，公开日期为 2014 年 3 月 6 日，其申请提前公开。通过 USPTO 网站可以进一步查询到，发明人 Doudna 分别在

2015 年 1 月 8 日、2015 年 4 月 13 日和 2015 年 9 月 3 日对权利要求进行了修改，增加了多个权利要求。USPTO 于 2015 年 9 月 15 日发出审查意见通知书，通知书中除指出部分增加的权利要求不被接受的理由之外，还进一步提供了一篇最接近的现有技术[7]，并列举了该申请与该最接近现有技术的区别特征，换句话说，USPTO 的审查员认可了上述区别特征所带来的创造性，这些特征包括：包含 Cas9 和靶标 DNA 的单链 RNA 分子，其中靶标 DNA 的单链 RNA 分子包括：i）能够和靶标 DNA 的靶标序列杂交的 tar-RNA；ii）能够和 tar-RNA 分子杂交的 act-RNA，而 act-RNA 能够和 tar-RNA 形成蛋白质结合的双链 RNA 二聚体结构部分，act-RNA 和 tar-RNA 彼此之间通过插入核苷酸序列共价连接，靶标 DNA 的单链 RNA 分子能够和 Cas9 蛋白之间形成复合体。

申请人于 2015 年 11 月 5 日对审查意见通知书进行了答复，并对权利要求进行了修改，修改后的权利要求请求保护 CRISPR/Cas 系统以及使用该系统对靶标 DNA 进行剪切方法，而权利要求的限定中均涵盖了审查员在通知书中列举的最接近的现有技术的区别特征。在该案的后续审查过程中，发明人 Doudna 进一步向美国专利审判与上诉委员会提出专利权异议。

张锋的专利申请却和 Doudna 的申请采用了不一样的审查方式，首先，张锋选择了不公开审查，即在其申请案件结案之前，原始申请文件和其中的审查过程都是不公开的。而 Doudna 的审查过程是公开后审查，审查员的审查意见也是可以通过 USP-TO 的网站进行查询获得的，也就是说，作为竞争对手，张锋可以完整地获得 Doudna 的申请文件内容以及整个审查过程。而张锋的专利申请内容以及审查过程却是一直处于不公开的状态，Doudna 是无法获得的。

另一方面，由于张锋申请的专利属于 USPTO 规定的特定的可以加速审查的分类领域。[8]张锋向 USPTO 提交了额外的加速审查费用从而获得申请的加快审查，在该种情况下，张锋申请的专利的审查速度明显快于 Doudna 的专利申请[9]，因此，即使张锋申请注册专利的时间晚于 Doudna，但是张锋在 2014 年 4 月 15 日提前获得了关于 CRISPR/Cas 专利技术的授权[6]。Doudna 的专利申请和张锋的专利申请同属于一个领域，但是 Doudna 却没有向 USPTO 提出加速审查。虽然，Doudna 专利申请的申请日和优先权日均早于张锋，却丧失了专利可能提前授权的机会。

通过进一步阅览 USPTO 对于张锋专利的审查过程发现，在第一次审查意见通知书中，USPTO 的审查员分别引用 5 篇对比文件，评述张锋专利的创造性，在这些对比文件中，包含 Doudna 在 Science 上公开发表的关于 CRISPR/Cas 技术在细菌中应用的文章[2]（由于张锋申请专利的优先权日为 2012 年 12 月 12 日，而 Doudna 文章的公开日期为 2012 年 8 月 17 日，早于张锋专利的优先权日）。但是，在接下来的审查过程中，对于发明人张锋的意见陈述，审查员认可了该专利申请的创造性，这也表明，审查员同时也认可了张锋的专利申请的内容和 Doudna 在 *Science* 上发表的论文研究内容属于不同的方面，存在区别，即张锋的专利申请相对于 Doudna 公开发表的文章具备创造性。

一些人认为，张锋的专利之所以能够被授权，是因为其提出了加速审查。对此，张锋回应认为，USTPO 对其专利授权并不存在其他的影响因素，虽然 Doudna 的申请在先，但是，Doudna 的研究仅仅关注于 CRISPR/Cas 技术在细菌上的应用，其关注点在 CRISPR/Cas 技术的科学应用方面，而他本人的研究主要集中在动物和人类的细胞上，关注点在模式动物及疾病的治疗方面，这意味着，基于张锋的发现，科学家可以应用 CRISPR/Cas 技术用于人类疾病的潜在的治疗。

在此回合的较量中，虽然张锋的专利申请日和优先权日均晚于 Doudna，但是，张锋充分利用了美国专利申请审查中的各项规定，包括不公开审查以及加速审查，反而早于 Doudna 获得了专利授权。而通常情况下，如果张锋的专利也按照正常的流程，如公开后再审查，以及不加速审查，那么其审查流程将会是按照申请日先后的顺序，那么张锋的专利可能和 Doudna 的专利申请一样，仍然处于在审的状态。张锋巧妙地运用了 USPTO 的审查政策，化被动为主动。因此，在此次的交锋中，张锋获得全胜。

4.4　专利权异议

正如第三回合的交战情况，在专利审查过程中，由于张锋向 USPTO 提出加速审查，虽然其申请日和优先权日均晚于 Doudna，但是却提前获得了 USPTO 的授权。张锋的授权专利将 CRISPR/Cas 技术广泛应用于真核细胞中，如动物及人类的细胞，这意味着张锋垄断了 CRISPR/Cas 技术在人类、猪、小鼠以及大多数用于研究人类疾病治疗的模式动物上的应用，预计将会有广泛的商业利益。

由于 Doudna 和张锋的专利申请的优先权分别为 2012 年 5 月 25 日和 2012 年 12 月 12 日，这两个日期均早于 2013 年 3 月 16 日，在该日期之前，美国专利法实行的是先发明制，在该日期之后，才实行的是先申请制。[10] 对于先发明制，美国专利法规定基于先发明制的专利权异议可以在两件授权专利或一件授权专利及一件在审专利之间启动。[11] 专利权异议程序将保证美国专利审判和上诉委员会（PTAB）赋予最先发明人质疑优先权以及保证其发明申请的专利权的权利。也就是说，如果申请人能够证明自己是最早进行并完成发明创造的，那么在后的发明将可能面临被宣布无效的结果。基于此，2016 年 1 月，Doudna 向美国专利审判与上诉委员会提出专利权异议（Patent Interference，也称作优先权抗辩（Priority Contest）），认为基于先发明制的原因，张锋关于 CRISPR/Cas 技术的专利应当被宣布无效。如果说前 3 个回合张锋与 Doudna 之间较量还是处于不公开的状态，属于案中较量，那么至此，CRISPR/Cas 专利之争才正式拉开序幕。

基于专利权异议程序，PTAB 将确定张锋申请的专利是否能够享受优先权以及将进一步决定张锋的专利是否会被宣布无效。Doudna 和张锋同样处于同一时期，从先前公开的出版物来看，Doudna 于 2012 年 8 月在顶级期刊 Science 上首先发表了其研究的内容，证明了 CRISPR/Cas 技术相比于先前的基因编辑技术具有较高的基因剪切和编辑效率。这也是首次以公开出版物的方式证明了 CRISPR/Cas 技术的应用原理以及应用，也是基于该原因，Doudna 以先发明该项技术为理由向张锋专利的优先权提出了挑战。但是，上述文章仅是证明了 Doudna 对于 CRISPR/Cas 技术在细菌细胞中的特定区域的基因剪切、编辑具备相应的控制。

正如张锋在收到专利权挑战之后的回应中陈述的："Doudna 的研究仅是专注于 CRISPR/Cas 在原核细菌中以及作为科学研究的工具，而我们的贡献在于将 CRISPR/Cas 技术应用于真核细胞，如小鼠、猪、人类细胞等能够用于疾病的预防及治疗的模式动物细胞上。"[4]

2017 年 2 月 15 日，PTAB 就 Doudna 对张锋 CRISPR/Cas 专利的异议作出裁决，3 名法官一致认为：张锋的 CRISPR/Cas 专利有效，与加州大学 Doudna 的专利申请之间不冲突。

在裁决的内容中，PTAB 对双方提供的证据进行了详细的分析，最后通过简短的概括认为：将 CRISPR/Cas 技术用于包括原核细胞或体外的操作中，并不能显而易见地推导出 CRISPR/Cas 技术也能够应用于真核细胞，该领域技术人员依据现有技术无法预期 CRISPR/Cas 技术也能应用于真核环境下，鉴于上述理由，我们终止对该专利权的异议。

概括地讲，PTAB 认为 CRISPR/Cas 技术从原核细胞或体外的操作环境中应用到真核细胞中对本领域技术人员来讲是非显而易见的。从裁决提供的内容来看，PTAB 作出上述裁决的依据主要是异议人与专利权人之间提供的以下证据。

针对异议人提出的专利异议，Broad 团队认为，基于异议人的专利的权利要求并不能推导出该申请请求保护的权利要求，Broad 团队认为没有证据表明 CRISPR/Cas 技术能够应用于原核细胞环境以外，其进一步提供了公开发表的相关文献证据，并且，Broad 研究所进一步引用了异议人自己在公开文献中的评论：CRISPR/Cas 技术能够在基因组的位点特异性编辑中形成简单而有价值的 RNA 指导的编辑体系，但是，并不清楚这样的细菌系统能否在真核细胞中发挥功能。以及加州大学 Doudna 在 2012 年的公开言论：CRISPR/Cas 是一项成功的技术，但是其仍然存在问题，因为我们并不能确认 CRISPR/Cas 技术是否能够在真核细胞—植物和动物细胞中工作，并且，Doudna 表示在将 CRISPR/Cas 技术应用于人类时遇到很多挫折，认为如果能够在人细胞中获得成功，CRISPR/Cas 技术将是一个意义深远的发现。Broad 研究所进一步列举了在真核细胞中进行基因编辑的难度，其并不同于原核细胞。至此，张锋和 Doudna 之间的专利争夺战告一段落。

在此轮交战中，Doudna 虽然基于先发明制向美国专利审判与上诉委员会提出了专利权异议，但是，基于双方提供的证据来看，美国专利审判与上诉委员会认为 Doudna 的申请内容和张锋的申请内容并不属于相同的发明，Doudna 的专利权异议被宣布终止。此次较量，张锋获得胜利。

4.5　专利诉讼

Doudna 不服 PTAB 的裁决，已经向美国联邦巡回上诉法院提起行政诉讼。目前，美国联邦巡回上诉法院还未作出判决。但是，可以预见的是，不论美国联邦巡回上诉法院作出什么样的判决，鉴于 CRISPR/Cas 技术背后的巨大的商业价值，此次的判决结果将不会是 CRISPR/Cas 技术专利权归属的终结，不管是哪一方获得胜利，另一方将会提出进一步的诉讼，直至最终的诉讼。

值得关注的是，欧洲专利局（EPO）已经决定将 CRISPR/Cas 技术涉及的一项专利授予 Doudna 一方，该专利内容包括原核细胞、真核细胞以及生命有机体中对 CRISPR/Cas 技术的应用。这一结果与 PTAB 的判决完全不同，表明 EPO 对于 CRISPR/Cas 技术专利更倾向于 Doudna 一方，其授权的权利要求的范围也是相当宽泛的。

4.6　启示与建议

目前，Doudna 和张锋交战的结果可以说是多种因素较量的结果：各自研究内容的差异、审查过程中审查技巧的应用、美国专利先发明制等。如审查过程中，张锋提出了加速审查，并选择不公开审查，直到其申请被授权后，Doudna 才知晓这个专利申请的存在。而在审查方面，Doudna 选择了常规的审查流程，其并没有提出加速审查，也没有选择不公开审查，这样的情况实际上使自己的申请以及审查的内容完全暴露于对手。

从目前的交战结果来看，在美国，张锋显然处于优势，其专利申请已经获得了授权，并且获得了美国专利审判与上诉委员会的认可。另外，张锋已经授权的专利的权利要求请求保护的范围是 CRISPR/Cas 技术在真核生物中的广泛应用，如果Doudna 的专利要想获得授权，其势必需要缩小保护范围，很可能丧失在真核生物中请求的保护，而真核生物正是 CRISPR/Cas 技术应用的前景所在。值得注意的是，由于不同的国家的专利制度的差异，Doudna 和张锋在不同国家对于 CRISPR/Cas 技术的专利申请的审查结果却不尽相同，比如，在中国的专利申请，国家知识产权局就将 CRISPR/Cas 技术的专利权授予了 Doudna，其范围包括 CRISPR/Cas9 的方法以及在原核、真核和多种有机体中的应用，涵盖了相当广泛的范围。我们相信，CRISPR/Cas 技术专利之争虽然已经历经多个回合，但这仅仅是一个开始，未来的交战将会更加激烈。

参考文献

［1］ Rudd J et al. Identification of genes that are associated with DNA repeats in prokaryotes ［J］. Molecular microbiology, 2002, 43 (6)：1565 – 1575.

［2］ Rodoiphe B et al. Crispr provides acquired resistance against virus in prokaryotes ［J］. Science, 2007, 319 (5819)：1709 – 1712.

［3］ Jinek M et al. A programmable dual-RNA-guided DNA endonuclease in adaptive bacterial immunity ［J］. Science, 2012, 337 (6096)：816 – 821.

［4］ Cong et al. Multiplex genome engineering using CRISPR/Cas systems ［J］. Science, 2013, 339 (6121)：819 – 823.

［5］ Jennifer Doudna. Methods and compositions for RNA-directed targeted DNA odification and for RNA-dirested modulation of transcription：US2014/0068797A1 ［P］. 2014 – 03 – 06.

［6］ Zhang. CRISPR-Cas systems and methods for altering expression of gene products：US, 8697359B1 ［P］. 2014 – 04 – 15.

［7］ Sapranauskas et al, The Streptococcus thermophilus CRISPR/Cas system provides immunity in Escherichia coli. Nuc . Acid Res, 2011, 39 (21)：9275 – 9282.

［8］ Manual of patent examination procedure ［M］. USPTO, 2010.

［9］ Broad Institute, Information about licensing of CRISPR-Cas9 systems ［J/OL］. https：//www. broadinstitute. org/partnerships/office-strategic-alliances-andpartnering/information-aboutlicensing-crispr-cas9-syste.

［10］ Mayo Collaborative Serv. v. Prometheus Lab, Inc., 132 S. Ct. 1289 (2012) .

［11］ Patent Law Fundamentals, USPTO, §16：13 (2d ed.) .

第5章　生物基础性专利的利益平衡

随着技术的发展，基因编辑技术已经从同源重组、ZFN、TALEN 发展到 CRISPR/Cas。相对于其他基因编辑技术，CRSIPR/Cas 最大的优势是构建简单，使用方便，其作为工具的便利性迅速带来了轰轰烈烈的研发升级，提高了分子生物学基础研究的效率，进而带来相关应用领域的技术繁荣。特别是在重要应用领域的研究成果，如医药医疗、转基因育种，无疑将为技术进步、经济民生带来深远的影响。这种发生在上游科研领域的系统性升级，比其他技术创新对技术进步的影响要显著得多。专利制度是为促进技术创新而创立的，这样具有超级影响力的技术申请专利对技术进步将产生何种影响，本章希望从生物基础性专利的历史和现状中得到借鉴。

5.1　基础性专利

根据发明的创新程度和方式，专利可以分为基础性专利、改进性专利和补充性专利；根据专利在专利布局中的地位可以分为核心专利和外围专利，根据专利的影响力或使用广泛程度，基础性专利和标准必要专利有共通之处。

5.1.1　基础性专利的内涵

目前学界观点主要有：①基础性专利因基础技术而来，所谓基础技术就是一个技术思想最源头的部分，如果依照科学和技术的差别，基础技术通常源自科学的成分较高，包含基础技术的专利即为基础性专利；②基础性专利源自基础性发明，基础性发明指那些对于行业或产业的形成具有基础作用的发明创造，是一个新的行业或产业形成的技术源头；③基础性专利是那些在重大科学发现或重大理论突破基础上形成的基础性发明的专利化存在形式。[1]虽然基础性专利定义尚未达成统一，但人们对其内涵都有一定的感性认识，比如爱迪生的电灯发明开创了新的照明时代，马可尼的无线电报发明颠覆了信息传播方式，K. B. Mullis 的聚合酶链式反应带来分子生物学研究的蓬勃发展。无论是学界研究，还是人们感性认知，都与专利审查指南对开拓性发明的定义遥相呼应，《专利审查指南 2010》指出，开拓性发明指一种全新的技术方案，在技术史上未曾有过先例，它为人类科学技术在某个时期的发展开创了新纪元。[2] 从中可以窥见基础性专利的属性——全新或源头、开创产业或行业的新纪元。这两个属性分别是从其与现有技术的区别和影响力两个角度来界定的。全新，意味着技术思想是前所未有的，而不仅是技术方案是新的，全新指产品全新和用途全新，除了依托全新产品和全新用途的方法之外，一般的方法难以达到全新的状态。一项技术若要开创一个产业或行业新纪元，势必是高效的或普适的，高效即在技术效果上具有压倒性的优势，普适即能够容易地与其他技术融合或应用于不同领域，唯此才能迅速吸引大量资金和人员进入，形成产业。严格地说，CRISPR/Cas技术是已知细菌免疫系统在基因编辑上的转用，这种转用的技术思想是前所未有的，然而正因为体系本身是已知的，相对于全新的产品，转用的技术思想似乎更加容易诞生，这也体现在了涉及不同发明人的申请日相近的 CRISPR/Cas 技术相关专利上。同时其便利性在现有的基因编辑技术中具有异常显著的优势，并且其作为上游研发技术能够与下游应用开发实现无缝衔接，因此，CRISPR/Cas 技术作为基因编辑工具具有成为基础性专利的潜质。

5.1.2 其他专利内涵

与基础性专利对应的是改进性专利或补充性专利，即蕴含的技术思想并非全新的，而是对其本身进一步的改进或者与其他技术思想结合进行的补充。除了基础性专利，还需要区分的概念是核心专利，核心专利通常是在一个专利布局中处于源头的专利，与其对应的概念是专利布局中的外围专利。如果将技术发展视为一条有起点和终点的路径，那么基础性专利大多位于起点，而核心专利指的是这条路径上取得突破的重要关卡，数量多于基础性专利，改进性专利和补充性专利都可能成为核心专利。但是核心专利的影响力仅限于特定的范围，比如一般是专利权人和其竞争对手，而基础性专利的影响力辐射整个行业。

还有一类需要区分的概念是标准必要专利，标准必要专利是指技术标准中包含的必不可少和不可替代的专利，即为实施技术标准而不得不使用的专利，如果一个技术标准得到了广泛应用而成为行业标准或国家强制性标准，达不到标准的产品或者服务就不能进入市场。标准专利源自人为设定，而非技术自然发展的突破，因此标准必要专利不一定基于基础性技术。但标准必要专利对于行业的发展是决定性的，因为不符合标准必要专利的产品，就无法进入市场。为了行业发展和繁荣，标准必要专利权人必须按照"公平、合理、非歧视"原则（FRAND 原则）对使用该专利的企业强制许可。从这个角度看，基础性专利和标准必要专利有相通之处，因为无论是行业的开创还是繁荣，都意味着被广泛使用，区别在于是因为标准而被动选择还是因为技术吸引力而主动选择，因此，在专利许可方面，基础性专利可以比标准必要专利具有更加灵活的许可策略。

5.2　生物基础性专利的利益平衡

利益平衡是指通过法律手段来协调各方面的冲突因素，使相关方的利益在共存和相容的基础上达到合理的优化状态。利益平衡是在知识产权法，如专利法、商标法、著作权法的顶层设计中考虑的基本问题。

根据利益主体不同，专利制度所涉及的利益可以分为公共利益、专利权人利益、发明者利益、专利用户的利益。专利用户的利益又可以分为出于商业目的的竞争性利用的用户利益与出于非商业目的，为了科研而利用专利的用户利益。其中，后者本质上是公众科研事业发展利益，可以视为公共利益的一部分。而其他利益如专利权人利益、发明者利益、出于商业目的的竞争性利用的用户利益都是基于具体主体的利益，属于私人利益。私人利益更多地体现在经济利益上，借助市场经济无形之手，通过具体的专利运营手段调节达到双赢结果。

公共利益之所以为公共利益，在于它的共享性、不可分割性和供给的外在效应，共享性意味着它不特属于某一个人或某些人群，而是属于一个共同体的所有成员；不可分割性意味着它总是以整体的方式存在，尽管每个人都能享用，但却不能分割给个人；供给的外在效应意味着消费越普遍，利益越大。[3] 其中不可分割性与私人利益的个人属性是截然相反的，但是共享性和供给的外在效应与私人利益的实现需求是一致的，因为共享性不特属于某些群体，也包括私人利益的所有者，供给的外在效应决定了私人利益赖以实现的市场范围。因此在一定条件下，公共利益和私人利益是相辅相成，可以相互转化的。在专利法的设计中，公共利益是目的，通过建立私人利益换取，换言之，公共利益的实现建立在私人利益的基础上，当私人利益影响了公共利益的实现，则会通过限制手段来重新平衡，整体上二者之间并非冲突对立关系。而私人利益之间的分配，即具体个人之间的排他性是对立的，非此即彼的关系，或者是建立在协商基础上的整体的分配关系。

基础性专利因技术的开拓性对技术创新产生深远的影响，又因使用者的广泛使用而产生巨大的商业价值，基于历史背景下的衡量，不论对公共利益还是私人利益都是可观的。专利的垄断属性会给公共利益和私人利益带来何种影响和冲突，如何解决，也能从现实中获得启示。利益是否达到平衡可以通过专利纠纷得到体现，在生物领域的基础性专利纠纷中，如重组 DNA 技术、PCR 技术、干扰 RNA（RNAi）技术等，我们可以了解基础性专利如何实现公共利益，又如何在私人利益之间进行分配。

5.2.1 重组 DNA 技术

1974 年，斯坦福大学的 Stanley Cohen 和加州大学旧金山分校的 Herbert Boyer 成功地将来自青蛙的基因片段拼接到大肠杆菌中。可以预期，如果将人类基因拼接到细菌当中，则可以把细菌改造成生产人类蛋白或药物的微生物工厂，基础生物学的技术走下科研神坛，变成改变现实世界的钥匙。

由于此项研究属于美国国立卫生研究院（NIH）资助项目，起初两位发现者认为只有联邦政府才能申请重组 DNA 专利，即便后来提出申请，Cohen 也提出事先声明，可以把自己从专利获得的收益转赠给斯坦福大学，以免科研的神圣性被逐利行为所玷污。同样，加州大学在前期也并不积极，他们认为通过学术发现获利并不体面。1974 年，斯坦福大学提交专利申请，该专利申请包括把外源基因插入微生物质粒的工艺，质粒和含有这些质粒的微生物。提交申请后，并不知道产品是否能够授权，因为当时对于微生物活体是否能授权，如何确定自然的或是人工的界限并不清楚。1980 年，在 Diamond v. Chakrabarty 案中，美国联邦最高法院以 5∶4 的投票结果裁定，能够分解石油的转基因细菌可以申请专利，并在法律上确定"太阳下任何人造之物都属于可专利主题"。这对于生物学相关专利而言，打开了通途，极大地鼓励了技术创新，重组 DNA 技术就涉及该可专利主题。当时，Boyer 已经与他人联合创办了基因泰克公司，明确表示希望利用重组 DNA 技术制造人类药物，基因泰克后来跟礼来制药合作生产药用胰岛素。1980 年，基因泰克通过 IPO 融资 3500 万美元挂牌上市，对于技术尚未在药物领域得到验证的公司而言，这一融资成果开创先河，为基因泰克的发展创造了条件。1984 年，该重组 DNA 技术获得专利授权（US4468464）。基因泰克曾试图从斯坦福大学和加州大学获得重组 DNA 专利的独家授权，但是两家大学决定对这项技术进行非独家的授权许可，具体而言，斯坦福大学授权给非营利的学术机构免费使用这项技术，又开发了一个分级的专利税系统来保护小公司的利益不受倾轧。对于那些用途广泛的生物技术专利，或者基础性专利，这种授权许可模式已被认为是金标准。在 1997 年专利失效时，斯坦福大学和加州大学已经通过向基因泰克和其他公司授权许可盈利 2.55 亿美元。值得一提的是，1980 年，美国国会通过了拜杜法案（Bayh-Dole Art），允许高校和科研机构为政府资助的研究申请专利，极大地带动了发明人进行成果转化的热情。

在重组 DNA 技术专利布局中，重组 DNA 技术的基础性毋庸置疑，开创了转基因时代。对于基础性技术，如何转化为专利技术，是否能够得到保护，在国家层面上给予了决定性的支持，比如拜杜法案允许高校和科研机构为政府资助的研究申请专利，美国联邦最高法院予以的人造微生物作为保护客体的导向。事实上，基础性专利由于技术的原创性，通常能够满足专利制度对于创造性的要求，是否能够授权更多取决于技术之外的考量。

为什么美国会在政策导向上大开绿灯？这需要从拜杜法案说起，1978 年普渡大学的一位教授找到资深参议员 Birch Bayh 请求协助，学校获得了多个政府资助的项目，但由于"谁出资，谁拥有"的政策，研发成果不仅收益归政府，而且一切后续性研发也不能由发明人独享，导致大量的科研成果闲置浪费。这背后的问题是，到底谁能更好地管理发明？政府应当承担何种角色？在创新的生态系统中，制定法律，维护和创造激励创新的环境和土壤是政府的重要职责之一。1978 年，美国科技成果转化率是 5%，拜杜法案出台后，科技成果转化率翻了 10 倍，美国在 10 年之内重塑了世界科技的领导地位，拜杜法案被英国《经济学家》杂志评为美国过去 50 年最具鼓舞力法案，美国从此由"制造经济"转变为"知识经济"。创新的活力，市场的激励，政府的权力在创新生态系统中各司其职，缺一不可，拜杜法案运用政府的权利通过立法促进创新的活力，创新的活力又从市场的激励中得到进一步提升。如果说拜杜法案是给了发明人的专利申请资格，那么美国联邦最高法院的 Chakrabarty 案判决则是对技术发展方向予以明确的肯定。早期的美国法院认为自然界的物质不依赖人的活动而存在，不能视为人的发明产物，后来慢慢退到了可以对自然提取物授予专利权的状态，因为提取物质经过一定程度的纯化与分离，已经不再是原来的自然状态。显然人工干预的微生物也不是改造前微生物的自然状态，在自然提取物可授予专利权的基础上，人工干预的微生物能够授权也是顺理成章，有迹可循。从法院立场的变化过程可以看出，其对生物产业的发展所作出的让步或调整，换句话说，当时生物产业的发展态势决定了法院的立场，相当于市场的激励影响了政府的权力，从而进一步促进创新活力。此后，与基因相关的生物公司如雨后春笋般涌现，涉及基因的专利申请迅速增加，风险投资公司将大量的资金注入生物技术公司，生物技术蓬勃发展，形成了一个创新主体、市场、政府功能在建立创新生态系统中的良性循环。

法律体系对于社会发展的稳定性作用决定了它的滞后性，当生物技术产业的发展形成一定规模后，法律的改变势必带来大量专利的涌入，其中也出现了各大生物医药公司纷纷通过申请专利对生物技术领域跑马圈地。虽然也引起了各种争议，但与其说是专利制度的问题，不如说专利制度使用中的漏洞，应该通过其他手段来平衡而不是推翻专利制度。在 2000 年，我国专利局曾经面对大量的新基因申请，这些基因通过常规的同源调取方法从不同物种中获得的，没有具体的功能验证，仅根据基因结构的同源性推定基因功能。申请人的贡献仅仅是发现了一个新的基因，无论是在获取方法上还是基因的用途上都没有更多的发现或技术创新，而与申请人微小的贡献相对的是，授权则会使其得到一个基因全部研究及其下游应用领域的占有权，显然对公众是不公平的。一旦大量创新高度不足的专利申请获得授权，形成的导向将是科研力量在新基因的发现上投入大量的人力、物力，而新基因的发现在测序技术成熟的基础上越来越容易，这样的投入会在低水平上大量消耗社会资源，而得不到对价的公共利益。因此，我国专利局最终通过提高公开充分的审查标准将创新高度不够的申请拒之门外，维护了立法宗旨和公共利益。

在有些极端情况下，当专利权的垄断性对公共利益造成巨大的威胁时，甚至可以取消相关主题的保护客体属性，例如，2013 年美国联邦最高法院就美国民权同盟（ACLU）、公共专利基金会（PUBPAT）诉讼 Myriad Genetics 公司乳腺癌、卵巢癌相关基因专利案作出专利权无效的终审判决。该判决是：分离的 DNA 仍然保持天然的基因序列，Myriad Genetics 公司并未创造或改变 BRCA1 和 BRCA2 基因上的遗传信息，也没有对该 DNA 片段的化学结构做出任何更改，因此不能授予专利权。[4] Myriad Genetics 公司此前拥有两个与乳腺癌和卵巢癌发病高度相关的 BRCA 基因的专利，它可以据此向需要利用 BRCA 基因开展新型诊断试剂和治疗方案的研究者和进行基于 BRCA 基因肿瘤诊断的患者收取高额专利使用费。法院认为，"自然存在"的人类基因无法申请专利，因为这是"大自然的产物"，这意味着它们不能被称作为人类的一种发明。开创性的、创新的，甚至是伟大的发现本身并不满足获得专利的要求。同时法院允许基于实验室重建的人类 DNA 作为专利，这种 DNA 被称为互补 DNA，或者 cDNAs。公众认为，授予自然状态下的 DNA 以专利对于任何公众群体都没有好处，例如，你可能拥有一个价值 1000 美元的基因组序列，但需要付出 50 万美元的费用来使用它；作为基因诊断测试的底线不应受到任何专利的威胁，穷人可以和富人一样自由地进行基因测试，应保留对自己医疗保健的选择权；任何实验室在对与乳腺癌和卵巢癌有关的 BRCA 基因进行测试时都有被诉的风险，抑制了对新治疗方法的研究。该判决被认为将对美国基因专利授权制度产生深远影响。美国国立卫生研究院等公立研究机构对判决结果表示欢迎，认为取消人类基因专利授权将有利于基于基因的疾病新诊断和治疗方法的研究，给人民健康带来福祉。

此外，从经济利益平衡角度也能得出一致的结果，一直以来，制药行业对新药的研发投入都有一个"双十"说法，即至少需要十年的时间和十亿美元，当然目前金钱的投入已经远远不止这个数额了。诊断试剂的研发相对于新药研发，投入要少得多，授权后的回报却不亚于新药，因为诊断作为治疗的基础是必需的步骤。与新药相比，悬殊的投入和相当的回报，使专利权人和社会公众利益的天平失衡，对于社会公众而言也是不公平的。

在重组 DNA 技术上，我们看到了国家对基础性专利授权的支持，看到了基础性专利授权后在实现私人利益和保护公众科研事业发展的公共利益上所实现的多赢，技术的发展并不会因为基础性专利的垄断属性而被限制。

5.2.2　聚合酶链式反应（PCR）技术

PCR 技术是一种体外酶促合成特异 DNA 片段的方法，由高温变性、低温退火（复性）及适温延伸等反应组成一个周期，循环进行，使目的 DNA 得以迅速扩增，具有特异性强、灵敏度高、简便省时的特点。PCR 技术是奠定现代生物学基础的技术，广泛应用于分子生物学、医学、考古学和司法鉴定中。

首个 PCR 技术专利是 US4683202B1，于 1985 年申请，1987 年授权，1990 年再颁，专利权人为 Cetus 公司，发明人为 K. B. Mullis。与 Cetus 公司合作的 Perkin-Elmer 公司在 1990 年就从该技术的试剂和仪器中获利 2600 万美元，1992 年，Perkin-Elmer 公司仅在欧洲的 PCR 产品销售额就达 2500 万美元，当时预计在 20 世纪末，PCR 产品年销售额可达 15 亿美元，商业价值可见一斑。PCR 技术在临床应用领域的极大前景，吸引了药业巨头罗氏（Roche）。Roche 公司从 1989 年开始与 Cetus 合作开发 PCR 技术在诊断领域的应用，并于 1991 年以 3 亿美元购买了 Cetus 公司的 PCR 专利。Cetus 公司与 Perkin-Elmer 公司的合资公司成立后，开始研究和生产 DNA 热循环仪，Perkin-Elmer 公司占了该合资公司决定性的 51% 股份。Roche 与 Perkin-Elmer 公司通过协议划分势力范围，即 Roche 掌握方法专利，Perkin-Elmer 公司保留了仪器专利，Roche 的应用范围是诊断、亲子鉴定、动物，前身为 Perkin-Elmer 公司的 ABI 的应用范围包括研发、质控、法医、环境、农业等。在 20 年保护期内，ABI 平均每年获得各公司的专利使用费高达 5100 万美元。

该 PCR 专利授权后即面临一场专利之争，Du Pont 公司诉 Cetus 公司专利权无效。Du Pont 公司提交了 Khorana 的论文作为证据，该论文是 Khorana 及同事在 1971 年发表于 *Journal of Molecular Biology* 的一篇文章，[5] 在最后一段认为在存在充足量的两种引物的情况下，高温使双链 DNA 解开，降低温度，引物结合到模板 DNA 上，然后加入 DNA 聚合酶即可进行复制，"整个周期可重复进行"，"基于这种思想而设计的实验正在进行中"。然而，该篇文献对于具体 PCR 反应过程、体系描述得很模糊，并且引物的合成在 1984 年还是非常少且困难的。可以佐证的是，在该技术思想出现的年代，测序技术并未出现，热稳定性 DNA 聚合酶也没有被发现。因此论文中提到的概念或想法并未影响专利 US4683202B1 的新颖性，同时"充足的引物"的描述也不能让本领域技术人员显而易见地确定引物和模板比例达到 1000∶1，基于上述理由，1992 年 2 月，旧金山地方法院裁定驳回 Du Pont 公司的无效请求。尽管如此，围绕 PCR 技术的专利之争一直未停止过。1992 年 Roche 起诉 Promega 在 PCR 领域使用 Tag 酶而违约，Promega 迅速反击，于 1993 年起诉 Roche 的 Tag 酶无效，因为该酶早在 20 世纪 70 年代已被俄罗斯科学家分离，该案在 13 年后也就是 2005 年才作出判决。1998 年，ABI 和 Roche 起诉 MJ Research 侵权，2004 年此案判决 MJ 公司赔偿 ABI 损失 1980 万美元。

毋庸置疑，基础性专利的巨大商业价值，给专利权人带来了丰厚的回报，既可以自行生产，独占市场，保有市场领先地位，又可以基于其财产权属性，通过许可、转让、融资、诉讼实现专利收益。在利益链条上，私人利益总是能够通过市场经济无形的手得到平衡。那么公共利益呢？国家是否从专利法在技术发明人和社会公众之间建立的对价或平衡中实现了制度设立的初衷？专利法是国家以技术进步为交易目的，在技术发明人和社会公众之间建立的对价或衡平机制，这种对价是专利权人和包括竞争对手在内的社会公众之间的权利义务的适当分配与均衡。因此，专利法首先考虑的是公共利益的实现，所述公共利益包括①通过专利法的激励发明机制，刺激新发明的创造，从而增加了人类知识和信息宝库总量，为社会经济发展、技术进步和创新提供了基础；②通过专利法公开发明的机制，促进了发明的充分公开，从而大大便利了技术信息的交流、知识的传播和学习；③通过专利法的促进发明商业化机制，大大促进了发明的推广应用，使专利不仅没有成为垄断和封锁技术的手段，反而成为推动发明扩散的催化剂[6]。专利权人从其得到的回报中获得激励，获得研发再投入的资本。为了保有行业领先地位，在相关领域进一步研发改进性发明或补充性发明，不断实现新的技术创新。

ABI 有关 PCR 技术的专利共有 40 多项，Roche 有关 PCR 技术的专利共有 800 多项，排除专利布局的影响，其中包括了很多提高 PCR 灵敏度的方法和仪器。例如1995 年推出世界上第一台实时定量 PCR 仪，2000 年推出第一台实时荧光定量 PCR仪。而基于 PCR 技术研发的不对称 PCR、反向 PCR、多重 PCR、荧光 PCR、锚式PCR、原位 PCR、实时定量 PCR 大大扩大了 PCR 方法的适用范围。如果没有专利制度，PCR 技术会迅速被廉价复制，PCR 技术本身的基础性和开创性，没有门槛的随意使用虽不至于导致技术发展停滞不前，但也很难聚集技术力量和资金形成新的突破，至少不会较快地实现突破。可见专利制度在公共利益上实现了刺激新发明的创造，增加了人类知识和信息宝库总量，为技术创新提供基础的设计初衷。此外，专利制度对于创新的激励作用在某些技术领域特别显著，如果没有专利制度，则该领域规模化的技术创新几乎是不可能产生的。例如与人类健康密切相关的药品研发领域，20世纪60年代之前，虽然对于技术创新进行专利保护已有几百年历史，但药品具有公共品性质使其不能够作为专利保护客体。一旦国家或企业研发出新的药品或生产技术，则会被轻易仿制，一方面，过度的仿制和重复生产造成药品同质化现象非常严重，导致同类药品供大于求，形成医药市场的恶性竞争；另一方面，一种新药品的研制过程具有难度高、投资多、风险大、时间长等特点，假如这种新技术可以被很轻易地仿制而不需要付出代价，其高额研发投入永远无法收回，那么研发会越来越少，最终导致医药技术停滞不前，形成"公地悲剧"。因此，药品作为专利保护客体已经成为业界共识。可见，专利制度对于此类创新具有巨大的推动作用。

截至2018年1月，US4683202B1被引用次数达4525次，被认为涉及了PCR技术思想的Khorana等1971年在 *Journal of Molecular Biology* 发表的文章被引证次数为464次。该文献由于仅仅提出技术思想或概念，而未付诸实施，这种公开程度类似专利申请未充分公开的情形，在这种情况下，体现为较低的引证次数，代表了技术信息交流、传播的缓慢。而该专利的引证次数远高于该文献，说明技术公开的程度足以为公众提供基本的技术信息。虽然Mullis发表的第一篇提到PCR方法的论文于1985年12月20日发表在 *Science* 期刊上（Enzymatic Amplification of beta-globin genomic sequences and restriction site analysis for diagnosis of sickle cell anemia），被引证次数10864次，远远高于该专利，这一方面是因为技术信息公开程度的差异，期刊对于实验数据的要求严于专利，技术信息公开程度更大；另一方面是专利申请到公开之间延迟所造成。但是，期刊公开时间往往紧随专利申请时间。没有专利制度的先申请制，申请人不会倾向早早提出申请，而一旦提出专利申请，意味着相关文章发表可期。可见专利制度对技术信息交流的促进和传播具有双重作用，一方面源自自身公开的要求，另一方面在于提前了公开程度同等或更高的期刊文章的发表。因此大大便利了技术信息的交流、知识的传播和学习。

专利制度赋予技术财产权的属性，使得技术能够保持私人属性，能够像资产一样转让、许可，而非迅速成为免费公共产品。在PCR技术纠纷案中，PCR技术专利曾被Cetus公司以3亿美元卖给Roche，ABI公司在专利20年保护期内平均每年获得各公司的专利使用费高达5100万美元，Cetus公司作为中小科技创新企业和Perkin-Elmer公司合作，才能获得资金支持，企业得以发展壮大，而诉讼更是掌握PCR技术专利的ABI公司控制竞争对手的利器，所有这些企业行为都是基于拥有基础性专利或核心专利。由于基础性专利含金量极高，更是行业巨头关注和争夺的重点，能够为企业带来相当可观的直接收入和隐形的效益，使得创新主体更加关注技术创新。同时专利权在企业之间转移，在一定程度上限制了专利的垄断性质，技术在整个社会层面得以充分使用，价值最大化。换句话说，专利制度使得技术本身变成了商品，与之前技术转化成具体产品相比，延伸和拓展了技术的价值。可见通过专利法的促进发明商业化机制，大大促进了发明的推广应用，同时极大地提升了创新主体的创新意识，从而更加主动地投入研发。通过专利法的促进发明商业化机制，大大促进了发明的推广应用，使专利不仅没有成为垄断和封锁技术的手段，反而成为推动发明应用的催化剂。

从 PCR 技术专利我们可以看出，基础性专利的授权对于促进社会整体的科技创新和进步提供巨大的推动力。如果没有专利制度，或者该 PCR 技术没有被授予专利权，可以想象的是，如此便捷的技术会被迅速的复制，仪器和设备会变得低廉，企业利润空间很小，以致没有创新动力和资金，从而影响社会整体科技创新和进步。其次，创新主体会倾向于以商业秘密来保持市场竞争力，技术信息的交流也随之阻断，越是有价值的发明，公开的越晚，对技术进步的负面影响越大。最后，对于社会整体研发力量而言，专利的公开机制避免了重复低效投入，节约了社会资源。因此，尽管科研界对于 PCR 技术思想在文献中的公开认为足以产生 PCR 技术，但法院仍然做出了维护专利制度功能和公共利益的恰当选择。

5.2.3　干扰 RNA 技术

PCR 技术是一种非常便捷的技术，并且可以把该技术包装成一个通用的产品，因为 PCR 反应都可以基于特定的 PCR 体系，比如聚合酶、缓冲液等，使用者再根据需要设计引物，因此很快就成熟应用于研究领域和具体应用领域，如医学检测和诊断。在应用转化上还有另一种基础性专利，如干扰 RNA 技术。RNA 干扰现象是一种由 RNA 介导的基因表达调控机制，属于近年来生命科学领域开拓性发现，2006 年曾获得诺贝尔奖。RNAi 技术的发现及应用引起了生命科学研究和基因治疗领域的一系列变革，极大地推动了这些领域的发展。例如在药物靶标发现和确认方面，RNAi 技术已经得到广泛应用，但在疾病治疗方面，显然没有研究领域应用广泛，因为治疗需要考虑体内各种免疫反应的影响。换言之，RNAi 技术在科研领域的广泛应用并不能直接转变成现实世界的应用。

RNAi 作为一项极具潜力但应用尚不明朗的技术，目前专利争议尚不突出，但已经吸引了包括默克、阿斯利康、罗氏等在内的制药巨头的关注和投资，只有产品接近市场时，专利纠纷才会浮出水面。默克于 2006 年投资 11 亿美元收购了专门从事 RNAi 研究的生物技术公司 Sirna，阿斯利康于 2007 年投资 4 亿美元与英国 Silence 签署了一份关于 RNAi 治疗药物的协议，罗氏于 2007 年投资 10 亿美元与 Alnylam 公司的 RNAi 产品合作协议，获取其在 RNAi 领域的所有专利技术的非独家许可。除此之外，其他与 RNAi 相关的专利合作与转让活动也非常频繁。

干扰 RNA 技术的里程碑式的专利，例如早期的卡耐基专利 US6506559B1，临时申请时间为 1997 年，2003 年授权，该专利描述了在细胞中如何利用双链 RNA 使靶基因沉默，但同时也具有严重的局限性，仅限于长度大于 25 个核苷酸的 RNA 分子，这种大小的分子容易产生危险的免疫应答反应，不适于临床应用。Alnylam 公司的专利 Tuschl I 覆盖了修饰和未修饰的 19 ~ 25 个核苷酸的短链 RNAi 分子，Tuschl II（US7056704B2，2006 年 6 月授权）覆盖了具有 3 个主要悬突的 siRNA，能够产生最佳的生物学效应，且可用于哺乳动物。Sirna 公司的专利 US7022828C1 覆盖了下调神经突生长抑制受体等 4 种具体蛋白表达的靶向特异性 RNAi。这是 Sirna 公司在美国获得的第一个靶向特异性 RNAi 授权专利，该公司已在美国申请了 200 多件以哺乳动物和病毒基因为靶向的 siRNA 专利，粗略统计已授权 40 多件。

一些人认为，USPTO 没有对某一特异性 siRNA 序列专利的权利要求进行限制，就授予其专利权的做法不太恰当，有关靶向特异性专利问题，将会在公司之间引起非常激烈的斗争，这个领域在将来会有更多的斗争。为什么在 PCR 技术上没有产生类似的争议，这可能与体现特异性或靶向性的引物和 siRNA 的设计的难易程度有关。对于体外扩增而言，PCR 扩增取决于扩增体系和具体引物，扩增体系基本是通用的，而引物又与扩增模板密切相关，通过碱基配对原则能够比较容易确定，体外扩增也没有太多的不确定因素。而 siRNA 干扰真正的效力在体内发挥，不确定因素超过了体外扩增。因此扩增特定模板的具体 PCR 引物比较容易获得，不容易获得授权。在这样的导向下，相关申请就会越来越少。而 USPTO 对靶向特异性的 siRNA 专利的授权所传达出的导向鼓励了 Sirna 公司，这可能也是 Sirna 公司提交 200 多件靶向特异性专利的缘由。在 2008 年，USPTO 受理了 200 多件 RNAi 专利，但只授权了一小部分，也表现出了 USPTO 的对于 RNAi 专利申请的谨慎和严格，不希望因为出错而在日后引起麻烦[7]。基于这样的担心，以及 RNAi 技术的在现实世界的价值最终体现在治疗中，USPTO 的严格是可以理解的。

RNAi 基础性技术在应用领域的 siRNA 专利申请带来的潜在问题与专利丛林相关，专利丛林是指相互交织在一起的专利组成密集网络，一个公司必须完全规避这个网络才能把新技术商业化。最早由美国伯克利大学经济学家卡尔·夏皮罗提出，他有过一段关于技术金字塔的经典论述："如今，众多基础和应用科学研究者能够取得成功，是因为站在如巨大金字塔一样的科技基础之上，而不是站在独自研发的技术之上。金字塔的基础如果足够的牢固和宽大，那么技术成就则可以超出以往任何情形。但如果每个研究者在为金字塔建设做贡献，添加新的部分之前都要获得前人的同意或者支付大量的专利费用，那么建设整个科技金字塔的速度就会因此慢下来"[8]。涉及不同基因沉默抑制的 siRNA 可能在同一个技术方案中出现，当要实施在后的技术方案时，就需要得到不同 siRNA 专利权人的许可。对于一家新产品投放市场的企业而言，规避密集的知识产权风险，既增加了经济成本，又耗费了企业的时间和精力。对于社会整体而言，不仅在一定程度上制约了在后科研人员的创新积极性，而且可能因专利作为财产权的资源使用不足而形成资源浪费，这也是药品领域的"反公地悲剧"的原因。专利丛林形成的内因是技术发展和专利制度的本质决定的，这也说明了专利丛林是专利制度发展到一定阶段的必然产物。

虽然专利丛林不可避免，但其不利影响可以被控制。应对专利丛林现象的关键在于从上游降低专利丛林密度和在下游促成合作。专利丛林密度高反映了技术之间进步小，侵占了本领域技术人员研发改进的空间，降低丛林密度实质上是从专利流程的上游控制专利授权门槛。现行专利法中规定发明专利保护 20 年，一项发明值得国家予以 20 年的独占保护，需要考虑公共利益的实现，包括技术实施利益和技术传播利益，分别对应了发明的创新高度和发明的公开程度。如果授权要求的创新高度过低，容易出现专利丛林，社会公众不仅为获得低价值的技术信息付出大量行政资源成本，而且在技术研发中屡受专利权制约，适当地提高创造性标准，可以直接降低专利丛林密度。如果授权要求的公开程度过小，则社会公众并未获得对价的技术传播利益，现有技术整体水平增长缓慢或在低水平上累积，适当提高公开程度的要求，相当于提高技术累积水平，通过提高本领域技术人员的预见性间接提高创造性的高度。因此当技术密度高时，可以通过提高创造性高度和/或增加公开程度的要求直接或间接提高专利创新高度，从而降低技术密度。从宏观数据来看，2015 年以来连续 3 年，我国发明专利申请超过百万，并逐年攀升，2017 年发明专利申请量达138.2 万件，从发明专利当年授权和申请比率看，2015～2017 年授权率均在 30% 以上波动，意味着每 3 件发明申请中有 1 件获得授权，从专利制度鼓励创新的角度来说大体是适当的。

专利的价值在于实施性的使用，专利丛林导致资源闲置或使用成本过高难以转化，这与专利的价值背道而驰。在下游促成合作的方法包括强制许可、建立专利联盟等。强制许可是指国家在不经过专利人同意的前提下，直接允许他人使用其发明的许可方式。强制许可的影响比较复杂，但在一些国家，对于民众生命健康权相关的药物专利会被强制许可，例如巴西、泰国和印度。因此强制许可制度通过威慑和劝阻作用，让专利权人知道由于自己缺乏合作会产生何种结果时一般会比较倾向主动合作，同时提高专利技术使用者的谈判地位。通过建立专利联盟，将专利技术使用者组织起来，既可以是专利权人内部的相互许可（即交叉许可），也可以是涉及第三方的提供联盟内专利的打包许可，明确专利技术使用者有助于专利合作的产生。

不论是降低专利丛林密度还是促进合作，都是解决专利的实施性使用问题。

　　在 RNAi 的专利故事中，RNAi 的治疗应用无疑是最吸引人的部分，然而却存在一些应用上的技术障碍，比如 siRNA 的体内递送和体内对免疫机制的干扰。为充分发挥专利授权的导向作用，可以秉持谨慎严格态度，适当提高创造性高度或提高公开程度的要求，特别是实验要求，从而更好地发挥专利制度激励技术创新的功能，避免专利丛林的不利影响。专利作为一种投资标的，极大地吸引了资金的聚集，加速了技术难关的攻克，以及在现实世界应用的进程。在技术落地的过程中，为专利运营带来的巨大空间，充分拓展了技术实现价值的维度。此外，还能够平衡专利权的独占性，扩大技术的使用范围。

5.2.4　基因编辑领域的基础性专利

　　ZFN 是第一代人工核酸酶基因编辑技术，主要为 Sangamo 公司垄断。Sangamo 公司创始人从约翰霍普金斯大学获得了相关专利的授权，此后又分别从 MIT （CarlPa-bo）、强生公司和 Scripps 获取了大量 ZFN 设计与筛选相关的专利，在 2000 年前后完成了对 GENDAQ 的收购，获得了 MRC 团队的重要研究成果，并将 MA 设计方案的主要创始人 Yen Choo 收入麾下。此后又将 Dana caroll 以及 Mattew H. Porteus 的最新研究成果收入囊中，掌控 ZFN 在生物体中应用的基础专利，从而完成技术的集中垄断。ZFN 技术的运营和许可体现了"大与小"模式。反映了成长型小公司与成熟型大公司在面临新技术时应采用的运营策略：小公司可凭借灵活性迅速掌握新技术，并借此吸引风险投资，然后继续通过许可、并购或聘请科学家等完成对技术垄断；而大公司可在小公司将技术发展成熟后，通过独家许可获得授权，基于自身技术基础迅速消化技术，并发展新的平台，以此开发新产品或再许可。[9]

　　TALEN 是第二代人工核酸酶基因编辑技术，自 2010 年后其热度呈指数上升。美国慈善机构 2blades 基金会掌握了类转录激活因子 TAL 编码的基础专利，Cellectis 公司则掌握了核酸酶以及基础应用专利。2012 年，2blades 基金会和 Cellectis plant science 宣布完成 TALENs 核酸酶技术的非独占交叉许可协议。每个机构对于双方覆盖该项精确基因编辑技术的授权和在审专利具有完全的权利。通过交叉许可使得该项技术迅速得到推广。TALEN 技术基础专利的运营和许可体现了"公与私"模式，反映了公益性基金会对技术产权成果运营的优势，由于其公益性质，一般会采取广泛许可的运营策略，从而避免垄断，促进科技进步。[9]

　　利益是否达到平衡，体现在专利纠纷上，ZFN 和 TALEN 都未见专利纠纷，体现了二者在利益平衡上的相对稳定性。

　　从上述基础性专利实现利益平衡的过程中可以发现，生物基础性专利由于技术的开创性以及对产业的深远影响，在技术上能够满足专利制度所需的创造性。对于公共利益的实现从激励技术创新、促进技术信息传播以及技术商品化角度在上述基础性专利中都得到了充分体现。这种现象也能够从经济学的鲶鱼效应理论中得到解释，在小鱼鱼群中放入一条鲶鱼，鲶鱼在搅动小鱼生存环境的同时，也激活了小鱼的求生能力。鲶鱼效应的现象启发人们采取一种手段刺激企业活跃起来投入市场中积极参与竞争，从而激活市场中的其他参与者。基础性专利的授权相当于在行业环境中放入这样一条鲶鱼，激励行业竞争和合作。同时，基础性专利授权能够作为资本标的，其技术价值决定了它对资本的巨大吸引，从而能够集中资源实现重大技术突破。从社会整体资源来看，节约了社会成本。生物基础性专利由于应用范围广泛，特别是作为工具处于技术研发上游，其价值恰恰在于被更多的人使用，过于严格的专利保护不仅会阻碍科学进步和技术转化，而且最终会影响到专利权人的私人利益。因此，专利权人通常倾向于对非营利的科研结构免费授权或仅收取较低的费用，而对于下游的临床应用，通过与公司的非独家合作展开具体药物的研发，或者对于工具性的应用，通过与公司的独家许可避免恶性价格竞争，从而保证私人利益的最大化。

5.3　CRISPR/Cas 技术专利的利益平衡

CRISPR/Cas 专利与重组 DNA 专利、PCR 专利和 RNAi 专利在技术的开创性上略有差异，因为现有技术中已知原核生物中具有 CRISPR/Cas 系统以及它对基因的切除能力，相当于原核生物的免疫系统，但从原核生物到真核细胞的跨越需要克服的技术障碍是未知的，从对行业的影响力来看与上述基础性专利不分伯仲，因为其便利性压倒性地超越了现有的基因编辑技术，将其定性为基础性专利也算实至名归。

CRISPR/Cas 系统是在大多数细菌中发现的一种天然免疫系统，可用来对抗入侵的病毒及外源 DNA，2012 年 10 月，加州大学伯克利分校的 Doudna 和维也纳大学的 Charpentier 的研究小组发表文章解释了这一天然免疫系统如何变成编辑工具，至少可以在试管中切割任何 DNA 链，2013 年 2 月，Broad 研究所的张锋在 *Science* 发表文章证实了在人类细胞基因组中使用该编辑系统的可能性。Doudna 在几周后也发表了自己的结果。2014 年 4 月，张锋和 Broad 研究所在美国获得了 CRISPR/Cas 相关的首件专利，专利权范围包括了真核或者任何有核物种中使用 CRISPR/Cas。如此快的授权，是 Broad 研究所花了额外费用申请加快审查获得。对于张锋专利获得授权，Doudna 很快做出反应，启动专利抵触程序（Interference Proceeding），通过该程序，一位发明者可以接手另一位发明者的专利。2017 年 2 月，PTAB 宣布，Broad 研究所的专利并不干扰加州大学伯克利分校和维也纳大学的相关专利，因为前者的专利是关于真核生物细胞（包括人类细胞）的基因组编辑，而后者的专利是关于 CRISPR/Cas 技术用于无细胞（cell-free）系统。然而硝烟并未停止，双方都在欧洲提交了类似的专利。2017 年 3 月，欧洲专利局（EPO）宣布将对 CRISPR/Cas 基因编辑技术的广义专利（EP2800811B1）授予加州大学伯克利分校团队。2018 年 1 月，EPO 撤销了 Broad 研究所的一件 CRISPR 相关的关键专利，EPO 的决定并非出于对技术显而易见性的考虑，而是基于程序上的理由，关于几项决定了专利申请新颖性的优先权的有效性。Broad 研究所 2013 年提交 PCT 申请（EP2771468 B1）时，以其 2012 年在美国提交的 12 件专利申请作为优先权。然而，EPO 认为其中 4 件美国专利申请并不能使得其具有优先权，EPO 对优先权的要求是在先申请与在后申请的发明人一致，但洛克菲勒大学的 Luciano Marraffini 在在先申请中有署名，但在国际申请中却没有列为发明人。由于这 4 项优先权无效带来的时效问题，结合其他现有技术，EPO 认定该专利缺乏新颖性并予以撤销。这些专利纠纷体现了潜在的巨大利益之争，但仍然停留在私人利益层面。

　　CRISPR/Cas 技术作为已知的细菌免疫系统的转用，虽然在转用构思上是全新的，但是用途基于性质，作为长期研究的细菌免疫系统，其切割性质为技术领域所熟知。在此基础上，这样的转用可能如同捅破窗户纸一样唾手可得。据说 PCR 技术的发明，是因为 Mullis 晚上开车看到路两旁的路灯闪烁犹如 DNA 双链，对面车道的车和自己的车运行犹如引物延伸，如果说 PCR 的发明是思维的跃迁，灵感的轻叩，那么 CRISPR/Cas 技术则是百米赛跑的即将发令的起点，大家的起点相当，就看谁是行动最快的一个。事实上，与张锋同样关注 CRISPR/Cas 技术在基因编辑上应用，除了 Doudna 外，还有韩国 Toolgene 公司、立陶宛的维尔纽斯大学（见表 5－1）。

表 5－1　不同申请人的 CRISPR/Cas 技术相近申请提交节点

申请人	专利号	优先权日	权利要求
维尔纽斯大学（立陶宛）	WO2013142578A1	2012－03－20	用于对靶标 DNA 分子进行位点特异性修饰的方法，所述方法包括在合适的条件下将靶标 DNA 分子和 RNA 导向的 DNA 核酸内切酶相接触，所述 RNA 导向的 DNA 核酸内切酶含有至少一个 RNA 序列以及 RuvC 活性位点基序和 HNH 活性位点基序中的至少一个；以使得靶标 DNA 分子在某个区域受到修饰，所述区域是由 RNA 序列与靶标 DNA 分子的互补结合所确定的

申请人	专利号	优先权日	权利要求
Doudna （美国）	WO2013176772A1 EP2800811B1 CN104854241B	2012-05-25	一种修饰靶 DNA 的方法，所述方法包括使所述靶 DNA 与复合物接触，所述复合物包含：（a）Cas9 多肽，以及（b）单分子靶向 DNA 的 RNA，其包含：（i）DNA 靶向区段，其包含与所述靶 DNA 中的序列互补的核苷酸序列；和（ii）蛋白质结合区段，其与所述 Cas9 多肽相互作用，其中所述蛋白质结合区段包含杂交以形成双链 RNA（dsRNA）双链体的两个互补核苷酸段，其中所述 dsRNA 双链体包含 tracrRNA 和 CRISPR RNA（crRNA）的互补核苷酸，其中所述两个互补核苷酸段是通过插入核苷酸共价连接，其中所述接触为体外的或在离体细胞内；以及其中所述修饰为裂解所述靶 DNA
Toolgene （韩国）	WO2014065596A1 KR1656237B B1	2012-10-23	一种在真核细胞或生物体中切割靶 DNA 的组合物，其包含特异于靶 DNA 的向导 RNA 或编码向导 RNA 的 DNA 和 Cas 蛋白质编码核酸或 Cas 蛋白质
张锋 （美国）	WO2014093661 US8697359B1 EP2764103B1	2012-12-12	一种改变一种或多种基因产物的表达的方法，该方法包括向包含并表达编码该一种或多种基因产物的 DNA 分子的细胞中引入一种工程化的非天然存在的 CRISPR/Cas 系统，该系统包括一种 Cas 蛋白和一种或多种指导 RNA，该一种或多种指导 RNA 靶向这些 DNA 分子，由此该一种或多种指导 RNA 靶向编码该一种或多种基因产物的 DNA 分子的基因组座位并且该 Cas 蛋白切割编码该一种或多种基因产物的 DNA 分子的基因组座位，由此该一种或多种基因产物的表达被改变；并且，其中该 Cas 蛋白和该指导 RNA 并不共同天然存在

根据表 5-1 可知，上述专利权利范围都非常接近，但因提交时间也非常接近，在先申请无法成为在后申请的现有技术。能否享受优先权决定了上述专利的现有技术的边界，进而影响专利前景。此时决定专利前景的与其说是技术本身，不如说是程序，谁能够对专利程序有更多的了解，就更加容易获得授权。张锋团队的 US8697359B1 于 2014 年 4 月 15 日获得授权，是最早的 CRISPR/Cas 技术授权专利，在审查过程中，张锋团队提出了加快审查，并选择不公开审查，直到其申请被授权后，Doudna 才知晓该专利申请的存在。此外，权利要求的撰写限定到真核细胞，在应对 Doudna 团队的专利抵触程序时，因为前者的专利是关于真核生物细胞（包括人

类细胞）的基因组编辑，而后者的专利是关于 CRISPR/Cas 技术用于无细胞（cell-free）系统，因此顺利过关，稳固了权属。

在公共利益方面，2013～2017 年，张锋的实验室通过非营利性组织 Addgene 以超低的价格发放了 47000 份 CRISPR/Cas 样品，这些样品运送到 61 个国家的 2269 个研究结构。Broad 研究所有 9 项专利许可给全球的研究者，无论他们进行研究、制备研究用的试剂还是用作工业生产，甚至是治疗学相关工作。对于可能的限制，他们还提供了一个名为"inclusive innovation"的项目，帮助人们获得试用 CRISPR/Cas 进行治疗学研究的权限。[10]可见，在公共利益的维护上，CRISPR/Cas 技术也做出了新的尝试。张锋本人也认为 CRISPR/Cas 专利的重要意义之一在于它能帮助推广 CRISPR/Cas 技术的应用，这一尝试与专利制度实现公共利益的宗旨是一致的。

基于现有的基础性专利的利益平衡模式和 CRISPR/Cas 技术已经采用的方式，我们可以预期，首先考虑基础性技术的应用方式，是仅作为现实世界的应用，如药物应用，开创某一疾病的治疗产业，还是首先作为工具性应用。如果是后者，应当广泛的、有差别的许可，对于非营利科研机构免费或较低费用，对于药物的研发以非独占许可方式与制药企业联合，对于一般性工具应用以独占许可方式与公司合作提供定制服务，避免价格恶意竞争。在基础性工具的应用性质上，CRISPR/Cas 与重组 DNA 和 RNAi 性质类似。如果是前者，考虑现实药物研发前景，CRISPR/Cas 同 RNAi 技术一样也有软肋，即如何真正应用于治疗学，需要和制药企业联合，获得投资专注于技术难关的攻克。其次，对于具体应用中的 CRISPR/Cas 技术，如特异性 sgRNA 的设计，应当如同具体 RNAi 应用中的特异性和靶向性 siRNA 一样，在行政审批阶段通过把握创新高度和公开程度来最大限度地激励技术难关的攻克，同时降低技术密度产生的专利丛林的不利影响。

5.4　启示与建议

基础性专利的利益平衡问题，焦点在于基础性专利对行业的开创性影响需要大量从业人员进入，与专利垄断属性之间的矛盾。对行业开创性的影响产生公共利益，专利垄断产生私人利益，公共利益的共享性和供给的外在效应与私人利益的实现是一致的，二者并非必然存在矛盾。专利法的制度设计首先是满足公共利益，通过赋予私人利益来实现，如果私人利益凌驾于公共利益之上，则违背了立法宗旨，可以通过专利法框架内部或外部法律体系调整，例如反垄断法针对的破坏市场良性竞争的垄断行为，国家强制许可，Bolar 例外对仿制药上市前科研行为的豁免，行政审批阶段授权条件的要求等手段调节，使其进行利益平衡。私人利益借助市场经济无形之手，具体的专利运营手段调节达到双赢结果，如转让、许可、融资、诉讼。

基于历史中的生物领域基础性专利对科技进行的影响，对基础性专利如何实现利益平衡有如下启示：首先，基于技术的基础性，从技术角度来看，通常符合专利制度的创造性要求。在没有其他问题的情况下，比如程序问题，授权更能够实现专利制度激励创新的设计意图。从已有的基础性专利生命历程可以看出，基础性专利授权对于刺激新的发明创造、促进技术信息的交流、知识的传播，促进发明商业化推广应用均起到了不可磨灭的贡献，实现了专利法所寻求的公共利益。其次，作为工具应用的基础性专利，或广泛地应用于科学研究，或能够在特定药物领域作为工具研发药物，分别涉及科研的公共利益和制药企业的私人利益。应当采用广泛的、有差别的许可，对于非营利复古机构采用免费或低廉费用；对于需要一定成本的工具性应用，应以独占许可的方式与公司合作，避免价格恶意竞争；对于药物研发应用，以非独占许可方式联合制药企业，借助专利的运营性使用，积聚社会资金和人才的资源，实现技术突破性进展。最后，在行政审批阶段，通过把握适度公开程度和创新高度，促进公共利益的实现，例如最大限度地激励技术难关的攻克，而非让社会的资源集中在低水平的重复上；让公众能够获得对价的信息公开，提升研发的起点，同时也能够通过提升现有技术水平，间接提高符合授权要求的创新高度；提高创新高度有利于降低专利丛林现象，促进技术的实施性应用，减少反公的悲剧带来的社会投入浪费。

参考文献

［1］杨中楷，等.基础性专利的几个基本问题［J］.科学学与科学技术管理，2014，35（7）：3-8.

［2］中华人民共和国国家知识产权局.专利审查指南2010［M］.北京：知识产权出版社，2010.

［3］刘晓欣."公共利益"与"私人利益"的概念之辨［J］.湖北社会科学，2011，5：124-126.

［4］余力焓.从自然界取得标的物可专利性的判定——美国联邦最高法院"Myriad案"判决分析［J］.同济大学学报，2015，26（6）：117-124.

［5］Kleppe. K. Studies on polynucleotides. XCVI, Repair repilications of short synthetic DNA's as catalyzed by DNA polymerases［J］. Journal of Molecular biology, 1971, 56（2）：341-361.

［6］冯晓青，杨利华.知识产权法热点问题研究［M］.北京：中国人民公安大学出版社，2004.

［7］王磊，等.RNA干扰技术专利分析［J］.预防医学情报杂志，2008，24（8）：633-636.

［8］金泳锋，等.专利丛林困境的解决之道［J］.知识产权，2013，11：84-88.

［9］国家知识产权局专利局专利审查协作湖北中心2016基因编辑分析课题.

［10］EmTech现场独家.MIT华人科学家张锋公开谈及CRISPR专利［EB/OL］.［2017-11-12］http://www.sohu.com/a/203888677_354973.

第三篇

PD-1 抗体技术

第1章　PD-1抗体技术概况

2011年的诺贝尔生理学或医学奖授予了从事肿瘤免疫治疗相关的3位科学家，预示免疫治疗在恶性肿瘤治疗领域的广阔前景。在癌症免疫治疗中，抑制免疫检查点通路被认为是极具应用前景的治疗方式之一，其机制是通过抑制通路中相关靶点（PD-1、PD-L1、CTLA-4）解除T细胞活性受抑状态，活化后的T细胞能够进攻和消灭肿瘤细胞。近年来抗体药物已成为医药行业发展最快速的领域之一，是生物医药领域发展的主旋律。*Science* 杂志将肿瘤免疫治疗列为2013年十大科学突破的首位。有关肿瘤免疫治疗的临床试验、企业合作、并购事件层出不穷，针对免疫检查点的抗体药物市场已成为国内外优秀医药公司的必争之地。本章将对PD-1/PD-L1抗体药物的发展情况、市场格局、相关政策进行梳理。

1.1　PD-1及其配体

PD-1是程序性死亡受体1，是一种重要的免疫抑制分子。目前已发现PD-1的两种配体，第一种是PD-L1（即B7-H1和CD274），其与PD-1结合诱导T细胞受体介导的淋巴细胞增殖和细胞因子分泌。通常肿瘤细胞通过多种机制逃逸免疫识别，包括下调外来肿瘤抗原、分泌抗炎性细胞因子产生免疫抑制微环境和表达免疫系统负调控子有效沉默抗癌免疫细胞。其中，癌症和免疫系统的关键相互作用涉及程序性死亡受体PD-1与其配体PD-L1结合的信号通路，PD-1表达于激活的T细胞和B细胞表面，PD-L1表达于肿瘤细胞表面，PD-L1与PD-1结合产生免疫抑制效应，允许肿瘤细胞逃逸免疫驱除。PD-L1在多种不同的肿瘤中表达，包括黑色素瘤、肾细胞癌、肺癌、头颈癌、胃肠道恶性肿瘤、膀胱癌、卵巢癌和血液系统恶性肿瘤等。[1]

第二种是PD-L2（即B7-DC和CD273），也能够抑制T细胞激活、增殖和细胞因子产生，PD-L2的表达增加已出现在不同B细胞淋巴瘤和霍奇金病中。

1.2　上市药物

2017 年 5 月 1 日，阿斯利康 Durvalumab 被美国食品和药品管理局（FDA）加速批准了用于治疗在完成或进行以铂为基础的标准方案治疗后出现疾病进展的局部晚期或转移性尿路上皮癌。Durvalumab 的上市意味着目前市场上在售的抗 PD－1/PD－L1 的药物已经多达 5 种，分别是默沙东（美国）的 PD－1 抑制剂 Pembrolizuma、百时美施贵宝的 PD－1 抑制剂 Nivolumab、罗氏的 PD－L1 抑制剂 Atezolizumab、德国默克/辉瑞的 PD－1 抑制剂 Avelumab 以及阿斯利康的 PD－L1 抑制剂 Durvalumab。

1.2.1　Nivolumab

PD－1 最初由日本京都大学本庶佑教授于 1992 年发现，日本的小野制药公司与 Medarex 公司于 2005 年合作开发 PD－1。随着免疫治疗临床试验取得一系列的成功，这个领域成为投资并购合作的热点。2009 年，百时美施贵宝以 24 亿美元收购 Medarex 公司，之后百时美施贵宝与小野制药公司联合开发 PD－1 的抗体药物。其开发的 Nivolumab 是第一个抗 PD－1 单克隆抗体，是一种实验性、全人源化 IgG4、抗程序性死亡受体 1（PD－1）单克隆抗体，能够抑制 PD－1 与程序性死亡配体 1（PD－L1/B7－H1）和程序性死亡配体 2（PD－L2/B7－DC）的结合。阻断 PD－1 与其配体的相互作用，可能使 T 细胞恢复抗肿瘤免疫应答。最初用于难以治疗的转移性癌症 I 期临床试验中，[2] 之后用于治疗不同类型的肿瘤疾病实验，包括黑色素瘤、非小细胞肺癌（NSCLC）、头颈部鳞状细胞癌（SCCHN）、肾细胞癌（RCC）和胶质母细胞瘤等，该抗体是人源化的 IgG4 单克隆抗体，大大降低了抗体依赖的细胞介导的细胞毒性作用（ADCC）和补体依赖细胞毒性（CDC）活性。[3]

通过快速完成临床试验和获得药物优先评审资格，2014 年百时美施贵宝在短短一年时间内通过了美国、日本的多项药物审评，用于黑色素瘤的治疗。[4]同年 12 月，FDA 批准了 Nivolumab（商品名 Opdivo）用于治疗 BRAF V600 野生型黑色素瘤，[5]标志着其成为 PD－1/PD－L1 领域首个也是唯一一个获批用于一线治疗 BRAF 野生型黑色素瘤的 PD－1 免疫检查点抑制剂。欧洲药品管理局（EMA）也于 2015 年 6 月批准了该抗体药物用于治疗晚期黑色素瘤（无论 BRAF 是否突变），使其成为首个撬开欧洲市场的 PD－1 免疫疗法，[6]同时也是首个同时拿下日本、美国和欧洲三大主要市场的 PD－1 免疫疗法。

除黑色素瘤治疗外，Nivolumab 在肺癌领域的研究也取得了突破性进展，2015 年分别斩获了 FDA、EMA 的批准，用于治疗鳞性非小细胞肺癌。[7]此外，在肾细胞癌、霍奇金淋巴瘤、头颈部复发性或转移性鳞状细胞癌、尿路上皮癌的治疗方面，百时美施贵宝公司也取得了可喜的成果（见表 1－1）。

　　PD－1 单方作为标准疗法的适应症存在一定局限，组合疗法为上述问题提供了良好的解决方案。实际上，各大制药企业也正在积极参与现有 PD－1 抑制剂与其他诸如 CTLA－4 抑制剂等的联合用药，并取得了较好的效果。Nivolumab 与 Yervoy 联合用于黑色素瘤治疗已经通过了 FDA 的审批。[7]百时美施贵宝也正在展开 Nivolumab 的其他联合用药方案：与因塞特医疗（Incyte）合作开发 Nivolumab 与吲哚胺 2，3－双加氧酶（IDO1）抑制剂 Epacadostat（INCB24360）的免疫组合疗法，[8]与新基（Celgene）合作开发 Nivolumab 与白蛋白结合型紫杉醇（Abraxane）的免疫组合疗法，[9]Nivolumab 与 Yervoy 联合治疗晚期非小细胞肺癌[10]等其他类型肿瘤治疗。

表 1－1　Nivolumab 审批事件

适应症	批准日期	药物	审批机构
无法切除或晚期转移性黑素瘤	2014－7	Opdivo	PMDA
无法切除或晚期转移性黑素瘤	2014－12	Opdivo	FDA
晚期（转移性）鳞状非小细胞肺癌	2015－3	Opdivo	FDA
晚期（转移性）黑素瘤	2015－6	Opdivo	EMA
非小细胞肺癌	2015－7	Opdivo	EMA
晚期黑色素瘤	2015－9	Opdivo + Yervoy	FDA
非鳞状非小细胞肺癌	2015－10	Opdivo	FDA
晚期（转移性）肾细胞癌	2015－11	Opdivo	FDA
BRAF V600 野生型不可切除性或转移性黑色素瘤	2015－11	Opdivo	FDA
BRAF v600 野生型和 BRAF v600 突变阳性不可切除或转移性黑素瘤	2016－1	Opdivo + Yervoy	FDA
局部晚期或转移性非小细胞肺癌	2016－4	Opdivo	EC
晚期肾细胞癌	2016－4	Opdivo	EC
晚期不可切除或转移性黑素瘤	2016－4	Opdivo + Yervoy	EMA
晚期不可切除或转移性黑素瘤	2016－5	Opdivo + Yervoy	EC
经典霍奇金淋巴瘤	2016－5	Opdivo	FDA
复发或难治性经典霍奇金淋巴瘤	2016－10	Opdivo	EMA
头颈部复发或转移性鳞状细胞癌	2016－11	Opdivo	FDA
局部晚期或转移性尿路上皮癌	2017－2	Opdivo	FDA

1.2.2　Pembrolizumab

2014年9月4日，默沙东（美国）宣布公司旗下Pembrolizuma（商品名Keytruda）正式成为FDA批准的首例PD-1单抗药物，该药适应症为不可切除的或转移性黑色素瘤。[11]与Nivolumab类似，Pembrolizuma也是一种人源化IgG4抗体，显著降低了ADCC或CDC活性。该药在2013年4月被授予突破性疗法认定（breakthrough therapy designation，BTD），在首次人体试验后短短3年半的时间，Pembrolizuma已成为第一个登陆美国市场的抗PD-1药物。

接下来的2015~2016年，Pembrolizuma和Nivolumab作为PD-1抑制剂市场上的两大明星药物，在黑色素瘤和非小细胞肺癌领域同台竞争，拿下了美国和欧洲的多个许可，总体来讲，Nivolumab略胜一筹。面对Nivolumab的强大攻势，Pembrolizuma稳扎稳打，2016年10月美国国家综合癌症网络（NCCN）在权衡3种检查点抑制剂一线治疗非小细胞肺癌方面给出了答案。该机构支持将默沙东（美国）PD-1免疫力疗法Pembrolizuma用于非小细胞肺癌的一线治疗，同时拒绝了百时美施贵宝的Nivolumab和罗氏的Atezolizumab。[12]此后，Pembrolizuma在欧洲和日本一举拿下了一线治疗PD-L1阳性非小细胞肺癌的许可。[13,14]在晚期/转移性黑色素瘤领域，因为吉米卡特总统使用Pembrolizuma痊愈更名声大噪，被称为卡特总统用过的药。因此，在未来的黑色素瘤和非小细胞肺癌市场究竟鹿死谁手还存在很大的变数。

默沙东（美国）并没有满足现状，正在多种不同类型的癌症中调查Pembrolizuma的潜力以及药物联用的有效性，对百时美施贵宝Nivolumab紧追不舍，也在诸如头颈部癌症、霍奇金淋巴瘤等方面取得了可喜的成绩（见表1-2）。

表1-2　Pembrolizuma批准事件

适应症	批准日期	药物	审批机构
不再对其他药物产生反应的无法切除或转移的黑色素瘤	2014-9	Pembrolizumab	FDA
晚期（转移性）黑素瘤	2015-7	Pembrolizumab	EMA
转移性非小细胞肺癌	2015-10	Pembrolizumab	FDA
不可切除或转移性黑素瘤	2015-12	Pembrolizumab	FDA
晚期非小细胞肺癌	2016-8	Pembrolizumab	EC
头颈部鳞状细胞癌	2016-8	Pembrolizumab	FDA
非小细胞肺癌一线治疗	2016-10	Pembrolizumab	FDA

适应症	批准日期	药物	审批机构
晚期非小细胞肺癌一线治疗	2016－12	Pembrolizumab	EMA
晚期非小细胞肺癌一线治疗	2016－12	Pembrolizumab	MHLW
难治性经典霍奇金淋巴瘤	2017－3	Pembrolizumab	FDA

1.2.3　Atezolizumab

Atezolizumab（商品名 Tecentriq）是罗氏开发的一款抗 PD－L1 的单克隆抗体，该抗体的 Fc 区经过修饰使其不诱导 ADCC 或 CDC 活性，因而增加了该药物的有效性和安全性。[15]2016 年 3 月，FDA 授予 Atezolizumab 治疗晚期膀胱癌的优先审查资格，并提前 4 个月即同年 5 月批准了 Atezolizumab 作为二线药物用于治疗晚期膀胱癌，成为第一个上市的 PD－L1 抗体。[16]

PD－L1 是 PD－1 的配体，所以和 Opdivo、Keytruda 类似，Tecentriq 的机理是阻断 PD－L1/PD－1 相互作用。虽然 PD－1 还有另一个配体 PD－L2，所以理论上阻断 PD－1 和 PD－L1 可能有不同的疗效和安全性，但目前已有数据表明这两个策略临床表现基本一致。总应答率都在 20% 左右，和 PD－1 抗体相比 PD－L1 抗体严重副反应发生率略高，但因药物致死率略低。在临床疗效方面，Tecentriq 和 Keytruda 在膀胱癌应答率也非常接近。[17]

Tecentriq 的下一个主要适应症是非小细胞肺癌，此前已在一项治疗非细小性细胞肺癌的临床 Ⅱ 期研究中取得了重大成功。相信 Tecentriq 将很快成为 Opdivo、Keytruda 的一个重要竞争对手。

另外，Atezolizumab 对于罗氏来说也有特殊的意义。罗氏在近几年鲜有突破性药物上市，不禁让人有日薄西山之感。目前急需一种重量级突破性药物来证明自己在生物医药产业中仍属于第一梯队之列。

1.2.4　Avelumab

Avelumab（商品名 Bavencio）通过保留一个本体的 Fc 区域，可联合天生的免疫系统，并诱导抗体依赖细胞介导的细胞毒性。2014 年 11 月，默克与辉瑞签署了高达 28.5 亿美元的合作协议，宣布加入 PD－1/PD－L1 免疫疗法阵营。[18]面对百时美施贵宝、默沙东（美国）等强敌，辉瑞与默克采取了双管齐下的战略：一方面，Avelumab 首发针对竞争对手尚未涉及的癌症领域，如 Merkel 细胞癌（MCC）和胃癌；另一方面，针对对手已经涉足的领域，Avelumab 将作为一个"聪明的追随者"，以分化试验设计、使用生物标记物、组合疗法等方式与之竞争。

在随后的 JAVELIN Merkel 200 的 Ⅱ 期临床试验中，入选 88 名转移 merkel 细胞癌患者，均为经过至少一次化疗后病情仍然恶化的患者。Avelumab 的客观有效反应率为 31.8%，8 名患者获得完全有效，20 名患者部分有效，具有可控安全性。6 个月时无病情加重存活率为 40%，总存活率为 69%。基于这一结果，2015 年 FDA 认定 Avelumab 为治疗 MCC 的孤儿药并开放快速审批通道，并于 2017 年 3 月 24 日正式批准 Avelumab 治疗转移性 Merkel 细胞癌的生物制品许可，成为第 4 个上市的 PD－1 抗体药物。[18]

Avelumab 是第一个用于 MCC 的 PD－1 药物，但其他 PD－1 产品如默沙东（美国）的 Pembrolizumab 以及诺华的 Votrient 也在向这个适应症扩展。由于 MCC 是个很小的市场，Avelumab 作为第 4 个上市的 PD－1 药物难以与前面的同类产品竞争主要市场，选择这个突破口也是不得已而为之。尽管 MCC 市场很小但 Avelumab 获得上市资格对于更关键的组合疗法有很大帮助。

和其他 PD－1 药物类似，Avelumab 有 30 多个单方和组合疗法正在临床研究。2015 年 12 月，默克与辉瑞联合启动胃癌、卵巢癌、尿路上皮癌的临床实验。值得一提的是，2017 年 3 月，FDA 已正式受理 Avelumab 治疗含铂化疗期间或化疗后病情进展的局部晚期或转移性尿路上皮癌的生物制品许可申请，同时还授予了优先审查资格。此举预示着 Avelumab 将迎来更为广阔的发展空间。

1.2.5　Durvalumab（Imfinzi/MED14736）

PD－1/PD－L1 免疫治疗领域的竞争已趋白热化，百时美施贵宝处于绝对霸主地位，默沙东（美国）紧跟其后，而罗氏和阿斯利康落后许多，尤其是阿斯利康所处位置十分不乐观。2007 年，阿斯利康以 152 亿美元的价格收购了 MedImmune 获得了 Durvalumab，其为一种低 ADCC 活性的 IgG4 亚型抗体。直至 2016 年 2 月，阿斯利康终于在美国传来了好消息，FDA 授予该公司 PD－L1 免疫疗法 Durvalumab（商品名 Imfinzi）治疗 PD－L1 阳性转移性尿路上皮膀胱癌的突破性药物资格。并于 2017 年 5 月 1 日被 FDA 加速批准了用于治疗在完成或进行以铂为基础的标准方案治疗后出现疾病进展的局部晚期或转移性尿路上皮癌，[19] 成为继罗氏 Tecentriq、辉瑞/默克 Bavencio 之后第 3 个 PD－L1 抗体药物。

1.2.6　上市药物市场状况

从市场销售情况来看，2016 年仍然是 Opdivo 与 Keytruda 的天下，两者双双栖身 2016 年全球最畅销抗体 TOP20。2017 年 1 月 26 日 BMS 发布 2016 年报，Opdivo 的销售额逐年大幅跃进，至 2016 年已经取得年销售额 37.74 亿美元的骄人战绩。[20]默沙东（美国）Keytruda 作为 Opdivo 的强劲对手与其在肺癌领域争夺激烈，分别拿下美国、欧洲及日本的非小细胞肺癌 NSCLC 一线治疗许可。2017 年 1 月百时美施贵宝和默沙东（美国）展开 PD－1 专利战，两家最终达成和解协议，默沙东（美国）支付百时美施贵宝 6.25 亿美元及 6.5% 销售提成（至 2023 年），2.5% 销售提成（至 2026 年）。不过 Keytruda 在场面上的胜利并未很好兑现在 2016 年业绩上，虽然相比 2015 年也大涨 148%，但增长势头仍逊于 Opdivo，年销售额为 14.02 亿美元。[21]罗氏的 Tecentriq 作为后起之秀 2016 年表现不俗，销售收入为 1.57 亿瑞士法郎，显示出较好的增长势头。[22]

1.2.7　处于临床阶段的药物

其他处于临床研发阶段的 PD－1 抑制剂还有 CureTech 的 Pidilizumab/CT－011，目前处于血液或实体肿瘤的 Ⅱ 期临床阶段。[23]阿斯利康的 MEDI0680/AMP－51 目前处于不同实体肿瘤的 Ⅰ 期临床阶段。百时美施贵宝的 PD－L1 抑制剂 MDX－1105/BMS－936559 目前处于不同实体肿瘤的 Ⅰ 期临床阶段。

1.3　国内 PD－1 抗体发展状况

截至 2017 年 4 月，国内注册申报的 PD－1/PD－L1 单抗药物共 13 个，其中包括 9 个 PD－1 单抗，4 个 PD－L1 单抗，涉及恒瑞医药、君实生物、信达生物、百济神州、康宁杰瑞/思路迪等多家药品研发企业。[24]君实生物是国内第一家申报 PD－1 单抗的企业，旗下的 PD－1 抗体 JS001 在黑色素瘤和膀胱尿路上皮癌等方面开展了 10 项临床研究。君实生物对三阴乳腺癌也比较重视，目前 JS001 有 3 项临床研究与该适应症有关，而默沙东（美国）的 Keytruda 是三阴乳腺癌领域进展最快的 PD－1 单抗。恒瑞医药是国内第二家提交 PD－1 药物临床申请的企业，但在开发进度上已经处于最领先的低位。其研发的 SHR－1210 共有 9 项临床研究进行中，包括 2 项 Ⅲ 期研究，4 项 Ⅱ 期研究，3 项 Ⅰ 期研究，主要涉及非小细胞肺癌和晚期食管癌，其次是肝细胞癌。信达生物是最早将 PD－1 药物授权给海外公司的国内企业，其 PD－1 单抗 IBI308 的海外权利许可给礼来，随后信达生物又与礼来达成基于 PD－1 单抗的 3 个肿瘤免疫治疗双特异性抗体的全球合作开发协议，交易总额超过 10 亿美元。百济神州选择率先在澳大利亚开展 BGB－A317 的 Ⅰ 期研究，考察 BGB－A317 单药治疗晚期实体瘤的安全性、耐受性、药动学和抗肿瘤活性，初步结果曾在 ASCO2016 大会上亮相，是第四家 PD‑1/PD‑L1 产品进入Ⅱ期的国内制药企业。康宁杰瑞/思路迪联合开发的 KN035 是全球首个可皮下注射的 PD‑L1 单域抗体 Fc 融合蛋白，具有高疗效、低毒副作用、高靶向性等优点，同时具有成本低、患者依从性高等优势，2016 年 11 月获得 FDA 批准开展临床试验。

1.4　相关政策及法律法规

我国推动生物技术研发和产业发展已有 30 多年的历史，"十一五"以来，国务院批准发布了《促进生物产业加快发展的若干政策》和《生物产业发展"十一五"规划》，大力推进生物技术研发和创新成果产业化。"十一五"规划中指出，大力发展生物药物，力争在基因工程、抗体等方面取得重大突破，形成一批拥有自主知识产权的生物创新药物。

2012 年 12 月，国务院印发《生物产业发展规划》。规划中强调，加速治疗性抗体等蛋白质和多肽药物的研制和产业化，依托企业建设多功能、符合国际标准的生物技术药物生产基地，建设治疗性抗体药物、蛋白质和多肽类药物、新型疫苗产品的产业化示范工程。

《国务院关于加快培育发展战略性新兴产业的决定》将培育发展战略性新兴产业作为当前推进产业结构升级和加快经济发展方式转变的重大举措，生物医药被列为重点发展领域之一。

2012 年 12 月 19 日，工业和信息化部发布《医药工业"十二五"发展规划》，指出发展任务包括：增强新药创制能力；坚持原始创新、集成创新和引进消化吸收再创新相结合，在恶性肿瘤、心脑血管疾病等重大疾病领域，加快推进创新药物开发和产业化，推动相关企业在药物设计、新药筛选、安全评价、临床试验及工艺研究等方面开展与国际标准接轨的研发外包服务，创新医药研发模式，提升专业化和国际化水平。

2014 年 3 月 18 日，国家卫计委在启动重大新药创制科技重大专项 2015 年度课题申报工作的通知中，明确将 PD‑1、PD‑L1 和 CTLA‑4 列为肿瘤免疫重要新靶点。

2016 年 11 月，工业和信息化部、发改委、科技部、商务部、国家卫计委、国家食品药品监督管理局等 6 部委印发了《医药工业发展规划指南》指出，提高抗体药物、肿瘤免疫治疗药物等生物技术药物的研发和制备水平，加快临床急需的生物类似药和联合疫苗的国产化。

1.5　启示与建议

　　PD‑1 抗体非专利和临床信息表现出蓬勃的研究趋势，上市药物的不断增多，且在部分适应症中表现良好，刺激了 PD‑1 抗体的技术发展，然而带来的不良反应以及较低的有效率等缺陷也是亟待解决的问题和研究的热点。正是出于启动免疫系统的攻击性能可能会带来副作用的顾虑，在 PD‑1 被发现的 17 年后，第一例针对 PD‑1 的单克隆抗体人体试验才正式展开。整整 5 年后，PD‑1 单抗药 Keytruda 与 Opdivo 由于在黑色素瘤中的优异表现获得 FDA 荣誉认证，在美国和欧洲纷纷上市。另外三个针对 PD‑L1 的单抗药 Tecentriq，Bavencio 以及 Imfinzi 紧随其后获得上市资格。

　　目前来看，PD‑1 单抗药不仅在非小细胞肺癌和黑色素瘤中取得较好的临床实验结果，其疗效在霍奇金淋巴瘤、肾癌、胃癌、肛门癌、肝癌、结直肠癌等类型中也都得到验证。我们期待 PD‑1 抗体给广大癌症患者带来新的福音。

参考文献

[1] Swaika A, Hammond W A, Joseph R W. Current state of anti-PD-L1 and anti-PD-1 agents in cancer therapy [J]. Molecular Immunology, 2015, 67 (2): 4 – 17.

[2] Brahmer J R, Drake C G, Wollner I, et al. Phase I study of singleagent anti-programmed death – 1 (MDX – 1106) in refractory solid tumors safety clinical activity, pharmacodyamic and immunologic correlates [J]. Journal of Clinical Oncology, 2010, 28 (19): 3167 – 3175.

[3] Chinai, Jordan M, Janakiram, et al. New immunotherapies targeting the PD – 1 pathway [J]. Trends in Pharmacological Sciences, 2015, 36 (9): 587 – 595.

[4] Bristol-Myers Squibb. Bristol-Myers Squibb Reports Third Quarter 2014 Financial Results [EB/OL]. [2014 – 10 – 24]. https://news. bms. com/press-release/financial-news/bristol-myers-squibb-reports-third-quarter-2014-financial-results.

[5] Bristol-Myers Squibb. Bristol-Myers Squibb Receives Accelerated Approval of Opdivo (nivolumab) from the U. S. Food and Drug Administration [EB/OL]. [2014 – 10 – 22]. https://news. bms. com/press-release/bristol-myers-squibb-receives-accelerated-approval-opdivo-nivolumab-us-food-and-drug-a.

[6] Bristol-Myers Squibb. European Commission Approves Bristol-Myers Squibb's Opdivo (nivolumab), the First and Only PD – 1 Checkpoint Inhibitor Approved in Europe, for Both First-Line and Previously-Treated Advanced Melanoma Patients [EB/OL]. [2015 – 06 – 19]. https://news. bms. com/press-release/european-commission-approves-bristol-myers-squibbs-opdivo-nivolumab-first-and-only-pd-.

［7］ Bristol-Myers Squibb. Bristol-Myers Squibb Reports Fourth Quarter and Full Year 2015 Financial Results［EB/OL］．［2016 – 01 – 28］．https：//news. bms. com/press-release/financial-news/bristol-myers-squibb-reports-fourth-quarter-and-full-year-2015-financia.

［8］ Bristol-Myers Squibb. Bristol-Myers Squibb and Incyte Enter Clinical Collaboration Agreement to Evaluate Combination Regimen of Two Novel Immunotherapies［EB/OL］．［2014 – 05 – 27］．https：//news. bms. com/press-release/partnering-news/bristol-myers-squibb-and-incyte-enter-clinical-collaboration-agreement.

［9］ Damian Garde. Bristol-Myers，Celgene pair an immuno-oncology star with a rising chemotherapy［EB/OL］．［2014 – 08 – 20］．https：//www. fiercebiotech. com/partnering/bristol-myers-celgene-pair-an-immuno-oncology-star-a-rising-chemotherapy.

［10］生物谷. nivolumab 单药治疗和 nivolumab 与 ipilimumab 联合治疗在复发性小细胞肺癌中达到出色的缓解率和生存率［EB/OL］．［2016 – 12 – 07］．http：//news. bioon. com/article/6695042. html.

［11］ Damian Garde. Merck wins breakthrough FDA approval for blockbuster cancer contender pembrolizumab［EB/OL］．［2014 – 09 – 04］．https：//www. fiercebiotech. com/regulatory/merck-wins-breakthrough-fda-approval-for-blockbuster-cancer-contender-pembrolizumab.

［12］ Stacy Lawrence. Merck gets first-line NSCLC guideline as Bristol denied［EB/OL］．［2016 – 10 – 19］．https：//www. fiercebiotech. com/biotech/merck-gets-first-line-nsclc-guideline-as-bristol-roche-denied.

［13］ Merck. European Medicines Agency's CHMP Recommends Merck's KEYTRUDA® （pembrolizumab） for the First-Line Treatment of Patients with Metastatic Non-Small Cell Lung Cancer （NSCLC） Whose Tumors Have High PD – L1 Expression with No EGFR or ALK Positive Tumor Mutations ［EB/OL］．［2016 – 12 – 16］．http：//www. mrknewsroom. com/news-release/oncology-news-room/european-medicines-agencys-chmp-recommends-mercks-keytruda-pembrolizu.

［14］ Merck. KEYTRUDA® （pembrolizumab） Approved as First Anti-PD – 1 Therapy in Japan for First-Line Treatment of Patients with Advanced Non-Small Cell Lung Cancer （NSCLC） Whose Tumors Express High Levels of PD – L1［EB/OL］．［2016 – 12 – 19］．http：//www. mrknewsroom. com/news-release/prescription-medicine-news/keytruda-pembrolizumab-approved-first-anti-pd-1-therapy-japa.

［15］ Chen D S, Irving B A, Hodi F S. Molecular pathways：next-generation immunotherapy-inhibiting programmed death-ligand 1 and programmed death-1［J］．Clinical Cancer Research，2012，18（24）：6580 – 6587.

［16］ FDA. FDA approves new, targeted treatment for bladder cancer［EB/OL］．［2016 – 05 – 18］．https：//www. fda. gov/newsevents/newsroom/pressannouncements/ucm501762. htm.

［17］ Roche. FDA grants Roche's cancer immunotherapy Tecentriq （atezolizumab） accelerated approval for people with a specific type of advanced bladder cancer ［EB/OL］. ［2016 - 05 - 19］. https：//www. roche. com/media/releases/med-cor-2016-05-19. htm.

［18］ EMD Serono，Pfizer. FDA Accepts the Biologics License Application for Avelumab for the Treatment of Metastatic Merkel Cell Carcinoma for Priority Review ［EB/OL］. ［2016 - 11 - 29］. https：//www. pfizer. com/news/press-release/press-release-detail/fda_ accepts_ the_ biologics_ license_ application_ for_ avelumab_ for_ the_ treatment_ of_ metastatic_ merkel_ cell_ carcinoma_ for_ priority_ review.

［19］ AstraZeneca. Durvalumab granted Breakthrough Therapy designation by US FDA for treatment of patients with PD-L1 positive urothelial bladder cancer ［EB/OL］. ［2016 - 02 - 17］. https：//www. astrazeneca. com/media-centre/press-releases/2016/Durvalumab-granted-Breakthrough-Therapy-designation-by-US-FDA-for-treatment-of-patients-with-PD-L1-positive-urothelial-bladder-cancer-17022016. html#！.

［20］ Bristol-Myers Squibb. Bristol-Myers Squibb Reports Fourth Quarter and Full Year 2016 Financial Results ［EB/OL］. ［2017 - 01 - 26］. https：//news. bms. com/press-release/financial-news/bristol-myers-squibb-reports-fourth-quarter-and-full-year-2016-financia.

［21］ Merck. Merck Announces Fourth-Quarter and Full-Year 2016 Financial Results ［EB/OL］. ［2017 - 02 - 02］. http：//investors. merck. com/news/press-release-details/2017/Merck-Announces-Fourth-Quarter-and-Full-Year-2016-Financial-Results/default. aspx.

［22］ Roche. Roche reports good results in 2016 ［EB/OL］. ［2017 - 02 - 02］. https：//www. roche. com/dam/jcr：058da003-204c-41a6-a137-1c1bb9acd06c/en/inv-update-2017-02-01-e. pdf.

［23］ Bardhan K，Anagnostou T，Boussiotis V A. The PD1：PD-L1/2 Pathway from Discovery to Clinical Implementation ［J］. Frontiers in Immunology，2016，7（1）：550.

［24］ 医药魔方数据. 国内药企 PD - 1 申报情况、开发进度、临床试验信息汇总 ［EB/OL］. ［2017 - 04 - 23］. http：//www. sohu. com/a/135966680_ 464396.

第 2 章　PD-1 抗体专利分析

为全面了解 PD-1 抗体专利技术的发展状况，以国家知识产权局专利检索与服务系统中的 DWPI 数据库和 CNABS 数据库作为数据源，分别对涉及 PD-1 抗体技术的全球专利和中国专利进行检索，并对检索到的专利数据进行统计分析，以得到的统计数据作为研究基础，对其专利申请趋势、地域分布、申请人以及技术发展路线等方面进行了深入分析。

2.1　全球专利申请

图 2-1 列出了 PD-1 技术领域的全球专利申请趋势。截至 2017 年底，DWPI 数据库中涉及 PD-1 抗体的全球专利申请共 2452 项。

PD-1 抗体首次于 1992 年发现，20 世纪 90 年代，PD-1 抗体药物一直处于萌芽的状态，其专利申请量有限，年申请量仅有十余项。2000 年后，随着 PD-1 抗体和 PD-L1 信号通路的发现，针对 PD-1 靶点的研究热度有了一定的提升，专利申请进入相对缓慢的增长期。2000~2010 年，PD-1 抗体相关专利的年申请量相对于1992~1999 年有了小幅增长。目前已经上市的 PD-1/PD-L1 抑制剂 Opdivo（小野制药/BMS，WO2006121168A1）、Keytruda（默沙东，WO2008156712）、Tecentriq（罗氏，WO2010077634）、Imfinzi（阿斯利康，WO2011066389）的初始核心专利都诞生于该阶段。2011 年，诺贝尔生理学或医学奖授予了从事肿瘤免疫治疗相关的 3 位科学家，预示免疫治疗在恶性肿瘤治疗领域的广阔前景。抑制免疫检查点通路被认为是极具应用前景的癌症免疫治疗方式之一，其机制是通过抑制通路中相关靶点（PD-1、PD-L1、CTLA-4）解除 T 细胞活性受抑状态，活化后的 T 细胞能够进攻和消灭肿瘤细胞。从 2011 年开始，PD-1 相关专利的年申请量爆发性增长，在 2015 年达到年申请量峰值 593 项。虽然 2016 年数据略有下降，但是考虑到 2016 年部分专利申请尚未公开，可能 2016 年的申请量还会增加。其间，2014 年，Opdivo、Keytruda 相继宣布上市，更是极大地刺激了 PD-1 抗体领域的相关研究。2016~2017 年，Tecentriq、Bavencio、Imfinzi 也相继批准上市。由于已上市 PD-1/PD-L1 抗体药物在临床上的良好表现以及其销售额的强劲增长，各大制药企业将会持续关注 PD-1/PD-L1 抗体药物的研发和应用，可以预期，未来 PD-1 抗体药物相关专利申请量将继续呈现快速增长。

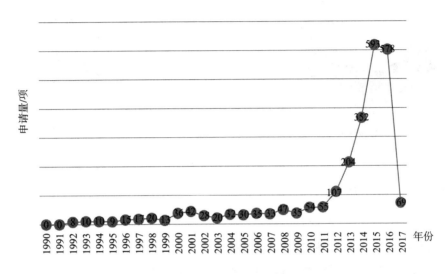

图 2-1　PD-1 抗体技术全球专利申请趋势

　　图 2-2 展示了 PD-1 抗体全球专利产出地分布情况。PD-1 抗体全球专利申请量排名依次为美国、中国、欧洲专利局（以下简称"欧专局"）、英国、澳大利亚、日本、韩国、丹麦、法国。美国以 1697 项专利申请量远超其他国家，占 PD-1 抗体药物领域的 72%，是全球范围内专利申请产出最多的国家，具有绝对的技术优势，其余国家与美国的差距很大。中国居第二位，共 277 项申请，欧专局紧随其后，有 150 项申请。英国、澳大利亚、日本的申请量也比较突出。由此可见，美国在 PD-1 抗体专利研发上具有绝对优势，同时我国的科研人员也在该领域做出了极大贡献，前景可期。

　　我们来看看市场分布如何（见图 2-3），美国毫无疑问是第一目标市场，占总申请量的 15%。欧洲、中国、澳大利亚、加拿大在该领域也布局了大量的专利申请，分别超过了 500 项，说明有很多关于该靶点的研究正在蓬勃发展，存在一定的专利壁垒，需要国内申请人关注。同样，PD-1 起源国——日本也有 500 多项申请，在日本布局也存在相当激烈的竞争。

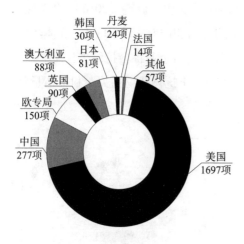

图 2 - 2 PD - 1 抗体全球专利产出地分布

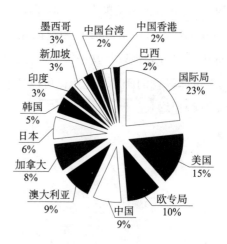

图 2 - 3 全球 PD - 1 抗体专利技术目标地分布

2.2 中国专利申请

对 PD - 1 技术领域国内相关申请进行分析，发现其结果也呈现了与全球相似的趋势，如图 2 - 4 所示。1994 ~ 2004 年，PD - 1 抗体领域的中国专利申请总量处于申请量较低的起步阶段。2005 ~ 2010 年申请量呈现小幅增长态势，但是年申请量小于 30 件。自 2011 年开始，中国专利申请量呈现爆发式增长，至 2015 年达到峰值。这与 PD - 1 研发的总体环境相一致，一方面，随着免疫治疗在恶性肿瘤治疗领域的广泛研究，抑制免疫检查点通路成为癌症免疫治疗的研发热点，国外来华申请人以及国内申请人对于 PD - 1 技术的研发热情大增。另一方面，自 2012 年开始，我国提出了加速治疗性抗体等蛋白质和多肽药物的研制和产业化规划，并在 2014 年明确将 PD - 1、PD - L1 和 CTLA - 4 列为肿瘤免疫重要新靶点，引发了国内对于 PD - 1 领域的广泛关注。

图 2 - 5 显示了 PD - 1 抗体药物领域的来华申请地域分布。美国来华申请共 582 件，遥遥领先于其他国家，占中国总申请量的 43%。中国的申请量居第二位，约占 33%。澳大利亚、欧专局也有少量申请，其余国家和地区申请量相对较少。表明美国在 PD - 1 抗体药物领域具有非常强的研发实力，并重视中国的抗体药物市场，说明在 PD - 1 抗体药物专利方面需要国内研究者关注。

图 2 - 6 列出了 PD - 1 抗体国内各省市专利申请分布，可以看出上海的申请量排名第一，江苏排名第二，北京排名第三，其次是河南、安徽、天津、香港。其余省区市的申请量相对较少。上海拥有国内一流的大学和研究所，也有大量的高新制药

企业，如恒瑞医药、君实生物、嘉和生物等，这些都是上海申请量的有力保障。江苏是我国的经济大省，其在科技发展的投入和对民营企业的扶持方面做得很好，拥有很多制药企业，如康宁杰瑞、信达生物等。北京是我国的政治文化中心，拥有北京大学、清华大学等高等院校，在政府的大力扶持下，PD－1 抗体技术研究也取得了迅猛发展。河南的申请量主要源自郑州大学、新乡学院等高校。

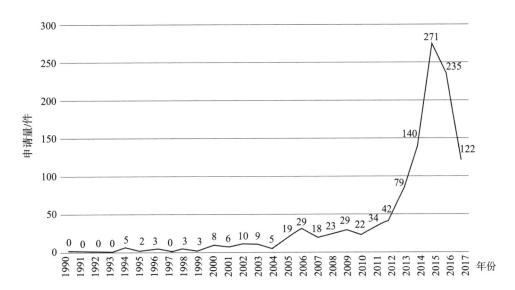

图 2－4 中国 PD－1 抗体技术专利申请趋势

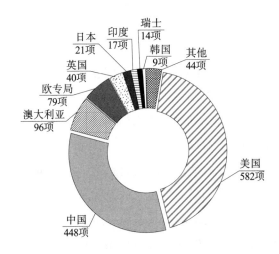

图 2－5 PD－1 抗体技术来华专利申请国家和地区分布

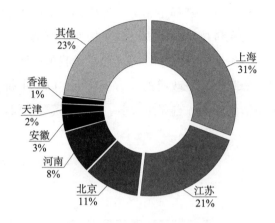

图 2-6　PD-1 抗体技术国内各省市专利产出分布

2.3　重要竞争者

2.3.1　国外先行者和跟随者

从全球数据看，排名靠前的专利申请人主要是一些国际知名的企业和科研院所（见表 2-1）。

罗氏以最多的申请量居首位，这与其较早进入抗体药物研发领域，较早获得 PD-1 抗体药物的批准有直接的关系。当然，罗氏的申请量也与其对全球和中国专利布局的重视密不可分。2015 年，罗氏的 PD-L1 抗体 Atezolizumab 进入Ⅲ期临床阶段。2016 年 5 月，Atezolizumab 被批准用于治疗尿路上皮癌，并取得了突破性结果。Atezolizumab 是基于抑制 PD-L1 与 T 细胞表面的 PD-1 的相互作用，解除 PD-1 介导的 T 细胞免疫抑制，进而诱导 T 细胞活化，恢复其有效检测和攻击癌细胞的能力。目前，罗氏正全力推进 Atezolizumab 在多个适应症中的应用。排名第二的宾夕法尼亚大学是全球顶尖的私立研究型大学，常春藤盟校之一。宾夕法尼亚大学的终身教授卡尔·朱恩（Carl H. June）是 CAR-T 技术的发明者，在 PD-1 领域的专利申请也占据了重要席位。排名第三的达纳法博癌症研究所是美国哈佛大学医学院的癌症专科附属医院，美国联邦政府指定的综合性癌症治疗中心，在癌症基因定位治疗、癌症免疫治疗、癌症内分泌治疗、癌症生物治疗、癌症疫苗等临床方面世界领先。在 PD-1 领域，达纳法博癌症研究所的专利申请占了同时期申请总量的 3.60%。值得一提的是，排名前 20 位的麻省总医院、布列根和妇女医院也均是哈佛大学医学院的知名附属医院，可见哈佛大学及其附属医院对于 PD-1 领域的研发相当重视。此外，申请量较多的科研院所还包括约翰霍普金斯大学、梅约医学教育与研究基金会、加利福尼亚大学等。

　　在企业申请人中，除了罗氏，百时美施贵宝、诺华、默沙东、阿斯利康、辉瑞、葛兰素史克的申请量排名靠前，其中，百时美施贵宝和小野制药联合开发的 PD－1 抗体药物 Opdivo（Nivolumab）、默沙东开发的 PD－1 抗体药物 Keytruda（Pembrolizumab）最先获得 FDA 批准上市。罗氏开发的 PD－L1 抗体药物 Tecentriq（Atezolizumab）、默克/辉瑞合作开发的 PD－L1 抗体药物 Bavencio（Avelumab）以及阿斯利康开发的 PD－L1 抗体药物 Imfinzi（Durvalumab）分别于 2016 年 5 月、2017 年 3 月、2017 年 5 月获得批准上市。据汤森路透 Cortellis 数据库预计，Opdivo 和 Keytruda 到 2020 年的销售额将分别达到 60.46 亿美元和 39.22 亿美元。此外，有机构预测 2020 年，罗氏开发的 Atezolizumab 销售额将达 15.0 亿美元；阿斯利康的 Durvalumab 销售额将达到 12.0 亿美元。4 个产品销售额总计超过百亿美元。

表 2－1　PD－1 抗体全球重点申请人排名

排名	申请人	申请量/项
1	罗氏	76
2	宾夕法尼亚大学	67
3	达纳法博癌症研究所	66
4	百时美施贵宝	57
5	诺华	55
6	默沙东	50
7	约翰霍普金斯大学	38
8	梅约医学教育与研究基金会	35
9	阿斯利康	34
10	斯隆凯特林防癌纪念中心	32
11	加利福尼亚大学	31
12	法国国家健康与医学研究院	29
13	辉瑞	28
14	麻省总医院	26
14	哈佛大学	26
14	得克萨斯大学	26
17	美国卫生与人类服务部	25

排名	申请人	申请量/项
18	葛兰素史克	22
18	布列根和妇女医院	22
20	Cellectis	19

2.3.2 试图抓住机遇的国内申请人

表 2-2 列出了国内申请在 PD-1 领域的主要申请人，可以看出，申请量前三的专利申请人均为科研院所，企业的申请量相对较少。在科研院所中，苏州大学、新乡学院、郑州大学、中国人民解放军第四军医大学名列前茅，在 PD-1 领域投入了较多的研发。在企业中，上海优卡迪申请量领先，达到 7 件，均为 2016～2017 年所申请，主要涉及 PD-1 的 CAR-T 治疗载体。百济神州、中山康方、苏州丁孚靶点、恒瑞、苏州思坦维等公司也在 PD-1 领域积极进行专利申请。其他申请人的申请量在 2 件或以下。值得一提的是，君实生物医药科技有限公司申报的"重组人源化抗 PD-1 单克隆抗体注射液"药物于 2015 年 12 月获批进入临床，是国内首家 PD-1 单抗获批进入临床的公司。恒瑞医药的 PD-1 单克隆抗体 SHR-1210 于 2016 年 2 月获得 CFDA 临床批件，PD-L1 抗体 SHR-1316 于 2017 年 1 月获得 CFDA 临床批件。百济神州有限公司于 2017 年 4 月启动 PD-1 单抗 BGB-A317 对复发或难治性经典型霍奇金淋巴瘤（cHL）的中国Ⅱ期临床试验。虽然大学的申请量较多，但是目前没有获得临床批件的抗体出现。而企业的申请量则相对较少。这说明科研院所的研发成果尚未走出校门，进入企业。科研院所和企业之间尚缺乏有效的专利成果转化的机制。

表 2-2 PD-1 抗体中国国内重点申请人排名

排名	申请人	申请量/件
1	苏州大学	9
2	新乡学院	9
3	上海优卡迪	7
4	郑州大学	5
5	中国人民解放军第四军医大学	5
6	苏州丁孚靶点	4
7	中山康方	4
8	百济神州	4

续表

排名	申请人	申请量/件
9	恒瑞医药	3
10	苏州思坦维	3
11	深圳先进技术研究院	3
12	安徽瀚海博兴	3
13	博笛生物	3
14	泰州君实/苏州君盟/上海君实	2
15	上海中信国健	2

2.4　PD - 1 抗体专利技术全景

表 2 - 3 展示了 PD - 1 抗体技术专利申请发展情况，PD - 1 抗体的发展主要从抗体产品的研发、联合用药、检测方法、适应症拓展 4 个方面进行，下面重点从这 4 个方面对 PD - 1 抗体的发展进程进行分析。

表 2 - 3　PD - 1 抗体技术专利申请年度汇总

技术分支	1992～1999 年	2000～2004 年	2005～2009 年	2010～2015 年
产品	JPH05336973 JPH07291996	WO2004004771 WO2004056875	WO2006121168 WO2007005874 WO2008156712 WO2009114335 WO2010036959 WO2010077634 WO2011066389	WO2011110604 WO2012135408 WO2012145493 WO2013079174 WO2015048520 WO20106092419 WO2016137850 WO2017053250 WO2017087280 WO2017087587 WO2017087589
联合用药			WO2009014708 WO2010019570 WO2011041613	WO2013019906 WO2013169693 WO2013173223 WO2013181452

技术分支	1992～1999 年	2000～2004 年	2005～2009 年	2010～2015 年
联合用药				WO2014055648
				WO2014055648
				WO2015042246
				WO2015119923
				WO2015119930
				WO2015193352
				WO2016032927
				WO2016205277
				WO2017021910
检测		WO0239813	WO2010001617	WO2012155019
				WO2014083178
				WO2014100079
				WO2015181342
				WO2016007235
				WO2016124558
				WO2016168143
				US2016069900
适应症			WO2006133396	WO2013173223
				WO2015081158
				WO2015181331
				WO2016086021
				WO2016090070
				WO2016100561
				WO2016137985
				WO2016183326
				WO2016191751
				WO2016196298
				US2016347836

2.4.1　产品

产品专利是上市药物的核心专利，对生物药尤其是抗体药物，也是十分重要的。抗体授权时基本上以 6 个 CDR 进行权利要求的限定，其实通过相同 CDR 设计了大量具体重轻链甚至全长序列不同的抗体，而在临床前以及临床各期研究中，不少具体序列的抗体可能由于各种原因无效，实际上市的药物其实仅是其中一种。这类似化学领域的马库什专利，通式化合物得了保护，具体化合物受到严格的保护和保密，直至药物上市。因此抗体产品专利能够对上市抗体药物起到非常完美的保驾护航作用。

1992 年，日本京都大学本庶佑（Tasuku Honjo）教授在 *EMBO* 杂志发表文章首次报道并克隆了 PD - 1。同年，本庶佑教授与小野制药共同申请了专利 JP16999192A 和 JP2001357749A，涉及鼠 PD - 1 序列，及其用于分离其他物种中 PD - 1 序列的用途。2002 年，小野制药申请了专利 WO2004004771，涉及 PD - 1、PD - L1、PD - L2 信号阻断剂及治疗癌症的组合物及相关用途，并在说明书中记载了 PD - 1 单抗（FERM BP - 8392）。同年，惠氏与剑桥抗体科技有限公司（Cambridge Antibody Technology）联合申请了专利 WO2004056875A1，涉及一种 PD - 1 抗体，可以调节免疫应答，特别是由 TcR 和 CD28 介导的那些免疫应答，可用于例如治疗自身免疫病、炎性疾病、变态反应、移植物排斥、癌症以及其他免疫系统紊乱。1992 ~ 1999 年是 PD - 1 抗体的理论发展时期，此时的专利申请均处于 PD - 1 抗体研发最初的阶段，只有少数制药公司及研究机构加入，所制备的抗体在后续的临床试验中也并未取得良好的效果。

2005 ~ 2009 年是目前已经上市的几种 PD - 1 药物的初始核心专利申请阶段。日本的小野制药公司与 Medarex 公司于 2005 年合作开发 PD - 1，同年两家公司共同申请了专利 WO2006121168A1，即 2014 年 7 月在日本首次成功上市的 Opdivo（Nivolumab），该项专利请求保护人 PD - 1 单抗、抗体抑制肿瘤（包括黑色素瘤、肾癌、前列腺癌、乳腺癌、结肠癌、肺癌）的制药用途、抗体治疗病毒感染的制药用途。还涉及抗 PD - 1 抗体与抗 CTLA - 4 抗体共同治疗癌症（包括黑色素瘤、肾癌、前列腺癌、乳腺癌、结肠癌、肺癌）的药物联用，为后续 PD - 1/PD - L1 抗体的药物联用奠定了基础。奥根农股份公司（Organon）于 2007 年申请了专利 WO2008156712，该专利申请保护了 PD - 1 抗体 MK - 3475，其在实施例中的编号是人源化抗体 H409A11，即后来上市的 Keytruda（pembrolizumab，lambrolizumab），授权时其权利人变更为默沙东公司与奥根农共同权利人。

1999 年，中国科学家陈列平教授在 *Nature Medicine* 发表文章报道了 B7 家族的第

3 个成员 B7 - H1，即后来的 PD - L1。2003 年，陈列平在 *Cancer Research* 发表文章，发现在小鼠中使用 PD - L1 封闭抗体联合 T 细胞回输技术治愈了患有头颈癌的小鼠，第一次在活体内证明 PD - L1 抗体的有效性。随后各制药公司和各大科研机构在 PD - L1 抗体领域的研究随之展开。

2009 年，罗氏申请了 WO2010077634，即 MPDL3280A 的核心产品专利，涉及一种抗 PD - L1 的抗体及其上调细胞介导的免疫应答的功能，具体为增强 T - 细胞功能、治疗 T - 细胞功能障碍的病症（如急性和慢性感染、肿瘤免疫）的功能。该 MPDL3280A 商品名为 Tecentriq，成为第一个上市的 PD - L1 抗体药物。同年，阿斯利康的子公司 MedImmune 与安进联合申请了 WO2011066389A1，涉及针对 B7 - H1（PD - L1）的靶向结合剂，即为 Durvalumab 的核心结构专利。随后到了 2011 年，默克申请了 WO2013079174，是已上市的 PD - L1 抗体 Avelumab（MSB0010718C）的抗体结构核心专利。

随着 PD - 1 产品的发展，从 2010 年至今，各大制药公司在 PD - 1/PD - L1 的制剂方面进行了改进。2012 年，针对 PD - 1 抗体的低压冻干制剂，默沙东（美国）提交了 WO2012135408 的申请，涉及抗体、组氨酸缓冲液、聚山梨酯 80 和蔗糖，该制剂稳定性高，表现出较长的贮存期限，在储存和运输时稳定，适合胃肠外递送。WO2015048520 涉及 PD - L1 抗体的稳定水溶液制剂，WO2016137850 涉及 Pembrolizumab 的单抗晶体形式、制剂及存储状态。

与此同时，PD - L2 抗体及抗体结构的改进也在进行中。2015 年，默沙东（美国）提交了专利 WO2017053250，其涉及一种新结构 PD - L2 抗体及其治疗癌症的方法。并提交了专利 WO2017087589，其涉及一种能结合 PD - 1 和/或 LAG3 的包含免疫球蛋白单可变结构域 ISVD 或纳米抗体，用于治疗、预防癌症和传染性疾病。

2.4.2 联合用药

目前的基础研究和临床研究显示，PD - 1 抗体对某些癌症也是无能为力的，同时还会产生一系列副作用及耐药反应，这很大程度限制了 PD - 1/PD - L1 单抗药的推广。组合疗法为上述问题提供了良好的解决方案。最早在 2005 年由小野制药同 Medarex 公司（2009 年，百时美施贵宝斥资 21 美元收购了 Medarex 公司）共同申请了专利 WO2006121168A1，即 2014 年 7 月在日本首次成功上市的 Opdivo（Nivolumab），该专利涉及抗 PD - 1 抗体与抗 CTLA - 4 抗体共同治疗癌症。此后的 5 年间，联合用药的申请依然不多，多数制药公司和科研机构专注于 PD - 1/PD - L1 抗体产品的研发，到了 2010 年以后联合用药的专利大幅增长，并有一些联合用药方案获得了 FDA 等机构的审批。

本篇以 PD‑1 抗体的联合用药为检索目标，获得了涉及全球 PD‑1 抗体的联合用药共计 325 项，有的专利申请发明核心涉及 PD‑1 抗体，在权利要求或实施例中记载了与其他靶点尤其是其他肿瘤免疫检查点抗体进行联用，有的专利申请发明核心涉及其他靶点的抗体，在权利要求或实施例中记载了该靶点与 PD‑1 抗体进行联用。无论发明核心如何，上述专利均体现了 PD‑1 抗体在联合用药专利申请方面的趋势。尤其是 2015~2017 年，PD‑1 抗体联合用药专利达 70 项以上，是该技术领域重要专利的主要贡献阶段（见图 2‑7）。

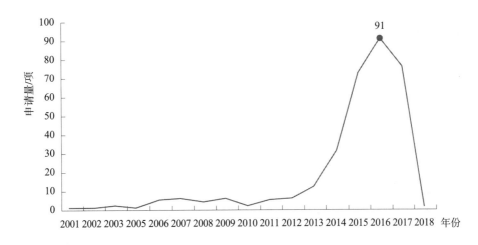

图 2‑7　PD‑1 抗体联合用药专利申请趋势

从 2000 年出现第一个联合用药申请——辉瑞公司（WO0200730A2）涉及一种上调免疫应答的方法，包括使用阻断 PD‑L2 的抗体和阻断 PD‑L1 的抗体。与 2000 年情况类似，2000~2003 年联合用药专利申请的实质是关于 PD‑1 两个配体 PD‑L2 和 PD‑L1 相互作用的研究。当时还未真正意义地涉及 PD‑1 联合用药。直到 2004 年，出现真正意义的联合用药是 Zymo Genetics 公司提出的使用 IL‑21 和单克隆抗体治疗癌症的方法，发明实质是涉及在受治疗者中治疗癌症的药物，其包括利妥昔单抗和 IL‑21 多肽或 IL‑21 多肽的片段，说明书和部分同族专利的权利要求涉及 "也可将 IL‑21 和单克隆抗体一起用于组合疗法。在免疫系统中阻断抑制信号的抗体可导致提高的免疫应答。示例包括（1）抗 B7R 家族的分子例如细胞毒性 T 淋巴细胞相关抗原 4（CTLA‑4）、编程性死亡‑1（PD‑1）等"。Zymo Genetics 于 2010 年被百时美施贵宝收购，随之也开发了 PD‑1 抗体与 IL‑21 重组肽（Nivolumab + Denenicokin）联用治疗黑色素瘤，目前的方案正处于实体瘤的 I 期临床阶段。

当然，从临床表现和专利数据来说，PD‑1 抗体与 CTLA‑4 抗体是联合用药专利的重头戏，共涉及 74 项专利，从 2005 年出现的 Opdivo（Nivolumab）核心专利

WO2006121168A1 就涉及抗 PD-1 抗体与抗 CTLA-4 抗体共同治疗癌症（包括黑色素瘤、肾癌、前列腺癌、乳腺癌、结肠癌、肺癌）的药物联用，为后续 PD-1/PD-L1 抗体的药物联用奠定基石。

本节基于权利要求以及说明书实施例具体实施的情况，统计了全部联合用药的靶点信息，获得了与 PD-1 抗体联合用药靶点专利申请分布（见图 2-8）。主要靶点涉及抗 CTLA-4、LAG-3、TIM-3、IDO、CD27、KIR 抗体，以及 IL21 蛋白，可以很明显看出，CTLA-4、LAG-3、TIM-3 与 PD-1 的联用占比较大，除 CTLA-4 外，LAG-3 涉及 36 项，TIM-3 涉及 31 项。LAG-3 和 TIM-3 靶点与 PD-1 的联用很有可能是下一个重要的免疫检查点联用模式。

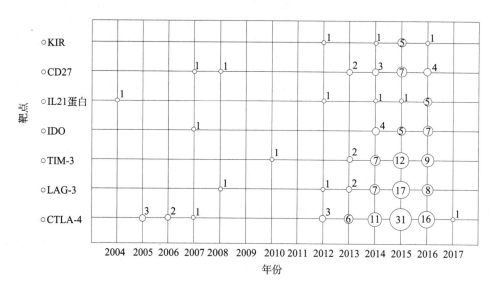

图 2-8　PD-1 抗体联合用药靶点专利申请年度分布

注：图中数字表示申请量，单位为项。

以百时美施贵宝为首的制药公司，对各自靶点的抗体进行不同程度的联合用药应用。自收购 Medarex 公司以后，百时美施贵宝陆续展开了 PD-1 抗体与其他抗体的联用，最成功的联合治疗方案是 Nivolumab 与 Yervoy（Ipilimumab）的联合用药方案，其中专利 WO2013173223 记载了 PD-1 抗体（Nivolumab 等）单独及联合 CTLA-4（Ipilimumab）给药黑色素瘤、（鳞状和非鳞状）非小细胞肺癌、肾癌患者的给药方案和效果。Nivolumab 与 Yervoy 的联合用于黑色素瘤治疗最终于 2015 年 9 月通过了 FDA 的审批。接着百时美施贵宝针对 Nivolumab 的联合用药开展了一系列研究。先后申请了以下专利：①WO2013169693，涉及 IL-21 与 PD-1 抗体（5C4）联用治疗黑色素瘤，目前 Nivolumab + Denenicokin（IL-21 重组肽）的方案正处于实体瘤的 I 期临床阶段；②WO2014055648，涉及 PD-1 抗体与杀伤免疫球蛋白 G 样受体 KIR 抗体联用治疗实体瘤的方案，目前 Nivolumab + Lirilumab（KIR 抗体）的方案正处于实体瘤的 I 期临床阶段；③WO2015042246，涉及 PD－1 抗体与 LAG－3 抗体联用治疗实体瘤的方案，目前 Nivolumab + BMS－986016（LAG－3 抗体）的方案正处于实体瘤的 I 期临床阶段。

与此同时，其他制药公司也均就自家的 PD－1/PD－L1 抗体的联合用药进行了专利布局，为了避免权益纠纷，在联合用药的方案中大多涉及自己公司生产的其他药物，同时也针对不同的适应症产生了多种联合用药组合。如罗氏申请的专利 WO2013019906，涉及 PD－1 抗体和 MEK 抑制剂的联合治疗及其使用方法，该申请在说明书中记载了 PD－L1 抗体和 MEK 抑制剂对黑色素瘤的治疗具有协同增效的实验结果；WO2013181452 涉及抗 PD－L1 抗体在有或无 VEGF 拮抗剂的情况下与奥沙利铂、亚叶酸和 5－FU（FOLFOX）的联合治疗显著抑制肿瘤生长。这两项专利均进入了多个国家和地区，是该公司 Opdivo 抗体联合用药方面的重点专利。

也有一些制药公司如默沙东（美国）和辉瑞则采取了强强联合的策略，联合申请了专利 WO2015119923 和 WO2015119930，分别涉及 PD－1 抗体与 4－1BB 拮抗剂或 VEGFR 抑制剂联合治疗癌症，4－1BB 拮抗剂 PF－05082566 和 VEGFR 抑制剂 Axitinib 均为辉瑞的产品；专利 WO2016032927 涉及 PD－1 抗体 pembrolizumab 与 ALK 抑制剂 crizotinib（商品名 Xalkori）联用治疗非小细胞肺癌，Crizotinib 是辉瑞 2011 年获批的治疗局部晚期或转移的 ALK 阳性 NSCLC 的抗体药。

2.4.3　适应症

PD－1/PD－L1 抗体的作用机制使其能够阻断 PD－L1 与 PD－1 结合，从而使得人体的免疫系统正常发挥功效，其被广泛用于各种癌症治疗，且正在不断尝试治疗新的适应症。我们对 PD－1/PD－L1 抗体专利中的权利要求和具体实施例涉及的适应症进行标引和统计，如图 2－9 所示，其中，黑色素瘤是重点适应症，涉及 128 项专利，这个适应症是目前该靶点研究最深入且临床项目最多的一个适应症，且上市药物有效率表现较好。其次是非小细胞肺癌和肾癌，分别涉及 95 项专利；再次为急性白血病、霍奇金淋巴瘤以及头颈癌。相信不久的将来，PD－1 抗体将在这些适应症中大放异彩。

黑色素瘤、非小细胞肺癌、肾癌等适应症几乎在原始核心抗体产品专利中都有所提及，并先后取得了 FDA 等机构的审批。之后逐渐扩展到淋巴瘤及尿路上皮癌等领域。如百时美施贵宝在 2013 年的申请 WO2015081158 涉及 PD－1 抗体在使用抗逆转录病毒（cART）治疗 HIV 患者施用的方案，说明书中详细记载了患者给药方案和结果，展现出 HIV 这一适应症的良好前景；2014 年申请的专利 WO2016086021 涉及

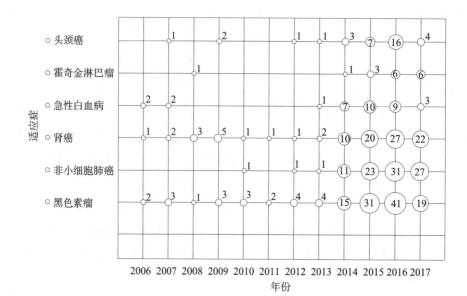

图 2 - 9   PD - 1 抗体适应症专利申请年度分布

注：图中数字表示申请量，单位为项。

PD - 1 抗体 nivolumab 和 CS1 抗体 elotuzumab 联合治疗淋巴癌、非 Hodgkin 淋巴瘤、慢性淋巴细胞白血病等具体方案；专利 WO2016168143 涉及 PD - 1 抗体如 nivolumab、pembrolizumab 治疗神经胶质瘤。2015 年，默克与辉瑞的共同申请 WO2016137985 涉及 Avelumab 治疗尿路上皮癌；2015 年，罗氏申请的 WO2016196298 涉及 PD - L1 抗体治疗膀胱癌。

适应症专利一般出现在专利布局后期，随研究的深入和不断的具体化，精准医疗理念的深入，适应症也随之细分，将不断出现在药物的处方标签上，制药公司同样会受到这类专利的限制。

2.4.4   检测方法

PD - 1 抗体药物领域涉及检测方法的专利申请整体数量不多，多涉及 PD - 1/PD - L1 检测抗体和对 PD - 1 抗体药物治疗或预后的评估方法。最早的申请仍然来自于小野制药，其 2000 年申请了专利 WO0239813，涉及构建了缺失 PD - 1 的转基因小鼠模型，用于筛选治疗自身免疫性疾病药物，该平台对于后续基于 PD - 1 机理的研究和药物筛选是必要的。2008 年，小野制药与 Medarex 共同申请了专利 WO2010001617，涉及 PD - 1 抗体治疗癌症效果的评估方法。

到了 2010 年以后，PD - 1 抗体产品及联合用药的发展，在该领域内涉及检测方法特别是检测抗体的申请也有所增加。默沙东（美国）申请了专利 WO2014100079，涉及通过免疫组织化学方式检测患者样本中 PD-L1 表达的抗体 20C3、22C3，该申请进入了 13 个国家和地区；专利 US2016069900 公开了一种能与 shPD-L1 结合并实现检测目的的抗体结构。罗氏申请了专利 WO2015181342，涉及用于检测肿瘤组织中的 PD-L1 抗体 SP263 的结构和用途；专利 WO2016007253 涉及一种新结构 PD-L1 抗体，结合于 PD-L1 氨基酸序列的 279~290 位残基表位，主要用于检测样本中 PD-L1 的表达。

这些专利从其他角度扩大了 PD-1 抗体专利保护的范围，也阻碍其他后来者在检测、评估以及药物筛选方面的应用。因此，除了核心专利的布局，这些外围专利的作用也不容小觑。

2.5　启示与建议

PD-1 抗体专利信息与非专利信息呼应，也表现强劲。上市药物需要抗体产品专利保驾护航，联合用药为上市药物拓宽疆土，其他外围专利的作用也日益凸显。PD-1 抗体专利与其他专利类似，涉及产品、制剂、适应症、检测方法等主题，其最重要也是目前发展最有价值的专利主题是联合用药。各大制药公司在这个技术主题下进行了不同程度的布局。

随着上市药物的增加，后来者对 PD-1 等免疫检查点趋之若鹜，在竞争激烈的市场环境下，PD-1/PD-L1 联合疗法无疑为市场的开疆拓土提供新的机遇，随意的组合肯定是不科学或浪费经济资源的，对各个靶点抗癌机制的深入研究，设计合理的联用方案才是捷径。这是科学研究的精神和非专利文献所需要达到的要求，然而在专利布局时，由于现有研究的不断深入，可提前进行适当的防御性或占坑型布局，提前将各靶点联用的专利进行相应布局，当然这些专利有可能因为实验数据的不充分而丧失权利，也有可能因为提出新的联用方案而获权，这都不同程度地利于申请人的专利布局，当然也需要根据自己的实际情况和现有技术的状况进行适当的取舍和权衡。

第3章 PD-1抗体第一梯队 产品专利策略

截至 2017 年 5 月 1 日,全球共有 5 种抗 PD-1/PD-L1 的抗体药物上市,分别是默沙东(美国)的 PD-1 抑制剂 Pembrolizumab(商品名:Keytruda);百时美施贵宝的 PD-1 抑制剂 Nivolumab(商品名:Opdivo);罗氏的 PD-L1 抑制剂 Atezolizumab(商品名:Tecentriq);默克(德国)与辉瑞制药联合开发的 PD-1 抑制剂 Avelumab(Bavencio)以及阿斯利康的 PD-L1 抑制剂 Durvalumab(商品名:Imfinzi)。而默沙东(美国)的 Pembrolizumab 和百时美施贵宝的 Nivolumab,无论在适应症扩展,还是在市场销售额上,均遥遥领先其他三家企业的 PD-1 抑制剂,可以说,Pembrolizumab 和 Nivolumab 已成为全球 PD-1 抗体市场上的第一梯队产品。2017 年,Pembrolizumab 和 Nivolumab 分别在全球市场斩获 38.09 亿美元和 49.48 亿美元销售收入,成为所在企业的头牌产品。而默沙东(美国)和百时美施贵宝都拿出自己的看家本领,试图力压对方,成为 PD-1 抗体全球市场的霸主。围绕着 Pembrolizumab 和 Nivolumab,默沙东(美国)和百时美施贵宝在全球 PD-1 抗体市场上的竞争已进入白热化状态。

3.1 Nivolumab 的市场情况与专利策略

3.1.1 Nivolumab 的市场销售情况

PD-1 技术最初由日本京都大学本庶佑教授于 1992 年发现,发现之初,即和日本小野制药合作,进行联合开发。随着免疫治疗基础研究和开发技术的日臻完善,PD-1 技术作为一个关键性的肿瘤免疫检查点作用也逐渐被世人所知晓,以 PD-1 作为靶点开发相应的治疗药物的研究热情也逐渐高涨。整个市场嗅到了 PD-1 技术所散发出的浓浓商机。2005 年,日本的小野制药公司与 Medarex 公司合作开发 PD-1。随着免疫治疗临床试验取得一系列的成功,这个领域成为投资并购合作的热点。

2009 年，百时美施贵宝以 24 亿美元收购 Medarex 公司，拿到了进入 PD－1 抗体市场的重要入场券，之后，百时美施贵宝与小野制药联合开发 PD－1 的抗体药物——Nivolumab。百时美施贵宝是全球知名的老牌制药企业，拥有强大的研发团队和丰富的药品审批、市场运作经验。在百时美施贵宝的主导下，Nivolumab 快速完成临床实验并获得药物优先评审资格。2014 年 7 月，Nivolumab 在日本上市，成为全球首个上市的 PD－1 抗体药物，同年 12 月，Nivolumab 通过 FDA 审批，在美国上市。短短 1 年时间，Nivolumab 在两个国家分别上市，可以看出百时美施贵宝对于 PD－1 抗体市场的重视程度。

Nivolumab 在上市之初，其获批的适应症是用于二线治疗 BRAF V600 野生型黑色素瘤。虽然拥有全球首个 PD－1 抗体药物的光环，在业内也获得广泛的关注，但是，黑色素瘤属于比较冷门的癌症，其患者的数量相比于其他癌症，例如，非小细胞肺癌等，相对较少，市场容量有限。要想在 PD－1 抗体市场尽快站稳脚跟，获取更大的利益，当务之急是积极拓展 Nivolumab 的适应症。2015～2016 年上半年，百时美施贵宝集中精力，在适应症的开发上，一路高歌猛进，斩获颇丰。2015 年 3 月，通过 FDA 审批，用于二线治疗非小细胞（鳞状）肺癌；2015 年 6 月，成功登陆欧洲市场，获批二线治疗黑色素瘤；2015 年 7 月，分别通过 FDA 和 EMA 的审批，用于二线治疗非小细胞（非鳞状）肺癌；2015 年 9 月，通过 FDA 审批，与 Yervoy 联合用于一线治疗黑色素瘤；2015 年 11 月，通过 FDA 审批，用于二线治疗肾细胞癌以及 BRAF V600 野生型不可切除性或转移性黑色素瘤；2016 年 5 月，通过 FDA 审批，用于二线治疗经典霍奇金淋巴瘤。

短短一年半的时间，8 项适应症获批上市，Nivolumab 在适应症拓展领域的巨大成功在其全球市场销售额上得到了充分的体现。如图 3－1 所示，2015 年第一季度，Nivolumab 在美国上市后的第一季度，仅凭借着二线治疗黑色素瘤适应症，其在全球市场就获得 4000 万美元/月的销售额，随着百时美施贵宝对 Nivolumab 适应症的不断拓展，其在全球市场的销售额也不断攀升。截至 2016 年第二季度，Nivolumab 的市场销售额均保持着每个季度新增 1 亿美元以上的持续增长速度。这段时期，Nivolumab 的表现在整个 PD－1 抗体市场上是首屈一指的，业内也普遍认为，Nivolumab 在今后会成为 PD－1 抗体市场上的霸主。

然而，2016 年 8 月，成为 Nivolumab 市场表现的一个分水岭。2016 年 8 月 5 日，百时美施贵宝宣布了 Nivolumab 一线单药治疗晚期 NSCLC（PD－L1 表达水平 ≥ 5%）CheckMate－026 Ⅲ期研究的一线结果，CheckMate－026 是一项开放标签、随机分组Ⅲ期研究，主要考察一线使用 Nivolumab 单药治疗与研究者选择的化疗方案在晚期 NSCLC 患者中的疗效差异。入组的 541 例患者之前未接受过全身性治疗，而且经检

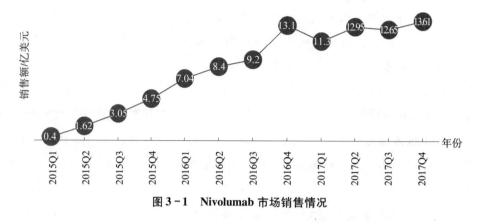

图 3 - 1　Nivolumab 市场销售情况

测为 PD - L1 表达阳性（PD - L1 ≥ 5%）。受试组静脉注射给予每 2 周 1 次 Nivolumab 3mg/kg，对照组给予研究者选择的化疗方案，其中，鳞状 NSCLC 患者给予吉西他滨 + 顺铂、吉西他滨 + 卡铂或紫杉醇 + 卡铂，非鳞状 NSCLC 患者给予培美曲塞 + 顺铂或培美曲塞 + 卡铂。给药一直持续到疾病进展、出现不可接受毒性事件或完成 6 个给药周期。从最终的临床结果上看，Nivolumab 未能达到显著改善无进展生存期的主要终点，也就是说，Nivolumab 作为一线药物治疗非小细胞肺癌的临床试验宣告失败。

此消息一出，无论是百时美施贵宝的股价，还是 Nivolumab 的当季销售额均受到重大影响，2016 年第三季度，Nivolumab 完成了 9.2 亿美元的销售额，仅比上一季度增长 0.8 亿美元。虽然，在 2016 年的最后一个季度，Nivolumab 获得一个销售高点，但是进入 2017 年后，其销售额的增长速度明显放缓。这主要是由于 Nivolumab 的竞争对手默沙东（美国）的 Pembrolizumab 成功获批非小细胞肺癌一线治疗资格，这对于 Nivolumab 的市场份额产生了巨大的影响。同时，进入 2017 年后，Nivolumab 的适应症拓展速度也有所放缓，仅获批了转移性结直肠癌、转移性尿路上皮癌的二线治疗以及经过索拉菲尼治疗后的肝癌。

从上述的分析可以看出，Nivolumab 在 PD - 1 抗体市场上一路高歌猛进之时，遭遇了一个关键性临床试验的失败，导致了其市场地位受到了巨大的冲击。这也从一个侧面说明了新药研发，特别是生物药研发的高风险性。

3.1.2　Nivolumab 的专利布局策略

Nivolumab 最早的研究基础来源于日本京都大学本庶佑教授发现了 PD - 1 靶点，从 PD - 1 被发现之初，到 2014 年上市，以及上市后适应症的拓展，小野制药、Medarex 以及百时美施贵宝都基于研发的成果，不断地从各个角度进行专利挖掘和布局。从图 3 - 2 可以看出，小野制药、Medarex 以及百时美施贵宝为 Nivolumab 构建了完整的专利保护体系。

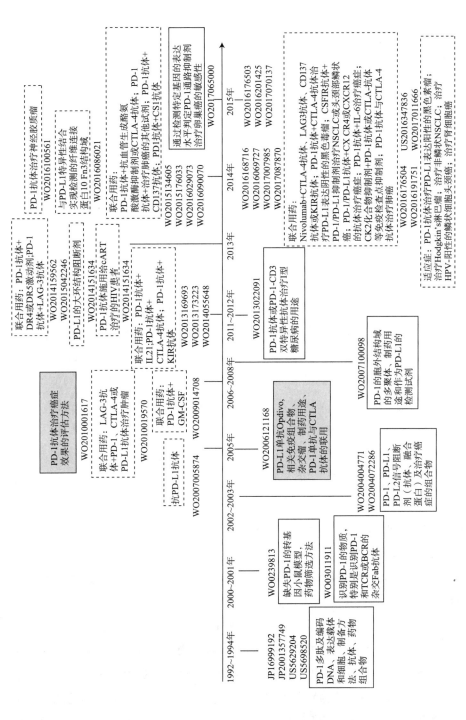

图 3 - 2 PD - 1 领域小野制药和百时美施贵宝公司的专利申请策略

注：实线框为上野制药申请，虚线框为百时美施贵宝申请，灰框为两者的联合申请。

从图 3-2 可以看出，Nivolumab 的专利挖掘和布局策略主要有以下三个方面。

（1）利用先发优势，布局基础性、平台性专利，防止对手弯道超车

1992 年，本庶佑教授发现 PD-1，当年即与小野制药共同申请了 JP16999192A 和 JP2001357749A，涉及鼠 PD-1 序列，及其用于分离其他物种中 PD-1 序列的用途。此后，本庶佑教授作为核心研发团队与小野制药共同开发 PD-1 并申请专利。1994 年，小野制药申请了 US5629204A 和 US5698520A，所述专利申请布局了日本、中国、欧洲的同族专利，请求保护人 PD-1 多肽及编码 DNA、表达载体和细胞和制备方法、抗体、药物组合物等，并提出 PD-1 的功能是免疫调节、治疗感染或肿瘤等。1999 年，中国科学家陈列平教授发现了 PD-1 的配体 PD-L1，对于 PD-1 作用机理的研究起到巨大助推作用。

2000 年，小野制药申请了专利 WO0239813A1，其构建了缺失 PD-1 的转基因小鼠模型，用于筛选治疗自身免疫性疾病药物，所述疾病可以是扩张型心肌病。所述平台对于基于 PD-1 机理的研究和药物筛选是必要的。2001 年，小野制药申请了专利 WO03011911，该申请涉及识别 PD-1 的物质，特别是识别 PD-1 和 TCR 或 BCR 的杂交 Fab 抗体。2002 年，小野制药申请了专利 WO2004004771A1，该 PCT 申请虽然未进入中国，但在全球有 19 件同族申请和分案申请，属于重点专利。该专利涉及 PD-1、PD-L1、PD-L2 信号阻断剂及治疗癌症的组合物及相关用途，说明书中记载了 PD-1 单抗（FERM BP-8392），并记载了较为详细的细胞学和小鼠实验结果。2003 年，小野制药申请了专利 WO2004072286A1，涉及识别 PD-1 部分和识别 PD-1 表达细胞的细胞膜蛋白部分构成的融合蛋白。能够看出，在制备 PD-1 抗体的时候，研发与抗体具有相同或相似功能的融合蛋白替代物也是小野制药的研发思路。

（2）基于基础研究的成功，进一步布局产品核心专利，为上市产品提供最强保护

随着基础研究的推进，小野制药和 Medarex 公司看见了 PD-1 成药的可能性，基于抗体研发的进度和成果，及时进行产品核心专利的布局。

2005 年，小野制药与 Medarex 公司合作开发 PD-1。同年，两家公司共同申请了 WO2006121168A1，即 2014 年 7 月在日本首次成功上市的 Opdivo（Nivolumab），该项专利申请进入 16 个国家和地区，共有 41 件同族申请和分案申请。该项专利请求保护人 PD-1 单抗、单抗与治疗剂相连的免疫偶联物、组合物、产生单抗的杂交瘤细胞、抗体调控免疫应答的制药用途、抗体抑制肿瘤（包括黑色素瘤、肾癌、前列腺癌、乳腺癌、结肠癌、肺癌）的制药用途、抗体治疗病毒感染的制药用途、抗 PD-1 抗体与抗 CTLA-4 抗体共同治疗癌症（包括黑色素瘤、肾癌、前列腺癌、乳腺癌、结肠癌、肺癌）的药物联用。2005 年，Medarex 公司申请了专利

WO2007005874A1，涉及一种 PD - L1 抗体，采用如下方式撰写：

1. An isolated human monoclonal antibody, or an antigen-binding portion thereof, wherein the antibody specifically binds to human PD-L1 and wherein the antibody exhibits at least one of the following properties：

（a）binds to human PD-L1 with a KD of 1×10^7M or less；

（b）increases T-cell proliferation in a mixed lymphocyte reaction（MLR）assay；

（c）increases interferon-gamma production in an MLR assay；or

（d）increases interleukin − 2（IL − 2）secretion in an MLR assay.

该专利申请进入了 16 个国家和地区，属于重点专利。该专利涉及 PD - L1 抗体及其调节免疫反应、治疗癌症的相关用途，说明书中记载了 PD - L1 单抗 3G10、12A4、10A5、5F8、10H10、1B12、7H1、11E6、12B7 和 13G4，并针对部分抗体记载了较为详细的细胞学和小鼠实验结果。能够看出，在小野制药与 Medarex 公司的联合研发阶段，无论是对效果好的 PD - 1/ PD - L1 单抗结构的筛选还是适应症的研究均有较大进展。

2006 年，小野制药申请了专利 WO2007100098A1，请求保护 PD - 1 的胞外结构域的多聚体、制药用途，以及作为 PD - L1 的检测试剂。

（3）基于药品的临床审批情况，积极布局联合用药和适应症专利，为核心专利提供外围保护，尽可能地延长药品的保护期

2007 年，百时美施贵宝与 Cell Genesys 公司联合申请了专利 WO2009014708A2，涉及 PD - 1 抗体与 GM-CSF 的药物联用，用于治疗癌症。GM-CSF 是粒细胞集落刺激因子，适用于癌症化疗或骨髓抑制疗法时引起的白细胞低下，其与 PD - 1 具有相同或相似的适应症，能够预期其可能具有联用效果。值得注意的是，百时美施贵宝此时的申请策略是在关注到 PD - 1 的潜力之后进行的防御性申请，也可能是在制定 Medarex 公司的收购计划之后，在发展战略上对于 Medarex 公司已有的 PD - 1 专利 WO2006121168A1 进行的延续性申请。

2008 年，Medarex 公司与小野制药共同申请了专利 WO2010001617A1，涉及 PD - 1 抗体治疗癌症效果的评估方法，具体为采集治疗前后的患者的血液样本，比较免疫球蛋白、CD5 抗原样蛋白、凝溶胶等标记分子的浓度。同年，百时美施贵宝申请了专利 WO2010019570A1，涉及淋巴细胞活化基因 LAG - 3 的抗体，该申请的从属权利要求中涉及 LAG - 3 抗体与 PD - 1、CTLA - 4、PD - L1 抗体联用治疗肿瘤的技术方案。

2011 年，小野制药申请了专利 WO2013022091A1，涉及 PD - 1 抗体或 PD - 1 - CD3 双特异性抗体治疗 I 型糖尿病的用途。在获得 PD - 1 抗体的基础上，小野制药

正致力于该抗体的衍生物研究和新适应症拓展,并取得了一定进展。

2012 年,百时美施贵宝申请了专利 WO2013169693A1、WO2013173223A1、WO2014055648A1。上述申请正处于国际申请阶段,不能明确指定国。WO2013169693A1 涉及 IL－21 与 PD－1 抗体(5C4)联用治疗黑色素瘤,说明书中详尽记载了患者给药方案和效果。目前,Nivolumab(PD－1 抗体) + Denenicokin(IL－21)的方案正处于实体瘤的 I 期临床阶段。WO2013173223A1 涉及 PD－1 治疗癌症,说明书中记载了 PD－1 抗体(Nivolumab(BMS－936558)、BMS－936559 等)单独及联合 CTLA－4 抗体给药黑色素瘤、(鳞状和非鳞状)非小细胞肺癌、肾癌患者的给药方案和效果。值得注意的是,BMS－936559 可能并非是较之 Nivolumab(BMS－936558)效果更好的抗体,而是出于使权利要求获得说明书支持、提高授权可能的考虑。WO2014055648A1 涉及 PD－1 抗体与杀伤免疫球蛋白 G 样受体 KIR 抗体联用治疗实体瘤的方案,同样,说明书中详尽记载了患者给药方案和效果。目前,Nivolumab(PD－1 抗体) + Lirilumab(KIR 抗体)的方案正处于实体瘤的 I 期临床阶段。

2013 年,百时美施贵宝申请了 WO2014159562A1、WO2014151634A1、WO2015042246A1、WO2015081158A1。WO2014159562A1 涉及 PD－1 抗体与 DR4 或 DR5 激动剂(如 Lexatumumab、Tigatuzumab、Conatumumab、Drozitumab、HGSTR2J/KMTRS、LBY－135、TAS266)联用,说明书中未详尽记载给药方案和结果,仅有较为初步的结果,不能判定是在研成果申请还是防御性申请。WO2014151634A1 涉及 PD－L1 的大环结构阻断剂,说明百时美施贵宝就 PD－1 相同的作用机理和疾病治疗途径在研究新结构药物,包括新化学药。WO2015042246 A1 涉及 PD－1 抗体与 LAG－3 抗体联用治疗实体瘤的方案,说明书中详细记载了患者给药方案和结果,由于 2008 年的在先申请 WO2010019570A1 中公开了 PD－1 抗体与 LAG－3 抗体联用的技术方案,已构成 WO2015042246 A1 的现有技术,因此,该申请在各国的授权前景不明晰。就临床阶段来说,Nivolumab(PD－1 抗体) + BMS－986016(LAG－3 抗体)的方案正处于实体瘤的 I 期临床阶段。WO2015081158A1 涉及 PD－1 抗体在使用抗逆转录病毒(cART)治疗的 HIV 患者施用的方案,说明书中详细记载了患者给药方案和结果,展现出 HIV 这一适应症的良好前景。

2014 年,百时美施贵宝申请了 4 个涉及联合制药的申请。其中,WO2015134605A1 涉及治疗肾细胞癌的方法,包括向所述个体施用 PD－1 抗体的第一抗癌剂和抗血管生成酪氨酸激酶抑制剂(如舒尼替尼或帕唑帕尼)或 CTLA－4 抗体(如伊匹单抗或 Tremelimumab)的第二抗癌剂,涉及具体的给药方案。对 PD－1 抗体的限定首先采用"与 Nivolumab 交叉竞争结合人 PD－1 的形式"的方式。WO2015176033A1 涉及治疗患有肺癌的受试者的方法，所述方法包括向受试者给予治疗有效量的：（a）抗癌剂，其是抗体或其抗原结合部分，其特异性结合程序性死亡-1（PD-1）受体并抑制 PD-1 活性；和（b）另一种抗癌剂。其他抗癌剂可以是基于铂的双重化疗、EGFR 靶向的酪氨酸激酶抑制剂、贝伐单抗、抗细胞毒性 T 淋巴细胞抗原-4（CTLA-4）抗体或用于治疗本领域或本文公开的治疗肺癌的任何其他疗法。WO2016029073A2 涉及 PD-1 抗体（如 Nivolumab）与 CD137 抗体（如 Urelumab）联合治疗前列腺癌等实体瘤，涉及具体给药方案。WO2016090070A1 涉及 PD-1 抗体 Nivolumab 和 CS1 抗体 Elotuzumab 联合治疗淋巴癌、非 Hodgkin's 淋巴瘤（NHL）、慢性淋巴细胞白血病等的具体方案。同年，百时美施贵宝还申请了专利 WO2016086021A1，涉及在样本中通过与 PD-L1 特异性结合实现检测的纤维连接蛋白 10 Fn3 结构域，可用于诊断。WO2016100561A2 涉及 PD-1 抗体如 Nivolumab、Pembrolizumab 治疗神经胶质瘤。

2015 年，小野制药与东京大学联合申请了专利 WO2017065000A1，涉及通过检测患者来源的样本中 ATP7B、BAIAP2L2、DNAH5、DUX2、DUX4、DUX4L2、DUX4L4、EEF1A2、EPHA7、HNF1B、IL12RB2、GRAMD3、LOC100422737、MMP24、NHSL1、PTHLH、RHOD、RNF182、SAA2、SLCO4A1、UNC5A 等的表达水平来判定 PD-1 通路抑制剂治疗卵巢癌的敏感性。

同年，百时美施贵宝继续围绕 PD-1 抗体从多个角度展开申请。在联合用药方面，WO2016168716A1 涉及 Nivolumab 的药物组合物及其试剂盒，具体涉及其与 CTLA4 抗体 Tremelimumab 或 Ipilimumab、LAG3 抗体 25F7、CD137 抗体 Urelumab、KIR 抗体 1-7f9 或 Lirilumab 等的联用方案，以及包含所述抗体组合的试剂盒组成和保存条件、稳定性测试结果等。WO2016176503A1 涉及使用 PD-1 抗体和 CTLA-4 抗体联合治疗 PD-L1 表达阴性的黑色素瘤，所述治疗方法能够延长患者的无进展生存期 8 个月和/或使肿瘤缩小至少 10%。WO2016069727A1 涉及 CSF1R 抗体和 PD-1/PD-L1 抑制剂联合治疗ⅢB 或Ⅳ期的 NSCLC 或头颈部鳞状癌。WO2016201425A1 涉及 PD-1/PD-L1 抗体与 CXCR4 或 CXCR12 的抗体联合治疗癌症，涉及具体给药方案并请求保护相关试剂盒。WO2017007985A1 涉及 PD-1 抗体与 IL-6 联合治疗癌症，并涉及具体给药方案。WO2017070137A1 涉及 CK2 化合物抑制剂与 PD-1 抗体、CTLA-4 抗体等免疫检查点抑制剂联合治疗骨癌、前列腺癌、皮肤癌等，其中 CK2 是酪蛋白激酶Ⅱ，是高度保守的 Ser/Thr 激酶。WO2017087870A1 涉及 PD-1 抗体与 CTLA-4 抗体治疗肺癌的组合物，用具体给药方案（剂量和频率）进行了限定，实施例证实了这种新的给药方案取得了预料不到的协同效果。此外，百时美施贵宝还围绕患者群的选择、给药方案等进行了多项申请。在患者群的选择方面，WO2016176504A1 涉及使用 PD-1 抗体治疗 PD-L1 表达阳性的黑色素瘤，所述治疗方法能够延长患者的无进展生存期 12 个月和/或使肿瘤缩小至少 10%。US2016347836A1 涉及 PD－1 抗体治疗 Hodgkin's 淋巴瘤，所述患者淋巴瘤组织至少表达 1% 的 PD－1，并涉及了具体给药方案。WO2016191751 涉及 PD－1/PD－L1 抗体治疗非鳞状 NSCLC，所述患者肿瘤组织至少表达 1% 的 PD－1，并涉及了具体给药方案。WO2017011666A1 涉及使用 PD－1/PD－L1 抗体等免疫检查点抑制剂治疗 HPV－阳性的鳞状细胞头颈癌，并涉及具体给药方案。在给药方案方面，WO2016196389A1 涉及通过第一剂量和第二剂量的 PD－1/PD－L1 抗体治疗肾细胞癌，所述患者表现出不同表达量的 CTLA－4、TIGIT、PD－L2 等。WO2016168143A1 涉及检测可溶性PD－1蛋白的免疫方法。

此外，百时美施贵宝还在多个其他专利申请的从属权利要求中提及其他生物药、化学药与 PD－1、PD－L1 抗体的联用。如 WO2010019570A2 涉及 LAG3 抗体，进一步涉及其与 PD－1 抗体的联用。WO2016081748A2 涉及 CD73 抗体，进一步涉及其与 PD－1 抗体的联用。WO2016106302A1 涉及 TIGIT 抗体，进一步涉及其与 PD－1 抗体的联用。WO2016162505A1 涉及 HER2 抗体，进一步涉及其与 PD－1 抗体的联用。WO2016196228A1 涉及 OX40 抗体，进一步涉及其与 PD－1 抗体的联用。WO2017087678A2 涉及 GITR 抗体，进一步涉及其与 PD－1 抗体的联用。

从上面的分析可以看出，小野制药、Medarex 以及百时美施贵宝利用自己在 PD－1 抗体的先发优势、研发能力以及丰富的临床申请经验，在快速推进 Nivolumab 上市的过程中，基于研发和临床申请关键节点，都进行了完善的专利布局。现将 Nivolumab 的专利申请布局策略总结如下：

第一，由于小野制药基于本庶佑教授的研究成果进行了较早研发，因此在涉及 PD－1 领域的相关申请中占有优势，如 PD－1 的多肽、编码 DNA、表达载体和细胞、制备方法、抗体、药物组合物等都属于基础专利，这部分专利是竞争对手无法规避的。

第二，小野制药之后进行的动物模型、抗体和与抗体行使相似功能的融合蛋白、基本的药物组合物专利在上述基础专利申请后的 8～10 年后再次申请，是基于进一步的研究后发现，PD－1 信号通路作为治疗用药途径具有较大潜力的递进式申请，一方面可为后继的核心专利 WO2006121168A 打下基础，另一方面是对前述基础专利的延续，否则前述基础专利最早将于 2012 年到期，而 PD－1 作为药物可能刚刚进入市场。因此，好的专利布局应当考虑时间的接续性，最大程度上利用专利对市场的垄断和保护作用。

第三，2005 年，小野制药与百时美施贵宝公司联合申请了专利 WO2006121168A，即后继上市的 Opdivo 核心专利，该专利是小野制药与百时美施贵宝的里程碑式专利。

以此作为分界线，后继的申请更多地倾向于联合用药、新的治疗用途和检测方法等，而没有出现新结构抗体。可见，当研究获得有潜力的产品、预期其将会取得较好的市场前景时，专利申请策略可以发生改变，更倾向于该具体产品的应用，如治疗领域、联合用药的应用。所述应用相关的申请一方面可以拓展范围，使得在同一时间点上获得更大的收益，另一方面可以延续收益的时间，当基础专利或核心专利到期之后，所述治疗领域、联合用药的相对外围的专利可以延续基础专利或核心专利的有效期。

第四，专利申请策略需要综合考虑药物临床、审批进程、技术发展状况、各公司间合作状况等因素，如百时美施贵宝在收购 Medarex 前在 PD - 1 领域已经申请专利，可能是在收购之前考虑到了收购后的专利布局完整性，也可能是针对领域内的其他竞争者的防御性专利申请；又如，百时美施贵宝除 PD - 1 抗体外，还关注相同作用机理的化学药、融合蛋白等其他形式药物，这是基于相同或相似机理的研究拓展，其往往基于相同或相似的研究平台，相对能够缩减研发成本；再如，百时美施贵宝集中在上市前铺开式申请的理由是期望获得尽可能长的专利保护期限，能够预见的是，Opdivo 上市后的销售峰值可能是几百万美元/天，因此，越靠近上市时间的申请能够获得越长时间的专利保护，可以说每一天都是宝贵的。就专利 WO2014159562A1、WO2014151634 A1、WO2015042246A1、WO2015081158A1 而言，其记载了详细的动物临床实验数据，能够获得授权的可能性非常高，这也是百时美施贵宝在专利申请之前，对专利的可授权性评估后所做的决策。

3.2　Pembrolizumab 的上市情况与专利策略

3.2.1　Pembrolizumab 的上市情况

Pembrolizumab（商品名：Keytruda，MK - 3475），又称派姆单抗，是默沙东（美国）的抗体产品，于 2014 年在美国上市，上市后的销售额一直占居整个 PD - 1 抗体市场的第二名，是百时美施贵宝的 PD - 1 抗体强有力的竞争对手。

2017 年 6 月，在美国芝加哥举办的美国临床肿瘤学会（ASCO）年会上，默沙东（美国）展示了最新进展，500 多个临床试验中有 300 多个组合药物试验针对的是 Pembrolizumab。这个药物已被批准用于治疗 10 个适应症，而默沙东（美国）的目标远不止于此，一直致力于开发更多的适应症。虽然，Pembrolizumab 的市场表现十分抢眼，但是，Pembrolizumab 的整个研发上市过程，却充满了偶然因素。可以说，

Pembrolizumab 的成功上市，是默沙东（美国）公司的一场"美丽的邂逅"。

2003 年，荷兰化工业巨头 Akzonobel Chemicals 的健康产业部门 Organon 启动了一项寻找能够作为 PD－1 激动剂的单克隆抗体研发项目，其最初的目的并不是进行肿瘤免疫，而是希望能够找到 PD－1 激动剂，活化受体，从而关闭 T 细胞的分子，藉此来压制自身免疫疾病患者过分活跃的响应。然而，实验结果却不在预期之内，Organon 的研发团队所发现的单克隆抗体作为 PD－1 激动剂效果不佳，反而有非常明显的拮抗剂作用。这个意外发现的单克隆抗体就是日后 PD－1 抗体市场的明星之一——Pembrolizumab。然而，在当时，整个研发团队对于这种 PD－1 拮抗剂到底有何种用途，也没有头绪。2003 年左右，肿瘤免疫疗法的概念已经提出多年，但是，肿瘤免疫疗法是否真地能够实现，在业界也存在争论，其前途并不明朗。在这样的情况下，Organon 的研发团队为这个 PD－1 抗体考虑了各种各样的潜在用途，包括作为抗病毒剂、疫苗增强剂。然而，随着肿瘤免疫领域研究的快速发展，Organon 研发团队将目光集中在将 PD－1 抗体用于肿瘤免疫治疗，同时，也说服了公司的管理层继续推进这个项目。正当项目小组准备进行可行性验证，证明 Pembrolizumab 有成为一类新的抗体药物潜质时，意外忽然降临了。

2007 年 3 月 12 日，先灵葆雅以大约 144 亿美元的现金，收购 Akzonobel Chemicals 公司的人用药品与动物健康产品业务—— Organon 生物科技。此次收购的目的是填补先灵葆雅在大众药品方面的不足，使其得以迅速进入中枢神经系统（CNS）和女性护理的产品市场，其中，先灵葆雅最看重的收购资产是 Organon 5 个处于 Ⅲ 期临床实验的化合物，包括 Asenapine，一种治疗精神分裂症和严重两极型异常患者的新型精神药品；Sugammadex，用于逆转在外科手续中引发的神经肌肉阻断的新型药品；NOMAC/E2，含有新型黄体酮的醋酸诺美孕酮和天然雌激素 estriadiol 的口服避孕药；ORG36286，用于治疗不育症的重组长效卵细胞生长激素；Esmirtazapine（ORG50081），治疗失眠症，并可用于治疗绝经女性的潮热症状的药品。而 Pembrolizumab 作为一个临床前项目，并没有给予太多关注，由于肿瘤免疫治疗在当时属于新兴事物，其未来前景并不明朗，Pembrolizumab 甚至在收购后，整个公司的肿瘤项目也是处于边缘化的地位，缺乏人力和财力的支持，整个 Pembrolizumab 的后期研发推进缓慢。

2009 年，先灵葆雅被默沙东（美国）收购，同样的，这一次收购也和 Pembrolizumab 无关，默沙东（美国）收购目标主要是先灵葆雅公司在妇女保健品和动物保健品的产品线。与上一次收购相比，Pembrolizumab 项目组的命运更加悲惨，公司的管理层以项目没有前景为由，告知 Pembrolizumab 项目组停止研究工作。然而，项目组却不愿意就此放弃，他们使出浑身解数，努力推进他们的项目。可惜的是，管理层最终占据了上风，正式关闭了该项目。该分子被放置在转让名单上，Pembrolizum-ab 濒临被"贱卖"的命运。

然而，命运有些时候就是充满故事性，当 Pembrolizumab 项目组感觉应该谢幕退场之时，奇迹却出现，而带来曙光的不是默沙东（美国）的管理层，而是他们的竞争对手——百时美施贵宝。2010 年，百时美施贵宝在新英格兰医学 *NEW ENGLAND JOURNAL OF MEDICINE*（NEJM）杂志上发表了关于 T - 细胞表面分子 CTLA4 抑制剂 Ipilimumab（Yervoy）在难治转移性黑色素瘤Ⅲ临床试验的研究报告，表明了检查点抑制剂（checkpoint inhibitor）在治疗肿瘤方面的应用潜力。另外，百时美施贵宝的 PD - 1 抑制剂 Nivolumab 在肿瘤免疫治疗中所表现出的潜力也被业内人士所知晓。一连串的事件使得默沙东（美国）的管理层重新审视 PD - 1 抗体的市场潜力，也意识到 Pembrolizumab 项目的商业价值。

2010 年，默沙东（美国）紧急重新启动 Pembrolizumab 的 IND 申请工作，并最终在当年的 12 月完成 IND 申请工作。这一次华丽的转身，使 Pembrolizumab 项目由原来的丑小鸭变成了白天鹅，在公司内部集万千宠爱于一身，管理层、人力、物力、财力的大力支持，使 Pembrolizumab 项目的推进速度极快。2011 年初，默沙东（美国）启动了 Pembrolizumab 临床试验。然而，新的问题随之出现，由于 Pembrolizumab 临床试验启动较晚，因此其落后竞争对手百时美施贵宝的 Nivolumab 至少 4～5 年的时间，也就是说，按照常规的临床推进速度，Pembrolizumab 在上市时间上也会晚 4～5 年。对于药品而言，4～5 年的时间是极其宝贵的，这将使 Pembrolizumab 丧失与 Nivolumab 争夺 PD - 1 抗体市场主导地位的机会。因此，如何加快临床审批速度，实现弯道超车，是默沙东（美国）面临的新挑战。

为了加快审批速度，默沙东（美国）决定跟随竞争对手，将首个临床适应症放在黑色素瘤。首先，从临床成功概率的角度考虑，作为百时美施贵宝的靶向 CTLA4 检查点抑制剂以及 Nivolumab 已经被证明存在一定的响应，说明 Pembrolizumab 应该也有这样的潜力。其次，从临床审批角度考虑，通常药物有效性试验需要与空白组和对照组进行对比从而得出结论，这是耗时很长的过程。根据 FDA 的相关政策，如果可以在临床试验上证明 Pembrolizumab 的治疗效果优于已知疗法，例如，CTLA4 检查点抑制剂，那么 Pembrolizumab 就可以申请无需对照组的单组临床试验（single-arm clinical trial），从而加快申请速度。此时，命运又悄悄地为 Pembrolizumab 打开了另一扇窗。

2012 年，FDA 准备出台一项新政策，名为突破性疗法（breakthrough designation，BTD），为了加速针对治疗空白领域的药物上市而设立的特别通道，并且当时突破性疗法并没有严格的时间表，因此这项政策的灵活性是很高的，其将会极大地改变药物上市的审批速度。得知这一消息，默沙东（美国）积极与 FDA 展开合作，2013 年，默沙东（美国）申请并很快获得突破性疗法地位，而且，Pembrolizumab 在晚期黑色素瘤的临床治疗上表现也极为优秀。2014 年 9 月，Pembrolizumab 获得 FDA 批准，成为美国上市的第一款 PD－1 抗体药物。

Pembrolizumab 凭借出色的临床治疗效果和默沙东（美国）合适的临床申请策略，成功实现了弯道超车，弥补了 4～5 年的时间差距，几乎与 Nivolumab 同时在全球上市，甚至提前 3 个月在美国上市。上市之后，Pembrolizumab 的市场销售也同样出色，从图 3－3 可以看到，2015 年第一季度，Pembrolizumab 在全球市场斩获 8300 万美元。

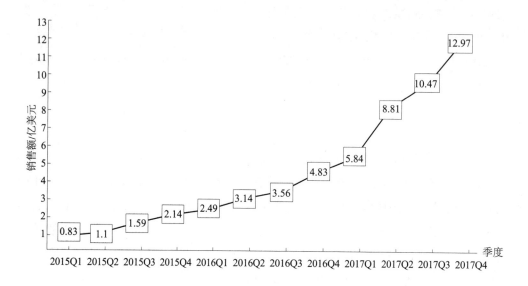

图 3－3　Pembrolizumab 的市场销售情况

上市之后，为了进一步巩固 Pembrolizumab 的市场地位，默沙东（美国）再接再厉，积极在全球范围内拓展 Pembrolizumab 的适应症。2015 年 7 月，欧盟批准 Pembrolizumab 用于治疗晚期不可切除性或转移性黑色素瘤；10 月，FDA 批准该药用于治疗 PD－L1 表达阳性、接受含铂化疗期间或化疗后病情进展的转移性非小细胞肺癌，同时还批准了一种 PD－L1 伴随诊断试剂盒作为辅助诊断工具；12 月，欧盟批准 Pembrolizumab 用于一线治疗无论 BRAF 状态如何的晚期黑色素瘤。2016 年 8 月，欧盟批准 Pembrolizumab 用于治疗 PD－L1 表达呈阳性且既往接受过至少一种化疗方案的局部晚期或转移性非小细胞肺癌；FDA 批准 Pembrolizumab 用于治疗含铂化疗治疗期间或治疗后病情进展的复发性或转移性头颈部鳞状细胞癌。这些适应症的拓展使 Pembrolizumab 的市场销售额保持良好的增长，但是，相比竞争对手百时美施贵宝适应症拓展速度和市场销售额的增长速度，Pembrolizumab 的增长速度还是稍显不足，其与 Nivolumab 差距在逐渐拉大。

如何快速提升 Pembrolizumab 的市场销售，与 Nivolumab 争夺市场主导地位，成为默沙东（美国）管理层面临的另一个挑战。最终，默沙东（美国）将目光集中在非小细胞肺癌一线治疗上。非小细胞肺癌属于全球高发的癌症类型，其市场容量巨大，如果能够获批非小细胞肺癌的一线治疗，这对于市场销售来讲，是一个巨大的刺激。无论是默沙东（美国），还是百时美施贵宝，都深知非小细胞肺癌一线治疗的战略意义，双方都在积极地开展临床试验。默沙东（美国）再次剑走偏锋，采用一种不同于以往的临床试验方案——在肺癌患者的招募上使用伴随诊断。这是一个大胆的想法，方案一经提出就受到强烈的质疑，但是，默沙东（美国）还是力排众议，坚持采用这一方法，后来的结果证明这一步棋是多么的关键。2016 年 6 月，Nivolumab 由于选择患者时的要求过低，所以一线治疗肺癌的临床试验失利。同年 8 月，默沙东（美国）宣布 Pembrolizumab 一线单药治疗 PD－L1 高表达（TPS≥50%）晚期 NSCLC 的 KEYNOTE－024 关键Ⅲ期研究到达主要终点（PFS 和 OS）而提前终止。10 月，FDA 批准该药用于一线治疗 PD－L1 高表达（>50%）的转移性非小细胞肺癌，从而成为首个被批准用于一线治疗非小细胞肺癌的 PD－1 免疫疗法。

Nivolumab 和 Pembrolizumab 在非小细胞肺癌的一线治疗临床试验的不同结果，可以说是整个 PD－1 抗体市场的分水岭。自此之后，整个 PD－1 抗体市场的格局悄然发生变化。从图 3－3 可以看出，整个 2017 年，Pembrolizuma 的市场销售额经历了爆发式的增长，全年增长率达到令人吃惊的 173%。相比之下，由于受到一线治疗肺癌临床试验失利的影响，Nivolumab 在 2017 年的销售增速明显放缓，到 2017 年底，Pembrolizuma 与 Nivolumab 的差距在进一步缩小。众多分析机构预测，在 2018～2019 年，Pembrolizuma 很有可能在市场销售上超越 Nivolumab，占据 PD－1 抗体市场的主导地位。

回顾 Pembrolizuma 整个研发过程可以发现，Pembrolizuma 的上市之路极为艰辛，也充满了戏剧性色彩，在项目终止即将被"贱卖"的悬崖边，起死回生。在临床试验落后于竞争对手之时，又赶上了 FDA 实行新政策的时代红利。在争夺非小细胞肺癌一线治疗的过程中，采用了合适的临床策略，最终实现了弯道超车。整个过程充满了偶然性的因素，Pembrolizuma 的故事从另一个角度揭示了新药研发的艰辛和不可预期性。

3.2.2　Pembrolizuma 的专利布局策略

Pembrolizumab（商品名：Keytruda，MK－3475），最初是由荷兰化工业巨头 Akzonobel Chemicals 的健康产业部门 Organon 研发的产品，一开始，Pembrolizumab 并未受到公司管理层的青睐，在 Organon 被先灵葆雅收购以及默沙东（美国）收购先灵葆雅的两次市场交易中，Pembrolizumab 都未作为关键资产，甚至一度面临项目关停，产品被贱卖的危险。因此，Pembrolizumab 研发的早期阶段，其专利布局并不完善，仅仅对于最关键的核心技术申请了产品核心专利。

2007 年，Organon 公司首先申请了 WO2008156712 A，该专利进入了 24 个国家和地区，有 33 个同族专利。该专利申请保护的是 PD－1 抗体 MK－3475，其在实施例中的编号是人源化抗体 H409A11，即后来上市的 pembrolizumab（Keytruda）。该专利在申请时的申请人是奥根农股份公司（Organon），授权时的权利人变更为默沙东（美国）公司与 Organon 为共同权利人。

2008 年，Organon 申请了专利 WO2009114335A，其涉及多个抗 PD－1 的抗体，包括 1B8、7G3 等，该申请请求保护的范围较大，权利要求采用了如下的撰写方式，甚至在权利要求 1 中并未以抗体的形式进行表征，而是以"一种分离的 PD－1 结合蛋白，包括第一可变区和第二可变区，特异性地结合于人 PD－1 肽，包含一个 PD－L1 结合目标区域和一个非 PD－L1 目标结合区域"的形式撰写，进一步在从属权利要求中限定了抗体的序列。

该专利仅进入了欧洲和美国，在美国获得了 1B8 的授权，在欧洲则没有获得授权。其可能是一种针对 MK－3475 的防御性公开申请，或是在 MK－3475 的后继研发中发现其他有潜力的 PD－1 抗体，但在实验中未取得比 MK－3475 更优的效果而终止进入更多的指定国和地区。

随着 Pembrolizumab 的商业价值被发现，默沙东（美国）的管理层加大对 Pembrolizumab 的专利布局。然而，Pembrolizumab 无论在临床试验上，还是在专利布局上都要落后于竞争对手百时美施贵宝。作为 PD－1 抗体领域的追随者，默沙东（美国）采用了不同的专利布局策略（见图 3－4）。

（1）广泛合作，积极布局联合用药等外围专利，在药品的下游应用方面对竞争对手实行专利阻击

Organon 和先灵葆雅在 2010 年申请专利 WO2012018538A，涉及对 PD－1 抗体的施用对象进行鉴别，即涉及 PD－1 抗体的临床患者类型，例如对患者样本中的 IL－5、IL－2、IFNγ、IL－6、TNFa、IL－17 等细胞因子指标进行鉴定。2011 年，默沙东（美国）申请了专利 WO2012135408A，涉及 PD－1 抗体的低压冻干制剂，该制剂稳定性高，表现出较长的贮存期限，在储存和运输时稳定，适合以高浓度和低浓度施用。该项申请进入了包括中国在内的 13 个国家和地区。2012 年，默沙东（美国）申请了另外一项 PD－L1 抗体专利 WO2014100079A，涉及用于检测患者样本中 PD－L1

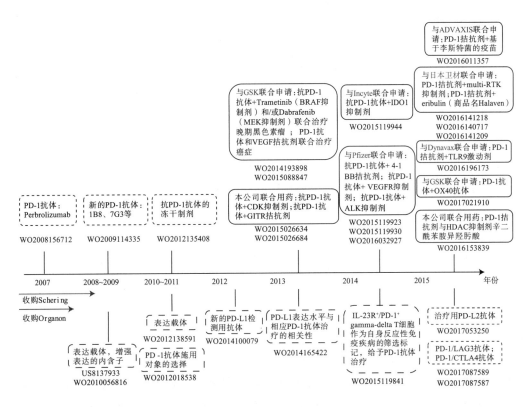

图 3-4 PD-1 技术默沙东（美国）专利申请路线

注：实线框为联合用药专利，长虚线框为检测方法和适应症专利，短虚线框为产品专利。

表达的抗体 20C3、22C3 等产品本身。其后于 2013 年申请的专利 WO2014165422A 同样涉及患者样本中 PD-L1 的表达检测，特别是免疫组织化学检测，所使用的抗体是 20C3、22C3 等。该申请公开在 NSCLC 患者中，PD-L1 的表达水平和 MHS、MPS 评分水平与是否会响应 PD-1 拮抗剂的治疗有相关性。就目前的临床状况来看，PD-L1 作为 PD-1 的配体在患者肿瘤组织中的表达状况对于医生是否施用 PD-1 也很重要。

2013~2014 年，默沙东（美国）进入了 PD-1 和 PD-L1 的申请高峰期，主要为联合用药类申请。2013 年，默沙东（美国）和葛兰素史克共同申请了专利 WO2014193898A 和 WO2015088847A，WO2014193898A 涉及 PD-1 抗体和 Trametinib 和/或 Dabrafenib 联合治疗晚期黑色素瘤。其中，Tafinlar（Dabrafenib）是一种针对 BRAF 基因突变的抑制剂，Mekinist（Trametinib）是一种 MEK 抑制剂，两种药物均是葛兰素史克的专利药，已证实双药联用能够有效推迟黑色素瘤癌的病情恶化，延长患者生命。权利要求中同时限定，所述 PD-1 抗体可以是 MK-3475 或 Nivolumab。该申请给出了临床用药方案和 PD-1 抗体与 Trametinib 联合用药具有协同增效的初步结果。WO2015088847A 涉及 PD－1 抗体和 VEGF 拮抗剂联合治疗癌症。所述 PD－1 抗体可以是 MK－3475 或 Nivolumab，所述 VEGF 拮抗剂可以是 Votrient（帕唑帕尼，Pazopanib）。Votrient 也是葛兰素史克的专利产品，适应症为卵巢癌、输卵管癌和原发性腹膜癌。WO2015026634A 涉及 PD－1 抗体和 CDK 抑制剂的联合使用，所述 PD－1 抗体可以是 MK－3475 或 Nivolumab，CDK 抑制剂可以是 Dinaciclib（MK－7965），而 Dinaciclib 也是默沙东（美国）的产品，其在 2013 年 8 月进入复发后慢性淋巴细胞白血病 CLL 的 Ⅲ 期临床，胰腺癌也是其适应症之一。该申请同样给出了两者联合用药的协同增效实验结果。WO2015026684A 涉及 PD－1 抗体和 GITR 拮抗剂联合治疗癌症，所述 PD－1 抗体可以是 BMS－936558、MK－3475 或 MPDL3280A，所述 GITR 拮抗剂可以是 TRX518、TRX385 等单抗。

2014 年，默沙东（美国）和 Incyte 共同申请了专利 WO2015119944A，涉及 PD－1 抗体与 IDO1 选择性抑制剂联合治疗癌症，特别是表达 PD－L1 的癌症。所述 IDO1 抑制剂可以是 INCB024360，其是 Incyte 的产品，用于治疗转移性黑色素瘤。此外，默沙东（美国）和辉瑞共同申请了 3 项专利 WO2015119923A、WO2015119930A 和 WO2016032927A，分别涉及 PD－1 抑制剂与 4－1 BB 拮抗剂、VEGFR 抑制剂或 ALK 抑制剂联合治疗癌症。所述 4－1 BB 拮抗剂可以是 PF－05082566，所述 VEGFR 抑制剂可以是 Axitinib，所述 ALK 抑制剂可以是 Crizotinib（商品名为 Xalkori）。PF－05082566、Axitinib 和 Crizotinib 都是辉瑞的产品，PF－05082566 以细胞调节周期 4－1BB 受体为靶点，可用于多种肿瘤治疗，Axitinib 主要用于治疗肾细胞癌，而 Crizotinib 是辉瑞 2011 年获批的治疗局部晚期或转移的 ALK 阳性 NSCLC 的抗体药。事实上，辉瑞在临床试验中与雅培进行了合作，确保 Crizotinib 与雅培的 ALK 荧光原位杂交探针诊断试剂盒能够同时获得 FDA 的审评和批准。以上申请都在说明书中涉及了详细的给药方案。

2015 年，默沙东（美国）加大了与其他公司合作提出专利申请的步伐。默沙东（美国）和 Advaxis 公司共同申请了 WO2016011357，涉及 PD－1 拮抗剂与基于李斯特菌的疫苗结合治疗前列腺癌，所述李斯特菌疫苗表达与截短的李斯特溶血素 tLLO 融合的 PSA 抗原。其中，Advaxis 公司专注于使用活的李斯特菌（LM）科研平台的新型肿瘤疗法，所使用的 LM 都是经过减毒的，能分泌抗原和辅助性融合蛋白，刺激患者的免疫系统产生针对分泌出的抗原的免疫应答反应。同年，默沙东（美国）和日本卫材公司（Eisai R&D Management Co Ltd）共同申请了 3 项专利，其中，WO2016141218、WO2016140717 涉及 PD－1 拮抗剂与 multi-RTK 抑制剂（即 VEGFR/FGFR/RET 酪氨酸激酶抑制剂）联合治疗肿瘤，所述 multi-RTK 抑制剂可以是 lenvatinib（商品名 Lenvima），lenvatinib 是 FDA 于 2015 年批准的用于治疗侵袭性、分化型甲状腺癌（DTC）患者的化学药，适用于接受放射性碘治疗后仍恶化的患者，所述 PD - 1 拮抗剂不是 MPDL3280A。并涉及了具体的给药方案。WO2016141209 涉及 PD - 1 拮抗剂与 eribulin 联合治疗肿瘤，eribulin（商品名 Halaven）是日本卫材公司于 2010 年获批的治疗至少接受过 2 种化疗方案的晚期转移乳腺癌患者的化学药，该药随后又获批治疗晚期肾细胞癌、脂肪肉瘤等。默沙东（美国）和美国德纳维制药公司（Dynavax Technologies Corporation）共同申请了专利 WO2016196173，涉及 PD - 1 拮抗剂与 TLR9 激动剂联用治疗肺癌，所述 TLR9 激动剂是 CpG-C 型寡核苷酸，所述 PD - 1 拮抗剂可以是 Pembrolizumab，所述寡核苷酸的施用方式是肺内施用，并涉及了具体的给药方案。默沙东（美国）与葛兰素史克联合申请了专利 WO2017021910，涉及 PD - 1 抗体与 OX40 抗体联合治疗癌症，所述抗体均使用 CDR 结构的方式进行限定，并涉及了具体的给药方案。此外，默沙东（美国）还单独申请了专利 WO2016153839，涉及 PD - 1 拮抗剂与 HDAC 抑制剂辛二酰苯胺异羟肟酸 SAHA 联用治疗癌症。除了联合用药外，默沙东（美国）还继续针对抗体产品进行了研发。WO2017053250 涉及一种新结构 PD - L2 抗体及其治疗癌症的方法，其权利要求采用 6 个 CDR 序列对抗体进行了限定。WO2017087589 涉及一种能结合 PD - 1 和/或 LAG3 的包含免疫球蛋白单可变结构域 ISVD 或纳米抗体，用于治疗、预防癌症和传染性疾病，其采用了对 ISVD 或抗体的序列结构直接进行限定的方式。WO2017087587 涉及一种能结合 PD - 1 和 CTLA4 的包含免疫球蛋白单可变结构域 ISVD 或纳米抗体，用于治疗、预防癌症和传染性疾病，其采用了对抗原表位进行限定的方式限定抗体结构，随后进一步采用了序列结构的方式对抗体进行了限定。

（2）注重外围平台式专利的申请，期望在技术革新中占得先机

先灵葆雅在 2008 年申请了专利 US8137933B 和 WO2010056816A，US8137933B 涉及能够增强外源蛋白表达的质粒 pUHAB 和相关载体系统，可用于在任何细胞中，例如在哺乳动物细胞、细菌细胞、酵母细胞或昆虫细胞中进行重组蛋白表达，WO2010056816A 涉及能够增强外源蛋白表达的 beta Gl-IgG 内含子；2009 年，先灵葆雅申请的专利 WO2011017294A 涉及一种 RANKL 抗体，同时涉及该抗体可以与如 PD - 1 抗体的其他抗体共同构成双特异性抗体。2011 年，默沙东（美国）申请的专利 WO2012138591A 涉及质粒 pAVEC，同样，该重组质粒载体可用于在任何细胞中进行重组蛋白表达。2014 年，默沙东（美国）申请的专利 WO2015119841A 涉及 IL - 23 - 1⁺ gamma-delta T 细胞作为自身反应性免疫疾病的筛选标记和相关治疗方法。WO2016028656、WO2017030823 涉及一种 TIGIT 抗体，进一步涉及该抗体与 PD - 1 通路抑制剂的联用。US2017097333 涉及一种分离的人/食蟹猴 T 细胞，所述细胞表

达食蟹猴 LAG3 和人/食蟹猴 CD3，LAG3/CD3 的比率小于等于 2/1，其用于评估待测底物免疫激活 T 细胞的能力，该 T 细胞还可以进一步在表面表达 PD－L1。

从上面的分析可以看出，默沙东（美国）作为 PD－1 抗体领域的追随者，其关注的重点是如何对百时美施贵宝的专利布局进行制衡，建立自己的专利防御体系。

将默沙东（美国）公司的专利申请策略总结如下：

第一，默沙东（美国）与多个公司共同开发 MK－3475 与其他药物的联合使用，包括与安进签订了试验协议，测试 MK－3475 与 Talimogene laherparepvec 合并治疗黑色素瘤；MK－3475 与 Incyte 的吲哚胺 2，3－双加氧酶抑制剂 INCB24360 合并用于 NSCLC；2015 年测试 MK－3475 与辉瑞的克唑替尼 Xalkori 合并用于治疗 NSCLC。从专利的角度而言，默沙东（美国）与葛兰素史克、Incyte、辉瑞、Advaxis 共同申请了联合用药，该类联合用药涉及 MK－3475 与所述公司的抗癌产品的联合使用。通过对联合用药的专利布局，在 PD－1 抗体的下游应用构建起自己的专利防御体系。

第二，公开了较为充分的临床数据。同百时美施贵宝一样，对布局中处于关键性地位的专利申请，默沙东（美国）公司都进行了实验数据的充分公开，以增加专利被授权的可能性。

第三，注重平台式的外围申请，如重组载体、表达系统等。所述平台式的外围申请的考虑因素包括：①新技术的出现，如新的表达系统等，基于所述新的技术可以追加平台式的外围申请；②综合考虑成本和市场状况，如现有技术中常用的是植物表达系统，也可申请哺乳动物表达系统，因为不同的表达系统可能对应的生产成本和产品效果不同，当面临不同的区域和市场时，需要选择的表达系统也不同，从而占有优势地位；③对竞争对手的制衡，必要的时候可以选择放弃式公开。通过对平台式的外围专利布局，默沙东（美国）期望在技术革新中占得先机，从追随者的角色转变为先发者。

3.3　默沙东（美国）与百时美施贵宝的专利纷争

3.3.1　专利纷争的起因

当今的 PD－1 抗体市场，呈现出两强争霸的局面。百时美施贵宝与小野制药联合开发的 Nivolumab，作为 PD－1 抗体领域的先发者，最早进入该领域，以稳扎稳打的风格快速推进着 Nivolumab 的上市进程和适应拓展，并利用先发优势，积极展开专利布局，为 Nivolumab 构建了全方位的专利保护体系。默沙东（美国）的 Pembroli-

zumab，作为 PD－1 抗体领域的追随者，最初由荷兰化工业巨头 Akzonobel Chemicals
的健康产业部门 Organon 开发，在经历了项目关停、被贱卖的危险后，成为默沙东
（美国）主推的临床项目之一。默沙东（美国）作为一家老牌制药企业，深谙"项
目启动、专利先行"的道理，在启动 IND 申请前，对 Pembrolizumab 作了详尽的 FTO
分析，分析结果显示，Pembrolizumab 落入了百时美施贵宝的 EP1537878（以下简称
"878 专利"）的保护范围，一旦 Pembrolizumab 上市，存在较高的侵权风险。默沙东
（美国）知晓，同样作为老牌制药企业的百时美施贵宝与小野制药也深谙知识产权保
护之道，不可能眼看着 Pembrolizumab 上市瓜分 Nivolumab 的市场份额，而不采取任
何行动。2011 年，Pembrolizumab 在Ⅰ期临床试验中表现出优异的效果，让默沙东
（美国）看到了上市的希望，与此同时，878 专利也如同悬在头上的一把利剑，让默
沙东（美国）寝食难安。878 专利的保护范围极大，从技术层面来讲，几乎不存在
绕过专利保护范围的可能。而 Pembrolizumab 刚刚从"死亡"线上被挽救回来，就此
放弃是所有人无法接受的，而肿瘤免疫治疗的巨大市场利润，也让默沙东（美国）
不愿放弃 Pembrolizumab。无法绕过 878 专利保护范围，也不愿就此放弃肿瘤免疫治
疗的巨大市场利润，唯有专利挑战一条路了。与其在上市之后，被动应对专利侵权
诉讼，不如在上市之前，尽可能排除专利侵权风险，默沙东（美国）积极准备着专
利挑战，与百时美施贵宝的专利纷争处在一触即发的状态。

3.3.2　专利纷争的过程与结果

2011 年 6 月 20 日，默沙东（美国）针对 878 专利在欧洲专利局提出了异议
（opposition），该专利是由小野制药于 2003 年 2 月 7 日提交国际专利申请 PCT/
JP2003/008420，与此国际申请相关的欧洲专利 EP1537878（878 专利）于 2010 年 9
月 22 日被欧洲专利局批准并生效，其美国同族专利是 US8728474。

878 专利的第一项权利要求："1. An immunopotentiative composition comprising an
immunosuppressive signal inhibitor of PD－1，PD－L1 or PD－L2."分析该权利要求可
知，所有可以抑制 PD－1、PD－L1 或者 PD－L2 的抑制剂全都落入其保护范围内，
可见该专利的保护范围是非常宽泛的。

默沙东（美国）主张：①878 专利的优先权专利：JP2002194491（申请日为
2002 年 7 月 3 日）与 JP2003029846（申请日为 2003 年 2 月 6 日）记载的单株抗体发
明与 EP1537878 专利中记载的不同，因此 878 专利无法以上述两件专利的申请日作
为优先权日；②由于 878 专利的优先权日不适用，WO2004056875 专利（公开日为
2004 年 7 月 8 日）和专利 WO 01/4557（公开日为 2001 年 3 月 1 日）可以破坏 878
专利的新颖性；③在 878 专利的优先权日以前，其他团队的研究成果若和前述的专

利 WO2004056875、WO01/4557 组合，则可使 878 专利全部权利要求缺乏创造性；④878 专利内容公开不充分，不能被所属技术领域的技术人员实施，根据上述理由，默沙东（美国）主张 878 专利应被撤回。在异议程序中，专利权人小野制药——反驳默沙东（美国）之异议，最终，默沙东（美国）的反对意见遭到否决，专利权人继续持有 878 专利。

然而，默沙东（美国）并未就此罢休，2014 年 5 月，默沙东（美国）在英国针对 878 专利启动专利撤回程序，其理由为①878 专利的优先权不成立；②由于 878 专利的优先权日不适用，878 专利不具备新颖性；③878 专利缺乏创造性；④878 专利内容公开不充分；⑤878 专利修改超范围。可惜的是，默沙东（美国）在英国战场又一次挑战失败，2015 年 10 月，英国高等法院判定 878 专利有效。

作为回击，2014 年 9 月，Pembrolizumab 在美国上市的当月，百时美施贵宝与其日本合作伙伴小野制药（Ono Pharmaceutical）将默沙东（美国）告上美国德拉瓦州联邦地方法院，称默沙东（美国）Pembrolizumab 侵犯了其关于 PD-1 抗体用于治疗癌症在美国、欧盟、澳大利亚以及日本等地的专利权，并陆续向特拉华州联邦地区法院提交了 3 份起诉书，分别控告默沙东（美国）侵权 3 件专利：US8728474（以下简称"474 专利"）、US9067999（以下简称"999 专利"）、US9073994（以下简称"994 专利"）。

其中，474 专利的权利要求最广，任何用 PD-1 抗体治疗肿瘤的行为，都将被视为侵权行为，999 专利主要针对肺癌，994 专利主要针对恶性黑色素瘤。

针对 999 专利的诉讼理由如下：

（1）原告将科学突破付诸实践，发现并制备了 PD-1 抗体命名为 Nivolumab，并且该抗体是在美国 FDA 获得批准的第一个治疗肺癌的抗 PD-1 抗体，默沙东（美国）公司侵犯原告的专利方法用抗 PD-1 抗体治疗肺癌，原告的专利于 2015 年 6 月 30 日被 USPTO 授权，发明人首次显示抗 PD-1 抗体可用于治疗癌症的方法，Tasuku Honjo 是该专利的共同发明人，该发明人和小野制药一起作为 999 专利的原始共同受让人独家许可百时美施贵宝根据 999 专利治疗癌症，该独家许可具有排他性权利。

（2）Nivolumab 的临床试验证实了 PD-1 抗体的前景，经过严格的全球测试，2014 年 7 月 4 日，Nivolumab 成为第一个被批准在世界任何地方治疗癌症的 PD-1 抗体，日本监管当局批准 Nivolumab 治疗黑色素瘤——这是一种致命的皮肤形式癌症，2104 年 12 月 22 日，FDA 批准 Nivolumab 用于在美国治疗晚期黑色素瘤，原告继续在世界范围内开发 Nivolumab 治疗范围广泛的癌症，包括非小细胞肺癌、肾细胞癌、头颈部癌癌症、成胶质细胞瘤和非霍奇金淋巴瘤；在肺癌Ⅲ期临床试验中，接受

Nivolumab 治疗的晚期肺癌患者相比化疗药物 docetaxol 的总生存率更高（死亡风险降低 41%），基于这些临床结果，在 2015 年 2 月 27 日，FDA 接受了原告生物制剂许可证应用使用 Nivolumab 治疗肺癌；2015 年 3 月 4 日，FDA 批准 Nivolumab 用于治疗晚期非小细胞肺癌，这些临床结果和 FDA 最近批准的 Nivolumab 证实了原告开发的 PD - 1 癌症治疗剂可以用来挽救肺癌患者的生命。

（3）在判决书中，原告举证了默沙东（美国）正计划利用 999 专利发明，制备并获得 Pembrolizumab 的抗体；原告制定并开始测试 Nivolumab 后，默沙东（美国）已收到 FDA 批准在美国销售 Pembrolizumab 用于治疗黑色素瘤的批准，并且分销、出售和销售 Pembrolizumab 用于治疗肺癌。

（4）根据默沙东（美国）公司的说法，Pembrolizumab 单抗是一种通过阻断 PD - 1 发挥作用的 PD - 1 抗体用于治疗癌症；根据资料和公示规则，默沙东（美国）已经知道了 999 专利并已知晓自 2015 年 6 月 30 日起，使用 Pembrolizumab 将侵犯 999 专利的权利。

（5）默沙东（美国）及其附属公司在欧洲提起了针对 999 专利的欧洲同族专利的异议和专利撤回程序，可见该公司已经掌握了 999 专利在内的一系列专利，并不是对该专利一无所知，默沙东（美国）有具体意图侵犯 999 专利权，或至少默沙东（美国）公司一直肆意盲目将不可避免地导致 999 专利的侵权。

由于 474 专利、999 专利、994 专利 3 份专利其实来源于同一件国际专利申请 PCT/JP2003/008420 并且涉及的原告和被告一样，且大多事实重合，地区法院预计将 3 个案件交由同一陪审团进行庭审，但是在庭审前，也就是 2017 年 1 月，百时美施贵宝与默沙东（美国）达成了和解，百时美施贵宝和小野制药、默沙东（美国）公司签署了全球专利许可协议，和解后，百时美施贵宝和小野制药的 3 件专利依然有效。

默沙东（美国）在诉讼过程中，2016 年 6 月 29 日，针对 999 专利和 994 专利向上诉委员会提起了双方复审程序（IPR）。以 994 专利的 IPR 为例，百时美施贵宝和默沙东（美国）引用了两篇现有技术文献：US 7521051（以下简称"051 专利"）和国际专利 WO2001014557（以下简称"557 专利"）。051 专利记载了用 PD - 1 抗体来提高免疫反应，并且提到通过提高免疫反应可以用来治疗癌症，在其实例详细讲述了制作 PD - 1 抗体的过程，并且实例 9 显示了使用 PD - 1 抗体可以有效增加 T 细胞的数量。557 专利提到了用 PD - 1 抗体来调节免疫反应，说明书中也提到了可以通过提高免疫反应来治疗肿瘤（第 22 项权利要求）。最终，欧洲专利局判定百时美施贵宝和小野制药的欧洲专利具有新颖性，并且有效。此判决也因双方和解没有被上诉法庭验证，和解后 IPR 也已经撤销。

至此，默沙东（美国）与百时美施贵宝的专利纷争告一段落，其结果是双方和解，并签署了全球专利许可协议。根据和解协议，百时美施贵宝选择支付赔偿和专利许可费用，而非生产禁令。默沙东（美国）首先要向百时美施贵宝/小野制药支付6.25亿美元的首付款。另外，在2017/1/1～2023/12/31年，默沙东（美国）需按6.5%的比例向后者支付Pembrolizumab的销售分成。在2024/1/1～2026/12/31年，默沙东（美国）需按2.5%的比例向后者支付Pembrolizumab的销售分成。百时美施贵宝和小野制药则按照3:1的比例平分这笔额外收益。据估计，10年总赔偿金额高达40亿美元左右。举世瞩目的专利纷争以百时美施贵宝的胜利而告终。

3.4 专利策略对比分析

Pembrolizumab和Nivolumab作为全球PD-1抗体市场第一梯队产品，占据了大部分的市场份额。Nivolumab拥有PD-1抗体领域的先发优势，利用稳扎稳打的临床策略和全面的专利保护体系，在全球PD-1抗体占尽天时地利，占据市场主导地位。Pembrolizumab起步虽晚，但是赶上了FDA新政策的时代红利，弥补了临床审批的时间差距，并采用突破性的临床策略，拿下了关键性的非小细胞肺癌一线治疗市场，获得了与Nivolumab分庭抗礼的资格。Pembrolizumab和Nivolumab的拥有者——默沙东（美国）与百时美施贵宝，基于不同的市场地位、研发进度采用了不同的临床与专利策略。现将默沙东（美国）与百时美施贵宝在临床申请、专利布局、专利保护和专利规则运用方面的策略进行比较分析。

（1）临床申请策略——稳扎稳打、闪电突袭

Nivolumab最初由日本京都大学本庶佑教授于1992年发现，发现之初，即和日本小野制药合作，进行联合开发。2005年，小野制药公司又与Medarex公司合作开发PD-1。2009年，百时美施贵宝以24亿美元收购Medarex公司，加入研发Nivolumab的团队中。百时美施贵宝和小野制药是最早进行PD-1抗体临床研究的企业，在2010年以前，对于百时美施贵宝和小野制药来说，整个领域并没有明确的竞争对手，其他公司虽然也相继开展了有关PD-1抗体的研究，但是，其与Nivolumab至少还存在4～5年的差距。这样的市场状况，让Nivolumab的临床研发有了充足的时间，百时美施贵宝和小野制药采用了稳扎稳打的临床策略，全面打磨Nivolumab各种临床试验并积累数据。这一策略也在Nivolumab上市后的第一年显现出效果。2015年至2016年上半年，Nivolumab有8项适应症获批上市。短短一年半的时间，同一

种药物有如此多的适应症获批，在整个医药行业都是不多见的，能够取得这样的成功，与 Nivolumab 前期稳扎稳打的临床策略是分不开的，而适应症拓展领域的巨大成功在其全球市场销售额上得到了充分的体现。目前，Nivolumab 的市场销售额仍然是 PD - 1 抗体领域的第一名。

相比之下，默沙东（美国）的 Pembrolizumab 则采取了截然不同的临床策略。2003 年，荷兰化工业巨头 Akzonobel Chemicals 的健康产业部门 Organon 开发出了 Pembrolizumab。Pembrolizumab 发现之初，并未受到公司管理层的太多重视，在随后的两次收购中，Pembrolizumab 作为边缘化的资产，险遭遇项目中止、"贱卖"的命运。直到 2010 年，默沙东（美国）的管理层才真正意识到 Pembrolizumab 的市场价值，紧急启动了 Pembrolizumab 的临床申请，然而，此时，Nivolumab 的临床试验已经领先 Pembrolizumab 近 5 年的时间。如何在临床申请上追赶 Nivolumab，实现弯道超车，是默沙东（美国）制定 Pembrolizumab 的临床策略时主要考虑的因素。鉴于此，默沙东（美国）放弃了常规的临床申请策略，采用了更为大胆、风险更高的闪电突击式的临床申请策略，主要包括以下三个方面：

1）跟随竞争对手，将首个临床适应症放在黑色素瘤。首先，竞争对手的结果一定程度上说明了治疗黑色素瘤的可行性，其次，如果可以在临床试验上证明 Pembrolizumab 的治疗效果优于已知疗法，那么 Pembrolizumab 就可以申请无需对照组的单组临床试验（single-arm clinical trial），这将大大加快申请速度。

2）抓住新政策的红利，积极与 FDA 展开合作，申请获得突破性疗法地位，极大地提高了 Pembrolizumab 的审批速度。

3）在患者的招募上使用伴随诊断，筛选和甄别最合适的临床患者，极大地提高了临床试验的成功率。

通过上述 3 项策略，默沙东（美国）不仅实现了弯道超车，成为第一个在美国上市的 PD - 1 抗体药物，而且，在与百时美施贵宝争夺非小细胞肺癌一线治疗方案的竞争中成功胜出，保住了自己的市场地位，获得了与 Nivolumab 分庭抗礼的资格。

（2）专利布局策略——全面布局、重点突破

无论是小野制药、Medarex，还是老牌制药企业百时美施贵宝，甚至于本庶佑教授都深知专利对于一个药品市场利益保护的重要性。因此，从 PD - 1 被发现之初，到 2014 年上市，以及上市后适应症的拓展，小野制药、Medarex 以及百时美施贵宝都基于研发的成果，不断从各个角度进行专利挖掘和布局。小野制药、Medarex 以及百时美施贵宝为 Nivolumab 构建了完整的专利保护体系，其中，既有基础性的平台专利，也有基于技术更新的递进式专利；有核心的产品专利，也有为上市产品延长保护期的外围专利；既有获得授权保护利益的保护性专利，也有防止竞争对手布局的

防御性公开专利。可以说，Nivolumab 的市场利益，通过专利布局得到了最大程度的保护。

相比之下，默沙东（美国）进入 PD-1 抗体领域稍晚，而且，当默沙东（美国）意识到 Pembrolizumab 的价值，开展重点推进 Pembrolizumab 上市时，小野制药、Medarex 以及百时美施贵宝已经为 Nivolumab 构建了较为完整的专利体系。默沙东（美国）意识到，如果 Pembrolizumab 上市，将很有可能涉及专利纠纷。如何实现对 Nivolumab 的专利保护体系的突破，构建相应的专利防御体系，对 Nivolumab 实现专利阻击，让自己在今后的专利纷争中，能够拥有谈判的权利，是默沙东（美国）制定专利布局策略时，重点考虑的问题。最终，默沙东（美国）将自己的布局重点放在了以下两个方面：

1）与各大药厂广泛合作，积极布局联合用药等外围专利。PD-1 作为一种通用性的免疫检查点，表现出了良好的兼容性，其可以与多种药物联合治疗，提高治疗效果。PD-1 抗体与其他药物进行联合治疗是今后肿瘤免疫治疗的发展趋势。因此，积极布局联合用药等外围专利，能够在下游对 Nivolumab 实现阻击，对 Nivolumab 进行治疗方法拓展时设置障碍。当出现专利纠纷时，这些专利有可能成为默沙东（美国）与百时美施贵宝谈判的资本。另外，与各大药厂广泛合作开放联合用药，可以形成广泛的利益共同体，能够在发生专利纠纷时，尽可能获得多方的帮助。

2）注重平台式的外围申请，如重组载体、表达系统等的申请与布局。通过对平台式的外围专利的布局，默沙东（美国）期望能够从技术革新中占得先机，从追随者的角色转变为先发者。

（3）专利保护和专利规则运用——适时和解、合作共赢

Nivolumab 与 Pembrolizumab，一个是 PD-1 抗体领域的先发者，一个是追随者，两款药物几乎同时上市，在适应症和预期市场上又有很大的重合。分别居市场销售额第一位和第二位，两款药物都是 PD-1 抗体市场第一梯队产品，它们之间出现专利挑战、专利侵权诉讼等专利纷争是可以预期的。然而，这场纷争的结果——默沙东（美国）与百时美施贵宝都接受了适时和解、合作共赢的方案，却值得我们思考和分析。

从默沙东（美国）的角度看，在前期的 FTO 分析中，发现 Nivolumab 的核心专利保护范围极大，除了专利挑战成功，几乎无法避免专利侵权的事实。进一步，两次专利挑战均以失败告终，在专利侵权诉讼继续坚持，胜诉的概率也不大。而且，专利诉讼耗时长，耗费很多的人力、物力、财力，影响 Pembrolizumab 的市场推广力度。专利诉讼的不利结果也会影响公司在投资市场的形象以及公司的股价。综合考虑，适时终止诉讼，出让一部分市场利益，使公司从诉讼的泥潭中抽身而出，集中

精力拓展各大市场，是目前形势下最大程度保住 Pembrolizumab 市场份额的最佳方式。

从百时美施贵宝的角度看，接受默沙东（美国）的赔偿和许可费用，而非禁止竞争对手生产的和解方式，也是基于市场利益最大化的考虑。一方面，在非小细胞肺癌一线治疗方案的争夺中，百时美施贵宝输给了默沙东（美国），这部分市场损失可以通过赔偿和许可费用得到相应的补偿，而且，没有诉讼的牵绊，百时美施贵宝也可以集中精力进一步拓展适应症，获得更大的市场利益。另一方面，默沙东（美国）在 PD - 1 抗体应用的下游布局了较多的联合用药专利，让百时美施贵宝看到了进一步拓展市场的潜在风险，现在与默沙东（美国）和解，采用合作共赢的方式，有利于 Nivolumab 长远利益的最大化。

3.5　启示与建议

Pembrolizumab 和 Nivolumab 都是针对 PD - 1 的原研抗体药物，Nivolumab 进入 PD - 1 领域较早，属于先行者，拥有先发优势，而 Pembrolizumab 进入PD - 1 抗体领域稍晚，属于追随者，但发展速度极快，能够在市场上与 Nivolumab 分庭抗礼。这两款药物的拥有者——百时美施贵宝与默沙东（美国），基于自己的市场地位和研发状况，所采取的专利策略都具有一定的典型性，值得国内药品企业借鉴与学习。

（1）Nivolumab 专利策略的启示

1）利用先发优势，构建全面布局的专利保护体系，最大程度地维护市场利益。

专利对于一个药品的市场利益的保护是极其重要的，作为先发的原研企业，其在专利布局上拥有较大的发挥空间，可以从多个方面，多个角度进行专利挖掘与申请，构建全方位的保护体系。

在这个专利保护体系中，既要有基础性的平台专利，也要有基于技术更新的递进式专利，这样可以最大程度地给竞争对手的研发设置障碍。

既要有核心的产品专利，也要有为上市产品延长保护期的外围专利，这样可以最大程度地保护上市产品的利益，延长产品的专利保护期。

既要有获得授权保护利益保护性专利，也有防止竞争对手布局的防御性公开专利，这样可以防止竞争对手在产品的改造和下游应用方面，设置包围性专利。

构建完整的专利保护体系，不仅可以提高竞争对手进入市场的门槛，还可以在自己的产品在市场销售上表现不佳时，通过专利诉讼获得一部分市场利益。

2）审时度势，采用合适的专利运用策略。

作为拥有先发优势的药品企业，在专利侵权诉讼中，通常是以专利权人的姿态出现。作为专利权人，专利侵权诉讼的目的不只是将竞争对手赶出市场一种策略，还可以基于长远利益考虑，采取合作共赢的方案。例如，专利权人与侵权人的药品目标市场并不完全相同，可以通过和解或者胜诉后要求赔偿和收取专利许可费用的方式，在竞争对手的目标市场上获取相应的利益。

（2）Pembrolizumab 专利策略的启示

1）基于先发企业的专利布局，选择合适的专利策略。

作为追随者在进行药物研发时，如何对自己的原研药物进行专利布局和组合，可以根据先发者的专利组合以及整个领域的专利布局情况，进行合理选择。

第一，追随者在技术发展的早期进入该领域，先发企业还未进行完整的专利布局，可以考虑进行改进型仿制，并申请相应的产品改进型专利，一方面可以阻击先发企业的进一步研发；另一方面，也可以在产品改进的研发路径上设置专利壁垒，阻挡其他追随者研发改进型产品，保障自己的市场利益。

第二，追随者在技术发展的中期进入该领域，先发企业虽然在产品改进的研发路径上设置专利壁垒，但是，在药物应用方向上布局不足。这时，追随者可以考虑进行改进型一般性仿制，并申请相应的产品适应症和联合用药专利，一方面可以通过适应症和联合用药防御性公开来阻击原研企业对药物应用保护以延长产品的专利保护期；另一方面，通过拥适应症和联合用药专利，来提高原研企业和其他追随者在药品施用中的侵权风险。同时，也可以是自己在上市后的专利侵权纠纷中拥有与先发企业谈判、和解的资本。

第三，追随者在技术发展的晚期进入该领域，整个领域在各个方向的布局已经形成。可以考虑在该领域中不进行专利申请保护，并根据需求进行相应的专利挑战，清除产品的侵权风险。

2）采用"项目启动、专利先行"原则，提高风险防范的意识与能力。

作为追随者的药品在上市的过程中，会伴随着侵权诉讼风险，详尽的 FTO 分析是研发项目启动前必须进行的，而且越早越好，这样可以为风险防范策略的制定提供更多的选择。当发现潜在的侵权风险时，应该审时度势，制定合适的应对策略。在策略制定时，应重点考虑以下几个方面：

①自身的产品是否落入授权专利的保护范围内，确定侵权风险高低；

②分析如何设计绕过专利保护范围的技术方案可行性和成本；

③了解专利权人的状态，评估是否有合作、许可的可能；

④考虑授权专利的保护时间，是否可以接受等待授权专利到期再启动药品

上市；

⑤评估授权专利的稳定性，确定专利挑战成功的概率。

基于上述分析的结果，选择最适合自己的策略。如果专利挑战以失败告终，专利侵权诉讼胜诉概率不大的情况下，适时地终止诉讼，出让一部分市场利益，使公司从诉讼的泥潭中抽身而出，集中精力拓展市场，也是追随者可以考虑的策略。

第4章 PD-1抗体第二梯队产品以及国内产品专利策略

PD-1抗体市场的巨大市场利润，吸引了众多制药公司纷纷进入该领域，罗氏的PD-L1抑制剂Atezolizumab（商品名：Tecentriq）；默克（德国）与辉瑞联合开发的PD-1抑制剂Avelumab（Bavencio）以及阿斯利康的PD-L1抑制剂Durvalumab（商品名：Imfinzi）是继默沙东（美国）的Pembrolizumab和百施美施贵宝的Nivolumab之后，在全球上市的3款PD-1抗体药物。目前，这3款药物的市场份额虽然远不及Pembrolizumab和Nivolumab，属于PD-1抗体市场第二梯队产品，但是，罗氏、默克（德国）、辉瑞以及阿斯利康根据自身特点为自己的PD-1抗体药物制定了相应的专利策略，而且，PD-1抗体国内市场的竞争也是如火如荼，多家企业已涉足该领域。本章将重点介绍PD-1抗体市场第二梯队产品以及国内产品的专利策略。

4.1 Atezolizumab 的专利策略

2015年，罗氏的PD-L1抗体Atezolizumab进入Ⅲ期临床阶段。2016年5月18日，Atezolizumab被批准用于治疗尿路上皮癌（膀胱癌），并取得了突破性结果，能够显著提高转移性尿路上皮癌的客观缓解率，实现肿瘤全部或局部体积的缩小，可持续2.1~13.8个月。Atezolizumab是基于抑制PD-L1与T细胞表面的PD-1的相互作用，解除PD-1介导的T细胞免疫抑制，进而诱导T细胞活化，恢复其有效检测和攻击癌细胞的能力。

目前，罗氏正全力推进Atezolizumab在多个适应症中的应用，其下一个获批的目标是NSCLC，且已经取得了NSCLCⅡ期临床研究的巨大成功，结果显示，在传统的NSCLC治疗中，单药二线化疗的有效率仅为10%，但Atezolizumab的有效率可以达到27%。因此，在晚期NSCLC二线治疗中，Atezolizumab是继Nivolumab后第二个显著优于标准单药化疗的免疫疗法。另外，罗氏还在积极研究 Atezolizumab 的其他适应症、给药方案或联合用药，例如，Atezolizumab 与安进免疫疗法 Imlygic 针对三阴性乳腺癌和结直肠癌患者的联合治疗方案、Atezolizumab 与罗氏的 VEGF 抗体药物 Avastin 的联合用药等。能够预期，随着 Atezolizumab 的上市，将给 NSCLC 等肿瘤的治疗带来革命性的突破。

2009 年，罗氏曾以 468 亿美元收购基因泰克，以下将以基因泰克作为罗氏的子公司共同进行分析。罗氏关于 PD－1 通路的专利布局如图 4－1 所示。

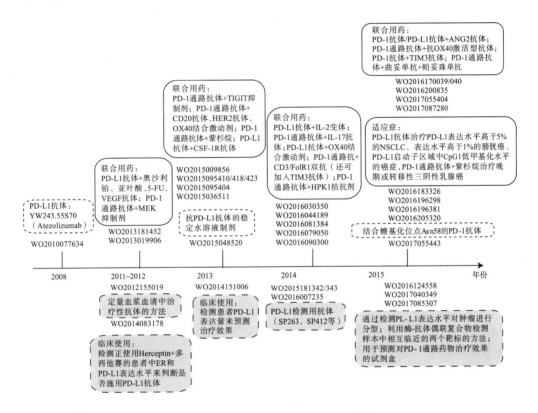

图 4－1 罗氏 PD－1 通路专利布局路线

注：实线和虚线框为核心产品、联合用药、适应症专利，灰色框为外围专利。

2008 年，罗氏提出申请 WO2010077634，该申请涉及一种抗 PD－L1 的抗体及其上调细胞介导的免疫应答的功能，具体为增强 T－细胞功能、治疗 T－细胞功能障碍的病症（如急性和慢性感染、肿瘤免疫）的功能。该申请即为后来上市的 MPDL3280A 的核心产品专利，涉及 17 个国家和地区的 34 项申请。该申请较为详细地记载了 MPDL3280A 的结构、功能验证结果，包括鉴定噬菌体文库中的抗 PD－L1 抗体，从衍生自 YW243.55 的 15 个抗体重新设计成全长 IgG1，验证其阻断 PD－L1 和 PD－1 结合的能力 IC50；对效果较好的 YW243.55 和人源化的 YW243.55S70（即

MPDL3280A）进行表征，并进一步验证了与 PD – L1 结合的精确亲和力 EC50 和 Kds；从细胞学水平上验证了 YW243.55S70 增强 CD4 + 和 CD8 + T 细胞的体外活性、增强人 CD8 + T 细胞的增殖；从动物学水平上验证了 YW243.55S70 能够通过增强小鼠体内抗病毒 T 细胞反应的强度、功能质量来阻断淋巴细胞脉络丛脑膜炎病毒 LC-MV，以及结直肠癌小鼠中 YW243.55S70 能够作为单一制剂预防肿瘤生长，YW243.55S70 单独或与 gp120 抗体、VEGF 抗体、吉西他滨联合使用能够治疗肿瘤；最后，还公开了该抗体在 CHO 哺乳动物细胞、大肠杆菌中的表达纯化方案。

2011 年，罗氏申请了专利 WO2013019906，涉及 PD – 1 轴结合拮抗剂和 MEK 抑制剂的联合治疗及其使用方法，包括治疗期望增强的免疫原性的状况（诸如提高肿瘤免疫原性以治疗癌症）的方法。其中 PD – 1 轴结合拮抗剂可以是 PD – 1 或 PD – L1 或 PD – L2 抗体，所述抗体可以是 MDX – 1106（即 Opdivo）、MK – 3745、CT – 011（即 Pidilizumab）、AMP – 224，所述 MEK 抑制剂可以是 GDC – 0973（即罗氏的 Cotellic、Cobimetinib）、G – 38963、G02443714（即阿斯利康的 Selumetinib、AS703206）、G02442104（即葛兰素史克的 Trametinib、GSK – 1120212）。该申请在实施例中公开了 PD – L1 抗体和 MEK 抑制剂对黑色素瘤的治疗具有协同增效的实验结果。

2012 年，罗氏申请了专利 WO2013181452，涉及抗 PD – L1 抗体在有或无 VEGF 拮抗剂的情况下与奥沙利铂、亚叶酸和 5 – FU（FOLFOX）的联合治疗显著抑制肿瘤生长，这种化疗组合增强抗 PD – L1 抗体的抗肿瘤活性，而将抗 VEGF 抗体（贝伐单抗）添加至这种联合治疗将进一步增强这种抗肿瘤活性及抗肿瘤相应的持久性。WO2013019906A 和 WO2013181452A 均为重点专利，其也进入了多个国家和地区。同年罗氏还申请了专利 WO2014083178A，涉及对正在使用 ERBB2 信号通路药物（如赫赛汀）和化疗药物（如多西他赛）药物治疗的患者检测 ER 和 PD – L1 表达水平，根据结果选择是否使用 PD – L1 抑制剂共同治疗。

从 2013 年开始，罗氏的年相关申请量呈现明显增加态势。2013 年，罗氏提交了 7 项申请，涉及更多的是抗 PD – L1 抗体与其他治疗癌症药物的联用。从技术方面而言，WO2014151006 涉及患者患病组织中的 PD – L1 表达量作为其是否响应 PD – L1 抗体治疗及治疗效果如何，实施例中涉及 MPDL3280A 的临床结果，该申请可以被认为是 MPDL3280A 相关临床治疗应用的延续性申请。WO2015009856 涉及 PD – L1 抗体与 TIGIT 抑制剂共同治疗癌症，TIGIT 与 CD226 相结合，CD226 属于白细胞分化抗原的一种，是较新的研究靶点，所述 TIGIT 抑制剂可以是 TIGIT 抗体 10A7 和 1F4，该申请体现了罗氏对 PD – 1/PD – L1 调节免疫相关机理的进一步研究。WO2015095404 涉及 PD – L1 抗体与紫杉烷共同治疗癌症的方法。WO2015095423 涉及 PD－1 轴结合拮抗剂与 OX40 结合激动剂共同治疗癌症的方法，OX40 是表达在 CD4＋T 细胞和 Treg 细胞表面的协同刺激分子，参与 T 细胞的活化、增殖和迁移等，所述 OX40 激动剂例如可以是 Medinnune 公司的抗体 MEDI6469、MEDI0562、ME-DI6383。WO2015095410 与 WO2015095418 分别涉及 PD－L1 抗体与 CD－20 抗体、HER2 抗体的联用，WO2015095410 限定的 CD－20 抗体包括 GA101（即 Obinutuzum-ab），是罗氏推出的替代 2013 年专利到期的美罗华的白血病药物，WO2015095418A 限定的 HER2 抗体则为熟知的 Transtuzumab 和 Pertuzumab。WO2015036511 涉及 CSF－1R 抗体和 PD－L1 抗体的联用，此外，该申请中还涉及对 CSF－1R 抗体、PD－L1 抗体可变区序列以及 Fc 效应少突变的具体限定。WO2015048520 涉及 PD－L1 抗体的稳定水溶液制剂，该申请中详尽记载了各种具体技术方案和效果验证，一方面延续了 PD－L1 抗体本身的专利期，另一方面为该抗体的上市做好准备。

2014 年，罗氏提交了 8 项申请。其中，WO2015181342、WO2016007235 涉及了新的 PD－L1 检测用抗体 SP263 和 SP142 的研发。WO2015181343 涉及在肿瘤组织中用抗体标记 PD－L1 的方法，所述抗体可以是 SP263 或 SP142。在联合用药方面，罗氏继往开来，WO2016030350 涉及 PD－L1 抗体和靶向肿瘤的 IL－2 变体联合治疗癌症的方法，其中 IL－2 能够激活和扩增淋巴细胞以及 NK 细胞群，具有抗肿瘤效应，实施例中证实了癌胚抗原 CEA 抗体/IL2 变体的偶联物 CEA－IL2V 以及成纤维活化蛋白 FAP 的抗体/IL2 变体的偶联物 FAP－IL2V 和 PD－L1 抗体联用的效果，其中，CEA 和 FAP 均是肿瘤细胞表面抗原。实施例中使用的 PL－L1 抗体是人源化的 YW243.55S70（即 MPDL3280A）的变体。WO2016044189 涉及 PD－1 轴结合拮抗剂和 IL－17 结合拮抗剂的联合治疗及其使用方法。其中，PD－1 轴结合拮抗剂可以是 PD－1、PD－L1 或 PD－L2 抗体。WO2016081384、WO2016079050、WO2016090300 分别涉及 PD－1 轴结合拮抗剂和 OX40 结合激活剂的联合治疗，PD－1 轴结合拮抗剂和 CD3/FloR1 双特异性抗体的联合治疗（在此基础上还可以进一步加入 TIM3 抗体）、PD－1 轴结合拮抗剂和 HPK1 拮抗剂的联合治疗。

2015 年，罗氏申请量进一步增多。在联合用药方面，WO2016170039 涉及 ANG－2 抗体和 PD－1 抗体的联合治疗，ANG－2 在血管生成和重组中发挥关键作用。实施例证实了 ANG－2 抗体和 PD－1 抗体的联合使用组与对照组以及单独使用 ANG－2 抗体的组、单独使用 VEGF 抗体的组、使用 ANG－2/VEGF 双特异性抗体的组相比，延长了小鼠结肠癌细胞 CT26 移植瘤模型的总体存活率，而 ANG－2/VEGF 双特异性抗体和 PD－1 抗体的联合使用能够进一步延长总体存活率。WO2016170040 涉及 ANG－2 抗体和 PD－L1 抗体的联合治疗。WO2016200835 涉及 PD－1 轴结合拮抗剂和抗 OX40 激活型抗体联合治疗肿瘤的方法，实施例进行了 PD－L1 抗体 MP-

DL3280A 和 OX40 抗体 MOXR0916 联合治疗实体瘤的 Phase Ib 试验，评估了安全性、耐受性和药物动力学情况。WO2017087280 针对 HER－2 阳性乳腺癌症患者提出了 PD－1 结合拮抗剂或者 PD－L1 结合拮抗剂与曲妥单抗（trastuzumab）和帕妥珠单抗（pertuzumab）联合治疗的方案，实施例进行了 Phase Ib 试验。WO2017055404 开发了同时结合 PD－1 和 TIM3 的双特异性抗体，权利要求请求保护了该双特异性抗体及其用于治疗癌症或慢性病毒感染的用途。为提高治疗的有效性和针对性，在特定患者群的选择方面，罗氏也进行了深入研究：WO2016183326 涉及检测 NSCLC 患者的肿瘤细胞或者肿瘤浸润的免疫细胞中 PD－L1 的表达水平、选择表达水平高于 5% 的患者采用 PD－L1 轴结合拮抗剂治疗。WO2016196298 涉及检测膀胱癌患者的肿瘤细胞或者肿瘤浸润的免疫细胞中 PD－L1 的表达水平、选择表达水平高于 1% 的患者采用 PD－L1 轴结合拮抗剂治疗。WO2016196381 涉及选择 PD－L1 启动子区的 CpG1 位点或者内含子 1 的一个或多个 CpG 位点具有中低甲基化水平的癌症患者给予 PD－L1 抗体治疗。WO2016205320 涉及用 PD－1 轴结合拮抗剂和紫杉烷联合治疗晚期或转移性乳腺癌，实施例进行了针对转移性三阴乳腺癌患者（mTNBC）的 Phase Ib 试验。在新抗体产品的开发方面，WO2017055443 分离了能够结合人 PD－1 蛋白的糖基化位点 Asn58 的抗体。在检测方法方面，WO2016124558 涉及通过检测 PD－L1 表达水平对肿瘤进行分型，实施例中使用了 PD－L1 检测抗体 SP263，对头颈部鳞状细胞癌、非小细胞肺癌进行了分型。WO2017040349 提出了利用酶－抗体偶联复合物检测样本中相互临近的两个靶标的方法，其中所述的两个靶标分别为 PD－1 和 PD－L1。WO2017085307 涉及包含 PD－L1 抗体和针对免疫细胞标志物的抗体以及对应的检测试剂的试剂盒，用于鉴别 PD－L1 阳性免疫细胞、PD－L1 阳性肿瘤细胞和 PD－L1 阴性免疫细胞。

同时，罗氏还提交了外围申请，包括 WO2013132044，涉及一种人 CSF－1R 的抗体及其治疗骨损失、转移、炎性疾病的用途，提及了该抗体与 PD－1、PD－L1 抗体的联用；WO2015095392 涉及 CD－20 和 CD3 的双特异性抗体，提及了与 PD－1、PD－L1 抗体的联用；WO2012155019 涉及一种检测方法，通过质谱术分析经过消化的抗体样品以检测一种或多种人框架肽，以定量动物血浆/血清中的治疗性抗体，所述抗体可以是现有技术中的多种抗体，包括 PD－L1 抗体。

综上所述，罗氏的专利申请策略总结如下。

第一，宽泛的限定权利要求请求保护的范围：罗氏对涉及抗 PD－L1 的抗体均先以 PD－1 通路结合拮抗剂（PD－L1 axis binding antagonist）进行表述，之后进一步限定所述 PD－1 通路结合拮抗剂可以是 PD－1 拮抗剂、PD－L1 拮抗剂、PD－L2 拮抗剂，所述 PD－1 拮抗剂、PD－L1 拮抗剂、PD－L2 拮抗剂可以是抗体。这种撰写方式的优点在于，首先，能够概括尽可能大的保护范围，属于近似机理式的限定，由于 PD－1、PD－L1、PD－L2 之间的作用关系和机理已经非常清楚，因此，在其中任何一个获得确定结果时，能够推断整个信号通路的结果；其次，在后继研究中如果发现新的 PD－1、PD－L2 抗体，能够拓展前述申请实质上的保护范围；最后，就 PD－L1 而言，罗氏也在已有的 PD－L1 的结构上不断进行结构改进，这些结构改进并未单独进行申请，而是作为从属权利要求进行申请，如 WO2015009856 等。

第二，更倾向于公司内部的产品组合或技术平台：罗氏在药物联用类的申请中更倾向于本公司内部的药物，如 PD－L1 抗体和其 CD－20 抗体（GA101）、HER2 抗体（transtuzumab 和 pertuzumab）、MEK 抑制剂（cobimetinib）、VEGF 抗体（贝伐单抗）等联用，这主要基于将公司内部的产品编制更紧密的专利网、延长单药的保护期，不排除如果联用的效果好，以后会增加临床适用量、增加市场份额的考虑。另一方面，罗氏也并非仅基于公司内部的药物开发联用，其基于 PD－1 的机理进行了拓展研究，如 PD－L1 抗体和 OX40 激动剂的联用，所述 OX40 激动剂主要是 Medinnune 公司的产品，但罗氏并未和 Medinnune 公司进行联合申请。另一方面，罗氏注重对患者对象的细分，如 Herceptin 的 ADC 药物偶联物 T－DM1 针对的是使用 Herceptin 治疗后的患者一样，罗氏对 PD－L1 抗体 MPDL3280A 的适用对象进行了筛选，如检测患者的 PD－L1 表达量或检测正在使用 ERBB2 信号通路药物（如赫赛汀）和化疗药物（如多西他赛）药物治疗的患者 ER 和 PD－L1 表达水平，确定更细分的患者类型，即精准医疗的思路，这也是未来的发展方向。

第三，对核心产品的模糊性公开策略。抗体药物在上市之前应当尽量减少对其结构的公开，以规避竞争对手的追踪研究和仿制，然而，这与专利的"公开换保护"的规则是相悖的。罗氏的 MPDL3280A 有多个命名和编号，包括 Atezolizumab、RG7446 等，CAS Registry Number 为 1422185－06－5、1380723－44－3，然而，以所述命名均不能追踪检索到该抗体的核心专利。经核实，MPDL3280A 应是 WO2010077634A 中的人源化抗体 YW243.55S70。罗氏在后申请的多个专利中，对 PD－L1 抗体的具体限定多次表述为 "YW243.55S70、MPDL3280A……"，这样以两个不同的名称来表述同一个抗体，一方面满足了充分公开的要求，能够获得有效的保护，另一方面，尽可能地隐蔽抗体结构，避免竞争对手的追仿和破坏性申请或公开。

第四，以获权为标准的最低实验结果。罗氏在联合用药的相关申请中，对于实验结果的记载多以能够证明发明具备创造性即可，例如，对于抗 PD－L1 抗体与其他药物的联用，其仅记载证明所述组合具有协同增效的细胞学或小鼠动物模型的相对较低水平的实验结果，这不同于小野制药/百时美施贵宝，后者在专利申请中公开了较多临床数据。一方面，综合考虑了时间和费用成本，在取得初步实验结果的时候就申请专利；另一方面，也有可能考虑了对临床数据的隐藏，在预期仅通过细胞学或小鼠动物模型结果就有较大可能获得授权的情况下，不需要公开更多的临床数据。

4.2 Durvalumab 的专利策略

2017 年 5 月 1 日，FDA 加速批准了阿斯利康的 Durvalumab（商品名为 Imfinzi）用于治疗局部晚期或转移性尿路上皮癌（膀胱癌的一种），适应症为：在铂类化疗期间或之后有疾病进展或新辅助、辅助治疗 12 个月内用铂类药物化疗治疗但疾病进展的患者。Durvalumab 作为一种 PD - L1 抑制剂，成为第 5 个获批用于治疗晚期癌症的 PD - 1 通路抑制剂，也是第 3 个获批用于晚期或转移性尿路上皮癌的 PD - 1/ PD - L1 类抑制剂。该批准基于一项 182 例局部晚期或转移性尿路上皮癌患者的临床数据，所述患者均在铂类药物化疗后疾病进展，结果显示，在 182 例患者中，95 例高表达 PD - L1 患者的确诊客观反应率（ORR）为 26.3%，73 例低表达 PD - L1 患者的 ORR 为 4.1%。然而，Durvalumab 的副反应包括疲劳、肌肉骨骼疼痛等，有 43% 的患者出现 3 ~ 4 级不良事件，还观察到肺炎、肝炎等感染和免疫相关不良事件。此外，阿斯利康还进一步拓展 Durvalumab 在其他适应症中的应用。2017 年 5 月 12 日，其公布 Durvalumab 在一项不适合手术（病情Ⅲ期）的局部晚期、用标准铂类药物化疗及放疗后疾病未进展的 NSCLS 患者中取得积极效果。同时，FDA 还批准了 VEN-TANA PD - L1（SP263）测定（Ventana Medical Systems，Inc.）作为对石蜡包埋的尿路上皮癌组织中 PD - L1 蛋白的检测作为补充诊断。

在收购和合作方面，2007 年，阿斯利康收购了 MedImmune 作为其研发部门，而 1988 年成立的 MedImmune 的技术授权使用了多款明星药，包括默沙东的 HPV 疫苗 Gardasil、艾伯维的抗体药 Humira 等，因此，收购 MedImmune 是阿斯利康能够进入生物药领域的关键一步。此后，阿斯利康生物药占据其生产线的比例逐渐达到一半。2015 年，阿斯利康与 Celgene 开始共同开发 Durvalumab 用于血液学恶性肿瘤治疗的联合疗法。并且，阿斯利康还与CAR - T 领域的 Juno Therapeutics 合作，希望通过检查点抑制剂与细胞治疗联合在实体瘤治疗方面有所突破。阿斯利康就 Durvaluma 与其 CTLA - 4 抗体 Tremelimumab 联合也有研究。为了能够降低成本，有效的手段还包括从其他公司挖掘有经验的高级管理人员。

阿斯利康关于 PD - 1 通路的专利布局如图 4 - 2 所示。

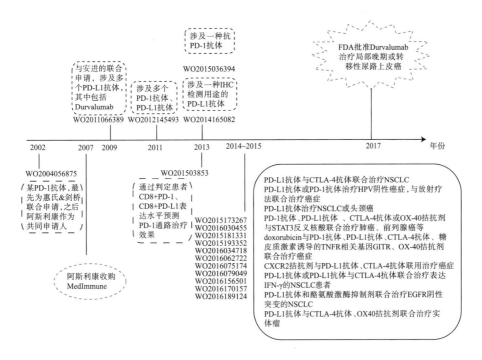

图 4 - 2　阿斯利康 PD - 1 通路专利布局路线

注：虚线框代表抗体产品专利，实框代表抗体适应症专利。

2002 年 12 月 23 日，惠氏与剑桥抗体科技有限公司（Cambridge Antibody Technology，以下简称"剑桥公司"）联合申请了专利 WO2004056875，其进入了 US、EP、CN、CA、TW、AU、KR 等多个国家或地区，有 22 个同族专利。该申请涉及一种 PD - 1 抗体，可以调节免疫应答，特别是由 TcR 和 CD28 介导的免疫应答，可用于例如治疗自身免疫病、炎性疾病、变态反应、移植物排斥、癌症以及其他免疫系统紊乱。该申请最初是惠氏与剑桥公司的联合申请，2004 年 11 月，阿斯利康和剑桥抗体科技有限公司结成战略伙伴关系共同研究和开发炎症性疾病的人类抗体药物，之后，阿斯利康子公司 MedImmune 也作为该申请的共同申请人之一。2011 年 6 月，默沙东向 EPO 提起针对小野制药的 EP1537878 专利（以下简称"878 专利"，涉及具有增强免疫效果的组成物）的异议程序，主张该专利无效。在主张了 878 专利优先权无效的前提下，默沙东主张基于 WO2004056875 和 WO01/4557，878 专利不具有新颖性和创造性。可见，对早期涉及 PD - 1 信号通路的专利进行收购，有条件的情况下，申请作为共同申请人是为了避免在以后的专利诉讼中处于不利地位的策略之一。

2009 年 11 月 24 日，MedImmune 与安进联合申请了专利 WO2011066389，该申请也进入了 US、EP、CN 等多个国家和地区，共有 25 个同族专利。该专利涉及针对

B7 – H1（PD – L1）结合剂，即为 Durvalumab 的核心结构专利。其采用了先由抗体性质，再由表位、保藏编号，最后由序列结构限定抗体结构的方式层层递进地撰写了权利要求书，以期获得尽可能大的保护范围。同时，该专利申请同时公开了 2.9D10、2.14H9、3.15G8、2.20A8、2.7A4、3.18G1 6 种 PD – L1 单抗结构，既有效隐藏了其拟上市的抗体的具体序列结构，也为后期拓展新的抗体产品留下了空间，同时，其多个抗体的实施例数据也为其获得尽可能大的权利要求范围提供了支持。在中国获得了由具体序列结构限定的抗体授权后（CN102918058B），MedImmune 又提起了分案申请，以期获得更多的保护。

在 2011 ~ 2013 年，阿斯利康又申请了多个 PD – 1、PD – L1 抗体专利，其中除治疗用途的抗体外，还涉及检测用途的抗体。2011 年 4 月 20 日，MedImmune 申请了专利 WO2012145493，该申请也进入了 US、EP、CN 等多个国家和地区，共有 12 个同族申请。涉及能够与 B7 – H1 或 PD – 1 免疫特异性结合的抗体，具体的，请求保护的 1H3 抗体是人 PD – 1 的中和抗体，能够阻断人 PD – 1 与 B7 – H1（PD – L1）或 B7 – DC（PD – L2）结合。同样的，该申请还公开了 IE12、1F4、2G11、3B6、3D10 多个 PD – L1 抗体和 1E8、1E3 多个 PD – 1 抗体结构和效果。2013 年 3 月 13 日申请的专利 WO2014165082 目前没有进入任何指定国，其涉及一种新序列结构 PD – L1 抗体，特别是 B7HC0013，用于通过免疫组织化学的方法结合并检测细胞表面表达的 PD – L1。2013 年 9 月 10 日申请的专利 WO2015036394，目前进入 US。其请求保护一种新序列结构 PD – 1 抗体 LOPD180，该申请仅证实了该抗体能结合 PD – 1。

2013 年 9 月 10 日，MedImmune 申请的专利 WO201503853 目前尚未进入任何指定国。其涉及对适用于 PD – 1 通路治疗的患者类型的筛选，具体的，其涉及一种通过判定患者 CD8 + PD – 1 表达水平的增加与否、CD8 + PD – L1 表达水平的降低与否，判定患者是否对 PD – 1 通路抑制剂反应的方法，包括进一步判定 HLA – DR、TNF – α 表达水平的降低与否。当 CD8 + PD – 1 ≥ 36%、PD – L1 ≤ 5%，意味着该患者对 PD – 1 通路抑制剂有反应；所述 PD – 1 通路抑制剂可以是 LOPD180。

2014 ~ 2015 年，阿斯利康开始将专利布局向适应症方向拓展。2014 年 5 月 13 日申请的专利 WO2015173267 和 WO2016030455。涉及 B7 – H1 抗体和 CTLA – 4 抗体治疗 NSCIC 的给药方案，其中，B7 – H1 可以是 MEDI4736，CTLA – 4 抗体可以是曲美木单抗 Tremelimumab。2014 年 5 月 29 日申请的专利 WO2015181331，目前进入 TW、CN、US、KR、CA、EP 等国家或地区，其涉及 PD – L1 抗体或 PD – 1 抗体治疗 HPV 阴性癌症，实施例中所使用的抗体是 MEDI4736，受试者是 18 周岁以上的患有标准疗法难治愈或对此不存在标准疗法的晚期恶性黑色素瘤、肾细胞癌（RCC）、非小细胞肺癌（NSCLC）或结肠直肠癌（CRC），该申请涉及了具体的给药方案。2014 年 6

月 17 日申请的专利 WO2015193352，目前进入 US、CA、EP、TW、AU、KR 等国家或地区。涉及 PD－1 或 PD－L1 拮抗剂与放射疗法联合治疗癌症（特别是黑色素瘤、结直肠癌或乳癌）的方法，所述 PD－1 或 PD－L1 抗体可以是 Pembrolizumab、Nivolumab、BMS－936558、AMP－224 或 MPDL328。2014 年 9 月 5 日申请的专利 WO2016034718，目前进入 TW 地区，涉及 PD－L1 抗体治疗 NSCLC 或头颈部肿瘤的用途，主要涉及 CXCL9、KRT8、TRIM29 及 IFNγ 中一种或多种表达量增加的患者群体，将对 PD－L1 抗体疗法有反应。该 PD－L1 抗体是 MEDI4736。2014 年 10 月 24 日，阿斯利康申请了专利 WO2016062722，目前进入 AU，涉及 PD－1 抗体、PD－L1 抗体、CTLA－4 抗体或 OX－40 拮抗剂与 STAT3（JAK 信号通路）反义核酸联合治疗肺癌、前列腺癌、结直肠癌、肝癌、头颈癌。所述抗体可以是 MEDI4736、MPDL3280A、2.7 A4、AMP－714、MDX－1105、Nivolumab、Pembrohzumab、Pidilizumab、BMS936559、MPDL3280A、Tremelimumab、Ipilimumab、OX40L FP，所述 STAT3 反义核酸可以是 AZD9150。2014 年 11 月 11 日，MedImmune 申请了专利 WO2016075174，目前进入 TW 地区。涉及多柔比星（doxorubicin）与 PD－1 抗体、PD－L1 抗体、CTLA－4 抗体、糖皮质激素诱导的 TNFR 相关基因 GITR、OX－40 拮抗剂联合治疗肿瘤。所述 PD－L1 抗体可以是 MEDI4736、BMS－936559 或 MPDL3280A，所述 PD－1 抗体可以是 LOPD180。为小鼠实验水平。2014 年 11 月 17 日申请的专利 WO2016079049，目前进入 TW 地区，涉及 CXCR2 拮抗剂减少肿瘤负担、增加抗肿瘤免疫反应或治疗肿瘤的用途，其与 PD－L1 抗体、CTLA－4 抗体联合使用，CXCR2 拮抗剂可以是 AZD5069，PD－L1 抗体可以是 MEDI4736。该申请为小鼠实验水平。2015 年 4 月 1 日申请的专利 WO2016156501，涉及 PD－L1 抗体或 PD－L1 抗体与 CTLA－4 抗体联合治疗表达 IFN－γ 的 NSCLC 患者，所述 PD－L1 抗体可以是 MEDI4736，并涉及具体给药方案。2015 年 4 月 23 日申请的专利 WO2016170157，目前进入 TW 地区，涉及在患有 EGFR 突变阴性的 NSCLC 患者个体中用 PD－L1 抗体及酪氨酸激酶抑制剂的治疗方案，并涉及具体给药方案。2015 年 5 月 28 日申请的 WO2016189124，目前进入 US、TW 等地区，涉及 PD－L1 抗体与 CTLA－4 抗体或其抗原结合片段，以及 OX40 拮抗剂联合治疗实体瘤的药物组合物和治疗方法，其中，PD－L1 抗体可以是 MEDI4736，CTLA－4 抗体可以是 Tremelimumab，OX40 拮抗剂可以是 MEDI6383。结果显示，MEDI4736、tremelimumab、MEDI6383 的联用较之三者单独或任意两者联用提高了接种 MCA205 纤维肉瘤的小鼠的生存率。这可能与之前的研究相关：PD－L1 的表达水平不是影响抗 PD 通路疗法治疗效果的唯一因素，还与患者肿瘤组织中肿瘤浸润淋巴细胞（Tumor-infiltrating Lymphocytes，TIL）的存在相关，当激活的 T 细胞进入肿瘤组织后，会分泌 IFN－γ，上调肿瘤细胞表面 PD – L1 的表达，从而抗 PD 疗法才会发挥作用。根据 PD – L1 和 TIL 的表达情况可将肿瘤分为 T1（B7 – H1 – ，TIL – ）、T2（B7 – H1 + ，TIL + ）、T3（B7 – H1 – ，TIL + ）和 T4（B7 – H1 + ，TIL – ）4 种类型，T1 和 T4 型都是对抗 PD 通路治疗没有响应的肿瘤类型，针对这两种类型的肿瘤，关键在于增加肿瘤组织中的淋巴细胞浸润，而 CTLA – 4 抗体可以增加这种炎性浸润。共刺激分子如 OX40 和 4 – 1BB（CD137）激活剂可以打破肿瘤的 T 细胞耐受，T 细胞重新被激活并分泌 IFN – γ，从而上调 PD – L1 的表达，因此可以将 T3 型肿瘤转变成为 T2 型，使得抗 PD 通路疗法重新发挥疗效。

此外，阿斯利康还在多件专利申请的从属权利要求中提及其他生物药、化学药与 PD – 1、PD – L1 抗体的联用。例如 WO2015049280 涉及 αVβ6 靶向结合剂治疗癌症的方法；WO2016075099 涉及 CD73 抗体，其在权利要求书中均涉及与 PD – 1、PD – L1 抗体的联用。化学药与 PD – 1、PD – L1 抗体的联用也是阿斯利康专利布局的方向，例如 WO2014135876 涉及了表皮生长因子受体的活化突变形式的喹唑啉抑制剂与 CTLA – 4 抗体、PD – 1 抗体、PD – L1 抗体、OX40 激动剂抗体的联用。

由上可知，阿斯利康公司的专利申请策略可总结如下：

第一，阿斯利康在 PD – 1 通路的专利布局策略体现了抗体或生物药领域的常规布局策略。即先申请产品专利，随后进行适应症布局，中间穿插对患者类型的筛选、给药方案等申请。在申请抗体产品的专利中，阿斯利康在一件专利中涉及多个抗体结构，一方面能够隐蔽其真实拟上市的抗体结构，另一方面，在多个抗体均表现出相同或相似特性的情况下，便于说明书的内容对权利要求的保护范围有效支持，从而获得相对大的、上位的保护范围，例如，WO2011066389 的权利要求采用的功能性质限定抗体、表位限定抗体、保藏编号限定抗体、序列结构限定抗体等层层递进式的撰写方式。在申请抗体应用于适应症的专利中，一方面是拓展单个抗体的多种适应症，包括详细的适应症分类、不同的患者类型的区分和效果鉴定。另一方面是不同通路多药物类型、相同通路不同药物类型、多治疗方法联用，例如 PD – 1 通路抑制剂和其他免疫点通路（如 CTLA – 4、OX40）抑制剂的联用，如联用产生了联合增效的效果，则可能增加专利被授权的可能性，例如 WO2016189124。特别的，应当关注说明书实施例记载的内容，如不同的实验水平代表了该抗体的研发力度，一部分申请仅有细胞或小鼠水平实验结果，另一部分申请则给出了具体给药方案或给药对象的类型、试验例数等详细数据，比较而言，后者代表更大的研发投入。

第二，指定国往往代表了申请人拟进入的市场国或地区，除一些重点 PD – 1 通路的专利进入美、欧、中、日、韩等国家或地区外，阿斯利康还有多项专利进入了中国台湾地区，意味着中国台湾也是其上市药物的目标市场。

第三，虽然阿斯利康与 Juno 公司于 2015 年达成了共同开发细胞治疗领域的免疫肿瘤药物的合作意向，包括阿斯利康 MEDI4736 和 Juno 公司的 CAR－T 技术之间的联合，但目前两公司之间尚无共同申请的专利。另外，阿斯利康也与 Celgene 之间达成共同开发 durvalumab 用于血液学恶性肿瘤联合疗法的合作协议。这种合作在制药企业之间是常见的，如礼来和默沙东、辉瑞和默克（德国）、BMS 和小野制药等，后期应予关注。

4.3　Avelumab 的专利策略

2017 年 3 月，美国 FDA 宣布，加速批准由默克（德国）公司与辉瑞共同研发的新药 Bavencio（Avelumab）上市，治疗罹患转移性梅克尔细胞癌的成人与 12 岁以上的儿童，先前未经化疗治疗的患者同样适用。Avelumab 是 FDA 批准的首个治疗这一疾病的疗法，同时也是美国第二个得到 FDA 批准的抗 PD－L1 抗体药物。Avelumab 的全球 II 期临床研究结果显示，88 例患者接收 Avelumab 治疗后，总缓解率达 33%，其中，11% 的患者实现完全缓解，22% 的患者实现部分缓解。肿瘤缓解具有持久性，86% 的缓解持续至少 6 个月，45% 的缓解持续至少 12 个月。2017 年 5 月，美国 FDA 批准了 Avelumab 用于治疗晚期或转移性尿路上皮癌患者，患者之前接受过铂类化疗，或接收铂类化疗作为新辅助治疗后 12 个月内疾病进展。在欧盟方面，EMA 于 2016 年 11 月正式受理了 Avelumab 治疗转移性梅克尔细胞癌的上市许可申请。

关于默克（德国）（Merck Patent Gmbh）和辉瑞的 PD－1 通路的专利布局状况梳理如图 4－3 所示。

2011 年，默克（德国）申请了专利 WO2013079174，其进入了 13 个国家或地区，共有 18 件申请，其是已上市的 PD－L1 抗体 Avelumab（MSB0010718C）的抗体结构核心专利。其在申请的时候采用了通式的方式限定抗体的 CDR 区，拟获得较大的保护范围。但在中国的授权专利 CN103987405B 仅获得了以具体 CDR 序列限定的抗体。

该专利申请的说明书中，详细记载了 PD－L1 抗体 A09－246－2 在细胞水平的结合亲和力以及体内试验中针对各种鼠肿瘤模型阻断的效力，证实了所述抗体与吉西他滨、环磷酰胺、环磷酰胺/Stimuvax、与分次放射治疗或者与 FOLFOX 方案的核心组分（叶酸、5－氟尿嘧啶（5－FU）和奥沙利铂（OX））联合使用的效果。

2014 年，默克（德国）申请了专利 WO2015118175，涉及包括（a）TGFβRII 或其能够结合 TGFβ 的片段，和（b）结合至免疫检查点蛋白质（例如程序性死亡配体

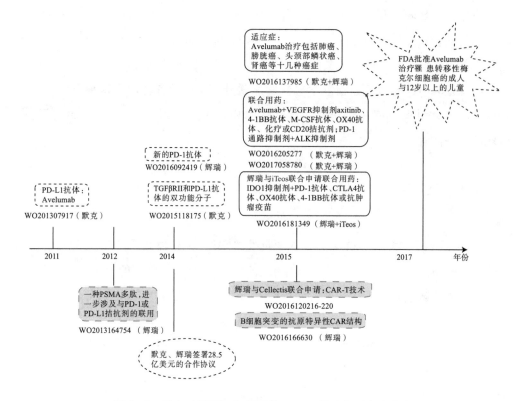

图4-3 默克（德国）和辉瑞的PD-1通路专利布局路线

注：虚线框代表抗体产品专利，实线框代表抗体适应症、联合用药专利，灰框代表外围专利。

1（PD-L1））的抗体或其抗原结合片段的双功能分子，以及用所述双功能分子治疗癌症的方法。同年，Rinat Neuroscience Corporation（2006年被辉瑞收购，目前作为辉瑞内部独立的生物技术机构）申请了专利WO2016092419，涉及一种新结构的PD-1抗体及其治疗癌症的方法，权利要求中采用6个CDR序列限定了抗体结构。

继2014年默克（德国）和辉瑞签署了高达28.5亿美元的合作协议后，两家公司正式宣布进入PD-1/PD-L1免疫治疗领域，并进一步在专利申请方面加强合作。2015年，默克（德国）与辉瑞共同申请了3项专利，其中，WO2016137985涉及Avelumab治疗包括肺癌、膀胱癌、头颈部鳞状癌、肾癌等十几种癌症的方法。WO2016205277涉及Avelumab与VEGFR抑制剂axitinib共同治疗卵巢癌、前列腺癌等癌症的具体治疗方案，该申请中还涉及了Avelumab与4-1BB抗体、M-CSF抗体、OX40抗体、化疗药物、CD20拮抗剂的联用方案。WO2017058780涉及PD-1通路抑制剂与ALK抑制剂联用治疗ALK阳性或阴性癌症或延缓其进程。所述PD-1通路抑制剂可以是PD-1抗体Nivolumab（MDX-1 106）、Pembrolizumab（MK-3475）、Pidilizumab（CT-011）等，或PD-L1抗体MPDL3280A、MDX-1105、

MEDI4736、MSB0010718C，ALK 抑制剂可以是 Crizotinib、Ceritinib、PF－06463922、NVP－TAE684、AP26113、TSR－011、X－396、CEP－37440 和 RXDX－101 或 PF－064609322 等多种选择，并涉及了 Avelumab 与 Crizotinib 联用给药方案。同年，辉瑞与比利时 iTeos Therapeutics 公司共同申请了专利 WO2016181349。2014 年，继与默克（德国）签订 28.5 亿美元合作协议宣布进入免疫肿瘤学领域之后，辉瑞又与 iTeos Therapeutics 签署全球独家授权协议，获得数个免疫肿瘤学早期资产，包括靶向 ID01 和 TDO2 的一些早期候选药物。WO2016181349 涉及一种 IDO1 抑制剂和 PD－1 抗体、CTLA4 抗体、OX40 抗体、4－1BB 抗体、抗肿瘤疫苗等联用方案。

此外，默克（德国）和辉瑞还申请了相关的外围专利，例如 WO2016075612 是辉瑞与 Cellectis 公司联合申请，涉及一种抑制性 CAR（N-CAR），用于免疫细胞治疗癌症的疗法，该 N-CAR 包含抗原结合区、跨膜区和胞内区，其胞内区不是 PD－1、CD244 或 BTLA 的胞内区。2014 年，辉瑞开始与 Cellectis 公司达成全球战略性癌症免疫疗法合作，共同开发 CAR－T 疗法。之后，辉瑞又对 Cellectis 公司提出了收购，对该公司估值高达 15 亿欧元。2017 年 2 月，Cellectis 公司的通用型 CAR－T 的 UCA-RT123 获得了美国 FDA 的批准，进入临床试验，6 月开始施用于人体。Cellectis 公司是一家专长于基因编辑平台的公司，其代表性技术包括 TALEN ＠和电穿孔系统 PulseAgile。WO2016120216－220 均涉及辉瑞与 Cellectis 公司联合申请的 CAR－T 技术。2015 年，辉瑞申请的 WO2016166630 涉及 B 细胞突变的抗原特异性 CAR 结构，包含该 CAR 结构的工程化的免疫细胞可进一步包含内源基因如 TCRa、TCR、CD52、glucocorticoid receptor（GR）、deoxycytidine kinase（dCK）或如 PD－1 的免疫检测点蛋白。

此外，默克（德国）和辉瑞还在多件专利申请的从属权利要求中提及其他生物药、化学药与 PD－1、PD－L1 抗体的联用。例如 2012 年辉瑞申请的专利 WO2013164754 涉及一种分离的免疫原性 PSMA 多肽，进一步涉及其与免疫抑制细胞抑制剂，如 CTLA－4 抑制剂、CD40 激动剂、TLR 激动剂、4－1BB 激动剂、OX40 激动剂、GITR 激动剂、PD－1 拮抗剂或 PD－L1 拮抗剂的联用。2014 年，默克（德国）申请的专利 WO2016024021 涉及一种包含 SIRPα 结构域的、与 CD47 结合的免疫球蛋白融合蛋白，其还能进一步与 HER2、HER3、EGFR、CD20、GD2、PD－L1、CD19 的肿瘤抗原结合。

由上可知，默克（德国）和辉瑞的专利申请策略总结如下：

第一，默克（德国）和辉瑞两家公司在该领域属于后起之秀，面对已经抢得市场先机的强力劲敌，默克（德国）和辉瑞一方面布局了竞争对手尚未涉足的适应症如 Merkel 细胞癌和胃癌，为特定适应症的加快批准上市奠定基础。另一方面，针对竞争对手已经涉足的领域，进一步使用组合疗法、新抗体产品等手段争取一席之地。

第二，默克（德国）和辉瑞采取了先申请核心产品专利，随后陆续围绕该核心产品申请适应症、联合用药等专利的策略。在申请抗体产品的专利时，权利要求中采用了通式的方式限定抗体的 CDR 区，在说明书中充分验证了各种取代残基的情况下，这种撰写方法将有利于获得更大的保护范围。在申请抗体应用于适应症的专利中，覆盖尽可能多的适应症类型，并给出充分的实验数据，例如 WO2016137985 涉及 Avelumab 治疗包括肺癌、膀胱癌、头颈部鳞状癌、肾癌、Merkel 细胞癌等十几种癌症的方法，实施例针对非小细胞肺癌、Merkel 细胞癌、胃癌等多种癌症披露了详细的临床 I 期、II 期或 III 期试验数据，这些翔实的临床试验数据相对于仅提供动物水平的试验数据而言，在较晚进入该领域的情况下有利于提升专利的授权可能性。

第三，充分利用合作方的优势资源。默克（德国）和辉瑞涉及的联合制药中，不仅将其自身的专利药物组合使用，还充分调动了其他协议签署方的产品，如 iTeos 公司、Cellectis 公司的免疫疗法。

4.4 国内重要 PD-1 抗体专利申请

近几年，在 PD-1/PD-L1 领域国内出现了一批领先企业，目前共有 8 家企业已经开展相应的临床试验。

（1）SHR-1210

恒瑞医药开发的 SHR-1210 在 2016 年 2 月获得临床批件，目前药物临床试验登记与信息公式平台已公布了恒瑞医药的 PD-1 单抗 SHR-1210 针对晚期非小细胞肺癌患者、晚期食管癌的 III 期临床研究试验公示，成为国内首个进入 III 期临床阶段的 PD-1 抗体药物。除此之外，恒瑞医药还同时进行了针对复发或难治性经典型霍奇金淋巴瘤、肝细胞肝癌、晚期胃癌、复发或转移性鼻咽癌、晚期实体瘤、黑色素瘤等的临床试验。2015 年，恒瑞医药向美国 Incyte 公司转让其 PD-1 产品的除中国大陆、香港和台湾地区以外的全球独家临床开发和市场销售的权利，最高收益将达 8 亿美元。下面对恒瑞的相关专利进行检索和分析。

2013 年，上海恒瑞医药有限公司与江苏恒瑞医药股份有限公司提出了申请号为 WO2015085847A 的国际申请。该申请的优先权日为 2013 年 12 月 12 日，国际申请日为 2014 年 11 月 14 日，国际公布日为 2015 年 6 月 18 日。目前该专利申请已经进入了包括中、美、日、欧、韩在内的 14 个国家和地区，属于重点专利。该申请涉及一种 PD-1 抗体及相应的 DNA 序列、表达载体、宿主细胞和药物组合物。进入中国阶段后于 2017 年 10 月 18 日获得专利授权。

2014 年，恒瑞医药提出了专利 WO2015103928A1，其涉及 IL - 15 抗体，在从属权利要求 21 中涉及了该 IL - 15 抗体与 PD - 1/PD - L1 抗体的联合用药。在该 IL - 15 抗体具备可专利性的情况下，IL - 15 抗体与 PD - 1 抗体的联合用药也可能获得授权。

2015 年，恒瑞医药提出了专利 WO2017054646A1，其涉及 PD - 1 抗体的稳定的液体制剂，目前进入了中国台湾地区。同年恒瑞医药还提出了专利 WO2017084495A1，其涉及一种 PD - L1 抗体，权利要求采用通式以及组合方式限定了 CDR 序列，实施例中公开了小鼠水平的效果试验。目前已经进入中国台湾地区。

2016 年，恒瑞医药提出了专利 WO2017157332A1，涉及一种新的 ROR 激动剂，进一步涉及 ROR 激动剂与 PD - 1 抗体的联用治疗癌症。实施例给出了联合用药的效果数据。

由上可知，恒瑞医药的专利申请策略有以下几点：

第一，围绕最先申请的 PD - 1 抗体专利进一步申请了外围申请，例如稳定的液体药物制剂。

第二，为保持在 PD - 1/PD - L1 领域的优势，进一步开发新的抗体。同时在抗体产品的权利要求撰写中，在最早专利申请中明确限定 6 个 CDR 序列的撰写方式，改为采用通式限定 CDR 序列以及采用不同 CDR 组合方式限定抗体的撰写方式，这种撰写方式有利于获得更大的保护范围。

第三，开拓联合用药，将其开发的新药与已有的 PD - 1 抗体联合使用。

（2）JS001

君实生物是国内最早获得 PD - 1 抗体临床批件的企业，但其临床试验进度落后于恒瑞医药，目前其 PD - 1 抗体 JS001 处于 Ⅱ 期临床阶段，有多个癌症适应症的临床试验也在同时进行中，包括晚期非小细胞肺癌、黏膜黑色素瘤、复发难治恶性淋巴瘤、膀胱尿路上皮癌、晚期神经内分泌肿瘤、晚期肾癌及黑色素瘤、晚期三阴性乳腺癌、晚期胃腺癌、食管鳞癌、鼻咽癌、头颈部鳞癌等。下面对君实生物的相关专利进行检索和分析。

2013 年 6 月，泰州君实、苏州君盟生物、上海君实生物医药科技有限公司共同申请了专利 WO2014206107A1，其涉及 PD - 1 抗体，权利要求中用“重链 CDR 选自、轻链 CDR 选自”的组合方式限定了 PD - 1 抗体，在说明书中公开了细胞水平的试验，但未进行荷瘤小鼠的试验。目前已经进入 9 个国家和地区，属于君实生物的重点专利。在中国国家阶段于 2017 年 11 月 14 日获得授权公告（CN104250302B）。

2015 年 7 月，苏州君盟生物/上海君实生物医药科技有限公司共同申请专利 CN106390115A，涉及含有人源化单克隆抗体的稳定制剂，由人源化抗 PD - 1 单克隆抗体 JS001、缓冲液、等渗调节剂和表面活性剂等组成。

（3）BGB－A317

BGB－A317 是百济神州开发的 PD－1 抗体，对 PD－1 有很高的亲和性和特异性，不同于目前获批的 PD－1 抗体，BGB－A317 通过生物工程技术在 Fc 区域进行了优化，可以减少与其他免疫细胞产生负面相互作用的几率。2017 年 7 月，百济神州宣布与新基公司（Celgene）在免疫肿瘤领域达成全球合作，共同在实体瘤领域推进 PD－1 抑制剂项目。新基公司将获得百济神州用于治疗实体瘤的 PD－1 抗体 BGB－A317 在亚洲（除日本之外）的全球授权，完成收购后，百济神州可获得 2.63 亿美元的现金首付款，溢价35%的 1.5 亿美元股权投资，基于预设里程碑的最高 9.8 亿美元的里程碑付款，以及 BGB－A317 未来销售额的销售版税。目前 BGB－A317 抗体进入了针对食管癌、胃癌或胃食管结合部癌的Ⅱ期临床试验、针对霍奇金淋巴瘤的Ⅱ期试验、针对膀胱尿路上皮癌的Ⅱ期试验以及针对非小细胞肺癌的Ⅲ期临床试验。下面对百济神州的相关专利进行检索和分析。

2013 年，百济神州提出了专利 WO2015035606A1，涉及一种 PD－1 抗体，权利要求 1 用"该抗体抗原结合域包含具有选自序列编号 11－22、31－42 及 59－63 的序列的互补决定区（CDR)"的方式限定了抗体，从属权利要求限定了具体的 29 种抗体，实施例首先制备了多种鼠源抗体，随后进行人源化处理，进一步为了产生具有最小 ADCC、CDC 及不稳定性的抗 PD－1 单抗，还引入突变来修饰人 IgG4 的铰链及 Fc 区，证实了 IgG4mt10 型的人源化抗 PD－1 单抗具有增强的稳定性。目前已经进入 13 个国家和地区，该专利于 2014 年、2015 年分别获得美国授权 US8735553B1 和 US9217034B2。

2014 年，百济神州提出了专利 WO2016000619A1，涉及一种 PD－L1 抗体，权利要求 1 用 CDR 组合的方式限定抗体，从属权利要求限定了 8 种具体的抗体。目前仅进入了中国台湾地区。

（4）IBI308

2015 年 10 月，信达生物宣布与美国礼来公司达成 3 个肿瘤免疫治疗双特异性抗体药物的全球开发合作协议，涉及的 3 个抗体均使用信达生物研发的 PD－1 单抗，里程碑付款总额超过 10 亿美元。2016 年 9 月，信达生物收到了 CFDA 颁发的 PD－1 抗体药物 IBI308 的临床试验批件，截至目前，正在开展 IBI308 针对复发或难治性接外 NK/T 淋巴细胞淋巴瘤（Ⅱ期）、晚期或转移性鳞状非小细胞肺癌（Ⅲ期）、复发或难治性经典型霍奇金淋巴瘤（Ⅱ期）、食管癌（Ⅱ期）的临床试验。2017 年 12 月 13 日，信达生物提交的信迪单抗（即 IBI308）注射液的上市申请获得 CDE 承办受理，这是首个提交上市申请的国产 PD－1 单抗，用于治疗霍奇金淋巴瘤。下面对信达生物的相关专利进行检索和分析：

2015 年，信达生物申请了专利 WO2017024465A1 和 WO2017025016A1，其中涉及一种 PD－1 抗体，权利要求 1 限定了 6 个 CDR 的序列，其中重链CDR1－3 均有多种选择。实施例公开了细胞水平的结合亲和力试验，证实其比 Pembrolizumab 和 Nivolumab 更好地阻断 PD－L2 和 PD－1 的结合，能够刺激更多的 IL2 和 IFN-γ 的产生。但没有动物水平的试验。目前进入了美国和中国台湾地区。

2016 年，信达生物申请了专利 WO2017132827A1 和 WO2017133540A1，涉及另一种 PD－1 抗体，权利要求 1 限定了 6 个 CDR 的序列，其中重链 CDR1－2 均有多种选择。实施例公开了细胞水平的结合亲和力试验，并与 Pembrolizumab 和 Nivolumab 进行了对比，同时还进行了荷瘤小鼠的试验。目前尚未进入任何国家阶段。

（5）GB226

GB226 是嘉和生物研发的抗 PD－1 单克隆抗体，2016 年 2 月临床研究申请获得受理，2016 年 12 月获得临床试验批件，目前处于针对晚期和/或复发实体瘤/淋巴瘤患者的 I 期临床试验阶段。下面对嘉和生物的相关专利进行检索和分析：

2016 年，嘉和生物申请了专利 CN106967173A，其涉及一种基因重组嵌合膜蛋白，即嵌合 PD－1 受体蛋白（Chimeric PD－1 Receptor，CPR），该嵌合蛋白包括 PD－1 的膜外端、CD8 alpha 的绞链区、CD28 的穿膜区及胞内区以及 CD3ζ 的信号传导区，该嵌合膜蛋白可以表达在细胞膜上，可以与 PD－L1/PD－L2 特异性地结合并传递刺激信号，激活表达 CPR 的细胞。同时涉及了该嵌合膜蛋白治疗疾病、筛选抗体的用途。

目前尚未检索到 GB226 的相关专利，可能相关申请尚未公开。

（6）GLS010

2016 年 4 月，誉衡药业提出了 PD－1 单抗 GLS010 的临床试验申请，2017 年 3 月获得药物临床试验批件。GLS010 是由誉衡药业和药明康德共同研发的全人抗 PD－1 单克隆抗体，目前处于晚期实体瘤的 I 期临床试验阶段。下面对誉衡药业/药明康德的相关专利进行检索和分析：

2016 年，誉衡药业提出了国内申请 CN106432494A，其涉及一种全人源的 PD－1 抗体，权利要求 1 限定了抗体的重链 CDR 选自 11 种序列，权利要求 2 限定了抗体的轻链 CDR 选自 12 种序列。实施例公开了细胞水平的试验。该专利可能是 GLS010 的核心专利。

2017 年，药明康德也提出了国内申请 CN107198773A，其涉及一种稳定的重组抗 PD－L1 全人单克隆抗体的液体制剂。此外，药明康德曾经在 2016 年申请 CN105807053A，其涉及一种肿瘤解离试剂，其不包含胶原酶且包含透明质酸酶，所述肿瘤解离试剂不降解或部分降解检查点受体等膜表面受体。从属权利要求中限定了膜表面受体为检查点受体CD8、PD－1、PD－L1、TIM－3和LAG－3蛋白中的一种或多种。

（7）KN035

2016年11月，康宁杰瑞和思路迪共同研发的PD－L1单抗KN035通过FDA审评，获准在美国开展临床研究，成为首个在美国进入临床的、中国企业自主开发和制造的抗体类创新药物。KN035是利用公司的骆驼免疫文库筛选出来的，能够高亲和力结合PDL1分子并有效阻断PD－L1和PD1以及CD80之间的相互作用。与传统抗体不同，KN035是一种单域抗体，仅由重链构成，其抗原结合区仅是一个通过铰链区和Fc区相连的单结构域。2016年12月，KN035获得CFDA颁发的临床试验批件，标志着我国首个PD－L1单克隆抗体成功进入临床试验，目前处于针对晚期实体瘤患者的I期临床研究阶段。下面对康宁杰瑞/思路迪的相关专利进行检索和分析：

2015年7月，康宁杰瑞提出了专利WO2017020801A1（优先权为CN201501046548.1），涉及一种PD－L1的重链单域抗体，实施例从骆驼重链单域抗体噬菌展示文库中筛选出8株特异性抗体，对其中的抗体株56进行人源化获得5株人源化抗体，证实PD－L1－56－Fc蛋白对PD－L1靶标蛋白的亲和力显著高于两个本领域已知PD－L1抗体，证实了hu56V2－Fc对于荷瘤小鼠的效果。后来，康宁杰瑞和思路迪再次以CN201501046548.1作为优先权共同申请了WO2017020802A1，该申请专门针对抗体株56以及人源化的5株抗体进行了保护。

（8）CS1001

2016年10月，基石药业向CFDA提出了PD－L1单抗CS1001的临床试验申请，2017年7月获得临床试验批件。CS1001是由基石药业独立研发的国内首个自然全长、全人源抗PD－L1单抗药物，也是全球第一个从OMT转基因动物平台筛选并进一步获得全序列的单抗药物。目前处于实体瘤或淋巴瘤的I期临床研究阶段，且未查询到相关专利。

（9）其他尚未进入临床试验的抗体

除此之外，上海复宏汉霖生物技术股份有限公司（PD－1人源化单抗）、四川科伦药业（PD－L1人源化抗体KL－A167）均已向CFDA提出临床试验申请。珠海市丽珠单抗生物技术有限公司的PD－1人源化单抗于2017年6月获得美国FDA临床试验申请的批准，2017年11月获得CFDA颁发的临床批件。泰州翰中生物医药有限公司（PD－1人源化单抗）、百奥泰生物科技（广州）有限公司（PD－1人源化单抗）、中山康方生物医药有限公司（PD－1人源化单抗）均已获得临床批件。

复宏汉霖于2014年申请了CN104479020A，涉及一种抗PD－1人源抗体，权利要求用抗体的重链轻链序列进行了限定。说明书中公开了抑制配体结合的试验。

四川科伦药业于 2016 年申请了 WO2017148424A1，涉及一种抗 PD - L1 人源化抗体、其药物组合物及其用途。说明书中验证了 3 种人源化抗体在细胞水平的结合亲和力以及 5C10H2L2 - IgG1mt 对结肠癌的体内疗效和对肺癌的体内疗效。

中山康方生物于 2015 年申请了 WO2017071625A1，涉及一种抗 PD - 1 抗体，权利要求用抗体的重链轻链序列进行了限定。说明书中公开了细胞水平的试验。2016 年提出了 WO2017166804A1、CN106977602A、CN106967172A，分别涉及抗 PD - 1 抗体、抗 CTLA4 - 抗 PD - 1 双功能抗体，说明书中仅公开了细胞水平的试验。

第5章 PD-1抗体药物前瞻性分析

5.1 PD-1技术非专利之花结出专利之果

SCI（Scientific Citation Index）论文是被 SCI 索引收录的期刊所刊登的论文，以引用频次为评价指标。SCI 论文是自然科学基础研究成果的表现形式，发明专利是技术成果的表现形式，两者都是目前国际上的主要评价形式。基础研究是科技的源泉，科技创新的成果形成专利，二者缺一不可。基础研究只有形成知识和技术，才能达到改造自然和造福人类的目的。SCI 的评价基础是期刊的影响因子，具有客观、公正、及时、准确的评价功能，适应了科学研究工作的全球化发展趋势，目前已被认为是评价基础研究、科技实力和论文质量高低的重要国际标准。

发明专利体现了技术创新水平。发明专利是一种垄断性和开放性相结合的验证机制，其创造质量高、技术实用性强、权利周期长，它的申请和授权数量体现了一个国家和地区的技术发明能力和技术水平，是各种专利类型的核心。

5.1.1 非专利与专利之技术竞合

截至 2017 年 12 月 31 日，使用"PD-1"在 Pubmed 数据库检索非专利文献为 8777 篇，其中涉及临床试验的文献（Clinical Trial）有 247 篇，综述文章有 1771 篇。

对 1993~2017 年 Pubmed 数据库中 PD-1 相关研究文献进行统计。自 1992 年日本京都大学本庶佑（Tasuku Honjo）教授在 *EMBO* 杂志发表文章首次报道并克隆了 PD-1 后，该靶点的研究在 1993~2001 年年发表量为 20 篇，主要研究内容涉及 PD-1 的结构和染色体定位，包含 ITIM（immunoreceptor tryosine-based inhibitory motif）和 ITSM（immunoreceptor tyrosine-based switch motif）；在小鼠中证明 PD-1 具有激活 T 和 B 淋巴细胞的功能；首次发现 PD-1 缺失的小鼠引发系统性自免疫疾病；发现 PD-L1（B7-H1）；PD-1 与 PD-L1 结合抑制 T 细胞和 B 细胞的功能，B7-H1 更名为 PD-L1；

PD－1 与 PD－L2 结合抑制 T 细胞和 B 细胞的功能，B7－DC 更名为 PD－L2；发现人和鼠 PD－L2（B7－DC）。此时，对于该靶点的研究处于基础性的发现研究，专利申请量也不多。在 1992 年，本庶佑教授与小野制药共同申请了专利 JP16999192A 和 JP2001357749A，涉及鼠 PD－1 序列，及其用于分离其他物种中 PD－1 序列的用途。该阶段，非专利文献量略多于专利申请量，总体处于萌芽状态。

　　2001 年，对 PD－1、PD－L1、PD－L2 之间关系的基础研究浮出水面，PD－1 先驱者小野制药于 2012 年申请了专利 WO2004004771，惠氏与剑桥抗体科技有限公司（Cambridge Antibody Technology）联合申请了专利 WO2004056875A1。2002～2009 年，对于研究转向 PD－L1 以及 PD－1 的多态性，制药公司延续专利申请，但在基础研究方面仅处于靶点的适应症研究方面。该阶段，非专利文献量与专利申请量相差不大，该技术领域还未成为研究热点。

　　2010～2012 年，PD－1 领域发生了几件大事：百时美施贵宝以 24 亿美元收购 Medarex 公司之后，百时美施贵宝与小野制药联合开发 PD－1 的抗体药物。早期 I 临床实验结果表明，PD－1 单抗（MDX1106，Opdivo）阻止 PD－1 通路是免疫控制人类肿瘤的主要免疫治疗策略；诺贝尔生理学或医学奖授予了从事肿瘤免疫治疗相关的 3 位科学家，预示免疫治疗在恶性肿瘤治疗领域的广阔前景。Nivolumab 在黑色素瘤患者的 I、II 期临床实验结果表明其具有好的安全性和疗效。这些都极大地促进了 PD－1 技术专利申请和文献发表量。2012 年，其文献量达到 313 篇，专利申请达到 220 项。尤其是 2013 年，*Science* 将肿瘤免疫治疗列为 2013 年十大科学突破的首位。此后，每年其文献量迅速增多，从 2013 年的 461 篇增至 2017 年的 2254 篇，专利申请也在 2014～2017 年维持每年 300 项以上的申请。由于后期上市药物的增多，很多文献都围绕着上市药物进行临床试验，以及毒性、安全性、有效性的评估。

　　图 5－1 显示了 PD－1 技术非专利文献与专利申请趋势，可以看出非专利文献基本上早于专利申请的爆发，而且非专利文献增长的数量远远大于专利申请。这也符合 "基础研究是花，专利技术是果" 的基本规律，众多基础研究的铺垫才能成功夯实专利技术的创新基础，同时也印证了并非所有基础研究都能够衍生出专利技术，例如，有些主题不能申请专利，有些研究结果不能实现产业应用，这需要技术人员与知识产权人员充分沟通，才能够有效地将研究成果转化为专利申请。

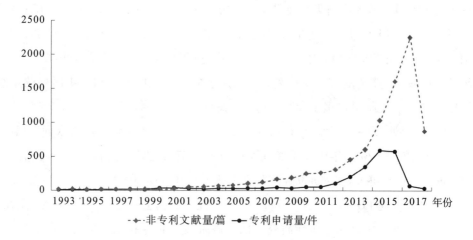

图5-1 PD-1抗体非专利文献与专利申请变化趋势

5.1.2 重点非专利文献

笔者梳理了PD-1技术非专利文献，从肿瘤信号通路领域五大高影响因子杂志（CELL、NATURE、SCIENCE、NEJM、LANCENT）和高引用频次的综述类文献中筛选97篇进行精读整理，这些文献时间跨度近20年，代表了最先进的PD-1技术研究内容。图5-2显示了1998~2016年PD-1技术非专利文献引用频次分布趋势。其中，2005~2008年是论文发表集中期，这个阶段的文献奠定了PD-1技术领域的理论研究基础，推动了核心专利技术的产生。

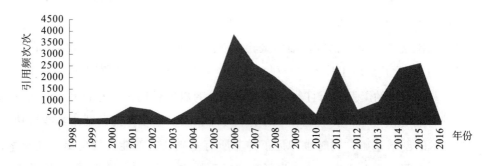

图5-2 PD-1技术重点非专利文献引用频次分布趋势

2014~2015年，文献引用频次并未超过2005~2008年的任意单篇文献，但表现也十分突出，这是因为这个阶段高引用频次文献数量多，也就是说，这个阶段涉及的重要研究者增多，重要文献涉及的内容也呈现出多方向发展的状态。

表5-1列出了部分重点文献以及主要研究内容。2005~2008年共涉及4篇文献，引用频次均超过1000次，这4篇文献均涉及PD-L1的抗体阻断PD-1与PD-

L1 之间的相互作用，这也是后续相关 PD - 1 抗体药物的研发基础。2014～2016 年共涉及 15 篇文献，主要涉及抗体药物的治疗效果和适应症，包括黑素瘤、转移性膀胱癌（UBC）、EBV 阳性胃腺癌、卵巢癌、晚期胃肠上皮癌，与抗 CTLA4 联合用药治疗转移性黑素瘤抗性源，联合使用奥沙利铂（oxaliplatin）与抗 PD - L1 抑制小鼠前列腺细胞（mouse Myc-CaP（MC）prostate cancer cells）肿瘤生长。可以看出，基础研究已经在这个阶段开花结果，PD - 1 抗体药物逐渐进入成熟的临床化、商业化、市场化阶段。

表 5 - 1　PD - 1 技术部分重点非专利文献以及主要研究内容

序号	名称	期刊	发表年份	引用频次/次	主要内容
1	Autoimmune dilated cardiomyopathy in PD - 1 receptor-deficient mice	*Science*	2001	746	PD - 1 可能导致自身免疫性疾病的预防，使用破坏基因的编码 - 免疫调节受体 PD - 1 BALB/c 小鼠，发现有扩张性心脏病
2	The B7 family revisited	*Annual Review of Immunology*	2005	1363	B7：CD28（PD - 1，PD - L1 等）家族成员在调节免疫应答中的作用，并讨论了它们的治疗潜力
3	Restoring function in exhausted CD8 T cells during chronic viral infection	*Nature*	2006	1749	在慢性病毒感染的小鼠疲劳 CD8 T 细胞中，PD - 1 的表达上调；通过 PD - L1 的抗体阻断 PD - 1 与 PD - L1 之间的相互作用，恢复了 T 细胞反应
4	PD - 1 expression on HIV-specific T cells is associated with T-cell exhaustion and disease progression	*Nature*	2006	1296	在 HIV 特异性的人 CD8/CD4 T 细胞中，PD - 1 的表达显著上调，其表达与胞质病毒装载正相关，与所述 T 细胞数量负相关；通过 PD - L1 的抗体阻断 PD - 1 与 PD - L1 之间的相互作用，增强了 T 细胞的功能
5	PD - 1 and its ligands in tolerance and immunity	*Annual Review of Immunology*	2008	1329	PD - 1 及其配体的免疫调节功能及其治疗潜力

序号	名称	期刊	发表年份	引用频次/次	主要内容
6	Enhancing SIV-specific immunity in vivo by PD－1 blockade	*Nature*	2009	296	以感染 SIV 的恒河猴为模型，发现施用抗 PD1 抗体能同时提高细胞免疫和体液免疫反应
7	MHC class II transactivator CIITA is a recurrent gene fusion partner in lymphoid cancers	*Nature*	2011	194	CIITA 基因融合导致 PD－L1/PD－L2过表达
8	The Inhibitory Receptor PD－1 Regulates IgA Selection and Bacterial Composition in the Gut	*Science*	2012	124	PD－1 中起关键作用所需的抗体多元化监管维护完整的黏膜屏障
9	Persistent LCMV Infection Is Controlled by Blockade of Type I Interferon Signaling	*Science*	2013	219	IFN－I 对 T 细胞中 PD－1 的表达具有调控作用
10	Blockade of Chronic Type I Interferon Signaling to Control Persistent LCMV Infection	*Science*	2013	209	IFN－I 对 T 细胞中 PD－1 的表达具有调控作用
11	Predictive correlates of response to the anti－PD－L1 antibody MPDL3280A in cancer patients	*Nature*	2014	620	MPDL3280A（anti－PD－L1，Genentech/Roche）在免疫反应已经被 PD－L1 抑制的癌症患者中效果最好
12	PD－1 blockade induces responses by inhibiting adaptive immune resistance	*Nature*	2014	557	利用 anti－PD－1 抗体（pembrolizumab）治疗黑素瘤，需要预先存在 PD－1/PD－L1 介导的获得性免疫应答负调节的 CD8＋T 细胞
13	MPDL3280A（anti－PD－L1）treatment leads to clinical activity in metastatic bladder cancer	*Nature*	2014	457	MPDL3280A（anti－PD－L1）可以有效治疗转移性膀胱癌（UBC），且副作用小

序号	名称	期刊	发表年份	引用频次/次	主要内容
14	Comprehensive molecular characterization of gastric adenocarcinoma	*Nature*	2014	342	EBV 阳性胃腺癌中 PD - L1/CD274 和 PDCD1LG2 /PD - L2 表达量升高
15	Checkpoint blockade cancer immunotherapy targets tumour-specific mutant antigens	*Nature*	2014	283	肿瘤特异性突变抗原不仅是 checkpoint blockade 的靶点，同时也可以用为研发个体肿瘤特异性疫苗及用于 checkpoint blockade 机理研究
16	Radiation and dual checkpoint blockade activate non-redundant immune mechanisms in cancer	*Nature*	2015	132	在 anti-CTLA4 和放疗同时施用时小鼠和人的转移性黑素瘤抗性源于 PD - L1 的表达上调
17	Melanoma-intrinsic beta-catenin signalling prevents anti-tumour immunity	*Nature*	2015	115	肿瘤（黑素瘤）内在的 b-catenin 信号通路导致肿瘤逃避或对 anti - CTLA4/PD - L1 单抗疗法产生抗性
18	Immunosuppressive plasma cells impede T-cell-dependent immunogenic chemotherapy	*Nature*	2015	47	在小鼠前列腺癌细胞（mouse Myc-CaP（MC）prostate cancer cells）中，联合使用奥沙利铂（oxaliplatin）与 anti - PD - L1，可以抑制肿瘤生长
19	Epigenetic silencing of T（H）1 - type chemokines shapes tumour immunity and immunotherapy	*Nature*	2015	36	在卵巢癌中，同时甲基化沉默 TH1 - type 趋化因子，能提高 anti - PD - L1 的治疗效果
20	T-cell exhaustion, co-stimulation and clinical outcome in autoimmunity and infection	*Nature*	2015	25	在自身免疫过程中，同时刺激 CD4 T 细胞能降低 CD8 T 细胞的疲劳程度
21	T cell exclusion, immune privilege, and the tumor microenvironment	*Science*	2015	86	克服 T 细胞检查点可能是 T 细胞有效杀伤肿瘤细胞

序号	名称	期刊	发表年份	引用频次/次	主要内容
22	Neoantigens in cancer immunotherapy	*Science*	2015	292	综述，近年来靶向抗体对于不同癌症的研究进展。列举了发现抗体对于不同癌症、不同突变点的研究分布，没有写具体的抗体种类
23	The future of immune checkpoint therapy	*Science*	2015	291	综述，免疫检测点治疗发展近况
24	Genomic correlates of response to CTLA－4 blockade in metastatic melanoma	*Science*	2015	148	探究了针对 CTLA－4 为靶标抑制的 Ipilimumab 对于不同患者组织样品、突变的作用。新抗体可能形成一个生物标志物在癌症免疫治疗和提供一个激励新治疗方法的发展，有选择地增强针对这类抗原的 T 细胞反应
25	The odds of immunotherapy success	*Science*	2015	13	Ipilimumab 对于不同患者组织样品、突变的作用
26	MICROBIOME Microbes aid cancer drugs	*Science*	2015	2	发现了微生物中不同免疫检查点抑制可能对癌细胞生长能够协同
27	Immunogenicity of somatic mutations in human gastrointestinal cancers	*Science*	2015	47	对于晚期胃肠上皮癌，发现对于免疫检查点都有特异性的突变；则可以依据这些突变针对不同患者做针对性的抗体药物和治疗
28	Potentiating the antitumour response of CD8（＋）T cells by modulating cholesterol metabolism	*Nature*	2016	16	阻断胆固醇酯化，可以增强 CD8＋增殖；联合施用 avasimibe（抑制酯化酶 ACAT1）与 anti－PD－1 抗体能更好地控制黑素瘤增殖
29	Aberrant PD－L1 expression through 3′－UTR disruption in multiple cancers	*Nature*	2016	7	在多种癌症中，SV 阻断 PD－L1 的 3′UTR 会引起 PD－L1 的异常高表达

序号	名称	期刊	发表年份	引用频次/次	主要内容
30	Clonal neoantigens elicit T cell immunoreactivity and sensitivity to immune checkpoint blockade	*Science*	2016	71	新抗体对于肿瘤的异质性抗肿瘤免疫力研究，非小细胞肺癌患者和黑色素瘤
31	Cdk5 disruption attenuates tumor PD－L1 expression and promotes antitumor immunity	*Science*	2016	2	cyclin-dependent kinase 5（Cdk5）损失导致持续表达 PD－L1，促使肿瘤细胞逃逸免疫
32	Epigenetic stability of exhausted T cells limits durability of reinvigoration by PD－1 blockade	*Science*	2016	1	阻止程序死亡1（PD－1）可以重振疲惫 CD8 t 细胞（特克斯）控制慢性感染和癌症

5.1.3　PD－1 技术领域大事件与专利演进

综合 PD－1 技术领域非专利文献、专利文献以及临床数据，笔者梳理了 PD－1 抗体技术领域大事件与重点专利演进（见图 5－3），图中仅列入部分涉及上市药物的核心专利。

可以看出，PD－1 技术领域可以明显地分为三个阶段。

（1）第一阶段（1992~2004 年），属于 PD－1 基础研究铺垫期

从 1992 年发现到 1996 年初次证明 PD－1 在小鼠中具有激活 T 和 B 淋巴细胞的功能，再到 2000~2001 年 PD－L1 以及 PD－L2 的发现，2003~2004 年已经初步认定该靶点在肿瘤中广泛表达，其能够通过诱导 T 细胞凋亡阻止肿瘤免疫。此时靶点治疗疾病的功能已经初步明朗化。小野制药此时已经抓住了良机，2002 年小野制药申请了专利 WO2004004771，涉及 PD－1、PD－L1、PD－L2 信号阻断剂及治疗癌症的组合物及相关用途，并在说明书中记载了 PD－1 单抗（FERM BP－8392）。

小野制药依靠基础专利，与百施美施贵宝联合开发，率先在日本上市，2014 年 12 月 24 日经 FDA 批准治疗进展性黑色素瘤。阿斯利康借助战略伙伴 Medlmmune 公司的核心专利（WO2004056875）先行，但上市时间较晚，罗氏、默克专利申请和上市时间均滞后（见表 5－2）。

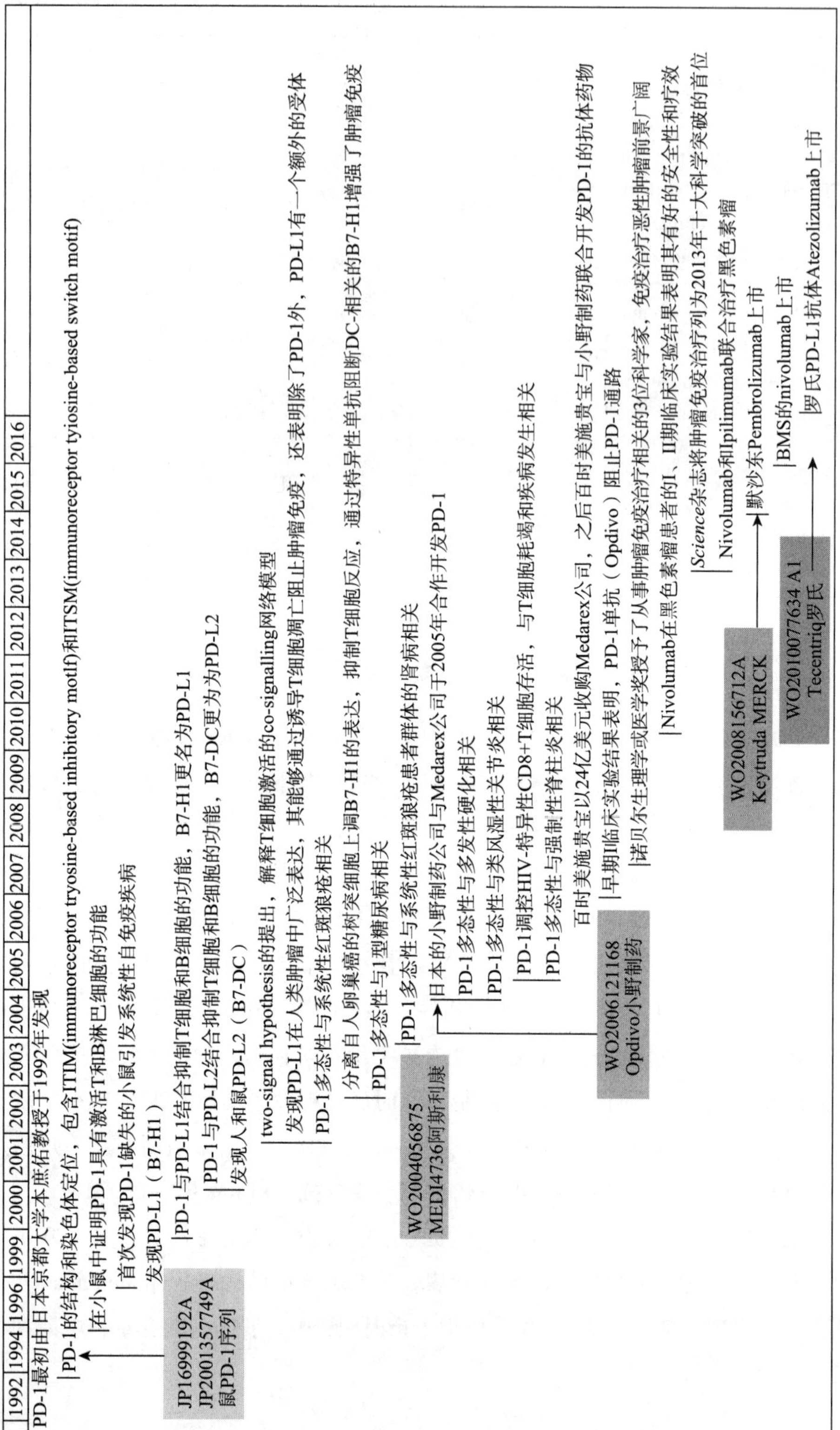

年份	1992	1994	1996	1999	2000	2001	2002	2003	2004	2005	2006	2007	2008	2009	2010	2011	2012	2013	2014	2015	2016

PD-1最初由日本京都大学本庶佑教授于1992年发现

PD-1的结构和染色体定位,包含ITIM(immunoreceptor tryosine-based inhibitory motif)和ITSM(immunoreceptor tyriosine-based switch motif)的功能

在小鼠中证明PD-1具有激活T和B淋巴细胞的功能

首次发现PD-1缺失的小鼠引发系统性自免疫疾病

发现PD-L1(B7-H1)

JP16999192A
JP2001357749A
鼠PD-1序列

PD-1与PD-L1结合抑制T细胞和B细胞的功能,B7-H1更名为PD-L1

PD-1与PD-L2结合抑制T细胞和B细胞的功能,B7-DC更名为PD-L2

发现人和鼠PD-L2(B7-DC)

two-signal hypothesis的提出,解释T细胞激活的co-signalling网络模型

发现PD-L1在人类肿瘤中广泛表达,其能够通过诱导T细胞凋亡阻止肿瘤免疫,还表明除了PD-1外,PD-L1有一个额外的受体

分离自人卵巢癌的树突细胞上调B7-H1的表达,抑制T细胞反应,通过特异性单抗阻断DC-相关的B7-H1增强了肿瘤免疫

PD-1多态性与1型糖尿病相关

WO2004056875
MEDI4736阿斯利康

PD-1多态性与系统性红斑狼疮患者群体的肾病相关

日本的小野制药公司与Medarex公司于2005年合作开发PD-1

PD-1多态性与多发性硬化相关

PD-1多态性与类风湿性关节炎相关

PD-1调控HIV-特异性CD8+T细胞存活,与T细胞耗竭和疾病发生相关

PD-1多态性与强制性脊柱炎相关

WO2006121168
Opdivo小野制药

百时美施贵宝以24亿美元收购Medarex公司,之后百时美施贵宝与小野制药联合开发PD-1的抗体药物

Nivolumab在黑色素瘤患者的I、II期临床实验结果表明其有好的安全性和疗效

早期临床实验结果表明,PD-1单抗(Opdivo)阻止PD-1通路

诺贝尔生理学或医学奖授予了从事肿瘤免疫治疗相关的3位科学家,免疫治疗恶性肿瘤前景广阔

WO2008156712A
Keytruda MERCK

Nivolumab和Ipilimumab联合治疗黑色素瘤

Science杂志将肿瘤免疫治疗列为2013年十大科学突破的首位

默沙东Pembrolizumab上市

WO2010077634 A1
Tecentriq罗氏

BMS的nivolumab上市

罗氏PD-L1抗体Atezolizumab上市

图5-3 PD-1技术领域大事件和专利技术路线

表 5 – 2　主要 PD – 1 抗体上市信息

抗体类型	药物名称	公司	上市年份		
			FDA	EMA	PMDA
Anti – PD – 1	Nivolumab（Opdivo®）	小野制药/BMS	2014	2015	2016
	Pembrolizumab（Keytruda®）	MSD	2014	2015	2014
Anti – PD – L1	Avelumab（Bavencio®）	辉瑞/默克	2016	—	—
	Atezolizumab（Tecentriq®）	罗氏	2017	—	—
	durvalumab（Imfinzi®）	阿斯利康	2017	—	—

当靶点功能机制研究初见曙光时，就应当及时进行专利申请布局，抢先站位。在生物医药领域，尤其是抗体领域，"开创性"发明常常由于其首次发现或预料不到，而具备可专利性，且通常情况保护范围较大。这样的专利申请含金量很高，这就如同非专利文献中的首次发表，同样在这个领域占据非常重要的地位，非专利文献奠定了研究的基础和方向，而专利文献则是后来者绕不开的障碍。例如 1992 年的日本京都大学本庶佑教授发表的文章，属于该靶点的首次发现，基于这样的发现，发现 PD – 1 的当年，即与小野制药共同申请了 JP16999192A 和 JP2001357749A，涉及鼠 PD – 1 序列，及其用于分离其他物种中 PD – 1 序列的用途。这些专利和非专利在今后的布局、侵权中都起到了巨大的作用。

当然，基础性的开创性发现是非常不容易出现的，通常也不容易转化为专利技术。除了对研究的深耕细作，还需要对专利文献撰写的基本要求有一定掌握，使得发明人能够在第一时间满足可专利要求的情况下（如足够的实验验证、足够的产品确定信息等）立刻提交专利申请，掌握黄金时间。其次，还需要具备慧眼，可能不需要例如本庶佑教授那样具备开创性的发现，小的、新的改进同样也能够达到类似的效果。例如靶点已知，发现靶点的新功能、新的细分适应症等情况，如第一个治疗肺癌的抗 PD – 1 抗体专利 US9067999B1 后期研究发现 PD – 1 抗体具体能够用于肺癌，虽然没有限定具体的抗体序列，但同样获得了授权。

（2）第二阶段（2005～2009 年），PD – 1 抗体技术专利储备期

2005 年，日本的小野制药公司与 Medarex 公司合作开发 PD – 1。通过对 PD – 1 机制进行深入开发，为今后的药物研究进一步牢固了理论基础，同时衍生出新的适应症，例如 PD – 1 多态性与多发性硬化相关、PD – 1 多态性与类风湿性关节炎相关、PD – 1 调控 HIV – 特异性 CD8$^+$T 细胞存活，与 T 细胞耗竭和疾病发生相关、PD – 1 多态性与强直性脊柱炎相关。

阿斯利康和罗氏的 PD－1 抗体是基于 PD－1 配体程序性死亡配体 1（Pro-grammed Death－Ligand 1，PD－L1），其专利申请均是在 PD－L1 基础研究完成后，基本上发生在第二阶段，与 PD－1 抗体 Nivolumab（Opdivo®）、Pembrolizumab（Keytruda®）抗肿瘤适用性以及疗效表现略有不同（见表 5－3）。

表 5－3　主要 PD－1 抗体上市信息

适应症	Nivolumab（Opdivo®）	Pembrolizumab（Keytruda®）	Avelumab（Bavencio®）	Atezolizumab（Tecentriq®）	durvalumab（Imfinzi®）
非小细胞肺癌	√	√		√	
黑色素瘤	√	√			
肾癌	√				
头颈癌	√	√			
霍奇金淋巴瘤	√				
尿路上皮癌	√		√	√	√
转移性结直肠癌	√				
Merkel 细胞癌					√
胃癌	√				
肝细胞癌	√				

注：√表示产品已布局的适应症。

（3）第三阶段（2010～2017 年），PD－1 抗体药物上市高峰期

第三个阶段是多个 PD－1 抗体药物上市的时期，非专利文献集中公开了大量的临床试验研究、病理毒理安全性实验等。2010 年，早期 I 临床实验结果表明，PD－1 单抗（Opdivo）阻止 PD－1 通路。2012 年，Nivolumab 在黑色素瘤患者的 I、II 期临床实验结果表明其有好的安全性和疗效。在科学领域，免疫治疗恶性肿瘤也得到了广泛的认可，2011 年，诺贝尔生理学或医学奖授予了从事肿瘤免疫治疗相关的 3 位科学家，前景广阔；2013 年，*SCIENCE* 杂志将肿瘤免疫治疗列为 2013 年十大科学突破的首位。此外，2013 年后，Nivolumab 和 Ipilimumab 联合治疗黑色素瘤获批，2014～2016 年默沙东 Pembrolizumab，罗氏 PD－L1 抗体 atezolizumab 上市。

5.2　百时美施贵宝的 Nivolumab 药物联用策略

以靶向 PD－1 及其配体 PD－L1 的单抗药物为代表的肿瘤免疫疗法被视为未来

最有前途的肿瘤治疗方法之一，被 *Science* 评为 2013 年全球十大科学突破性技术的首位。肿瘤免疫疗法可以有效地克服现有的肿瘤靶向治疗药物（包括靶向类单抗）的耐药性问题。同时，其未来最大的潜力来自于与其他肿瘤疗法的联合使用，包括与化疗、放疗、靶向治疗药物、治疗性疫苗的联合使用。

由于 PD-1/L1 抑制剂单独使用的应答率较低，对一般实体瘤应答率仅为 15% ~ 20%，对黑色素瘤的应答率在 50% 左右，并且默沙东 Keytruda 对临床生物标记物要求较高，因此，PD-1/L1 抑制剂与其他药物联用以提高响应率便成为水到渠成的事情。

2017 年 9 月 15 日，罗氏（Roche）宣布 FDA 要求公司暂停（已入组或经治疗获益的患者依然可以继续）Tecentriq（阿特珠单抗）与 Pomalyst（泊马度胺）/Revlimid（来那度胺）联用治疗复发/难治性多发性骨髓瘤的 I b、I、II b 期临床试验。部分 PD-1/L1 抑制剂已经获批上市，虽然时间并不长，但已有数据显示在治疗黑色素瘤、非小细胞肺癌（NSCLC）时并未出现严重安全性问题。

（1）2017 年 9 月 7 日，FDA 叫停 Opdivo 药物联用治疗复发或难治性多发性骨髓瘤的 3 项临床试验，分别是处于 III 期临床（CheckMate-602）Opdivo、埃罗妥珠单抗、泊马度胺和地塞米松联用试验，以及两项处于 I 期临床的（CheckMate-039）Opdivo、Daratumumab、泊马度胺、地塞米松联用和（CA204142）Opdivo、埃罗妥珠单抗、泊马度胺、地塞米松联用。

（2）2017 年 7 月 6 日，FDA 暂停了默沙东 Keytruda 的 3 项联用临床试验 Keynote-183、185、023，3 项试验都涉及泊马度胺或来那度胺。

目前，PD-1/L1 与泊马度胺或来那度胺联用出现安全问题的深层次原因尚不得而知，FDA 应该是在意识到此类组合具有潜在的致命安全隐患后才叫停试验，或许随着调查的深入，其背后的原因能够水落石出，并找出合理的解决方案。截至目前，至少已有上百例临床试验，但仍需要大量的时间修正该类药物在临床应用方面的地位，期间出现试验失败的情况也在所难免。

PD-1/L1 抑制剂尚处于实际应用的早期阶段，虽然它具有较广泛的适应症范围，但是单独使用时响应率较低，与其他抗肿瘤药物联用的临床试验也尚处于研究早期，虽然可以为临床治疗提供了大量备选方案，但也增加了临床治疗的复杂性，此外，对药物耐药性以及肿瘤复发方面的信息依然空白。

药物新用途或新适应症是快速发现新药的有效途径，特别适合我国国情的新药研究模式，其具有广阔的知识产权布局空间。一般而言，大型制药企业会根据药物上市进程进行不同专利组合的事先布局，药物联用或组合的专利一般会出现在药物上市后，或核心化合物专利快到期时，通过药物联用或组合的方式可以进一步延长原单用药物的专利保护期。因此，基于 PD－1/L1 的本身治疗需要以及专利布局的一般规律，近几年应该是 PD－1/L1 联合用药专利蓬勃出现的时期。然而这些专利是否真地能够配合药物上市，从而起到保驾护航或主动出击的作用，需要时间的考验。

小野制药的 Nivolumab 药物是最早上市的 PD－1/L1 抗体，目前涉及的适应症以及临床数量最多，本章将以 Nivolumab 药物联用为例，从期刊数据、临床数据、专利数据三个维度综合评价 Nivolumab 药物联用的前景。

5.2.1 Nivolumab 药物联用专利

百时美施贵宝和小野制药围绕 Nivolumab 药物联用共有 17 项专利，涉及多个靶点的联合应用，例如最热门的 CTLA 4，以及其他与 PD－1 功能类似的免疫检查点 LAG－3、KIR 等（见表 5－4）。

WO2009014708 是其第一件联合用药专利，该专利是百时美施贵宝与 Cell Genesys 公司的联合申请，涉及 PD－1 与 GM-CSF 的药物联用，用于治疗癌症，但目前在临床试验数据中还未出现与 GM-CSF 的联用。GM-CSF 是粒细胞集落刺激因子，适用于癌症化疗或骨髓抑制疗法时引起的白细胞低下，其与 PD－1 具有相同或相似的适应症，能够预期可能具有联用效果。值得注意的是，百时美施贵宝此时的申请策略可能是在看到 PD－1 的潜力之后进行的防御性申请，也可能是在制定 Medarex 公司的收购计划之后，在发展战略上对 Medarex 公司已有的 PD－1 专利 WO2006121168A1 进行的延续性申请或防御性申请。

WO2013169693 涉及 IL－2 与 PD－1 抗体（5C4）联用治疗黑色素瘤，说明书中详尽记载了患者给药方案和效果。目前，Nivolumab（PD－1 抗体）＋ Denenicokin（IL－21 抗体）的方案正处于实体瘤的 I 期临床阶段。

WO2014055648 涉及 PD－1 抗体与杀伤免疫球蛋白 G 样受体 KIR 抗体联用治疗实体瘤的方案，同样，说明书中详尽记载了患者给药方案和效果。目前，Nivolumab（PD－1 抗体）＋Lirilumab（KIR 抗体）的方案正处于实体瘤的 I 期临床阶段。

WO2014159562 涉及 PD－1 抗体与 DR4 或 DR5 激动剂（如，Lexatumumab、Tigatuzumab、Conatumumab、Drozitumab、HGSTR2J/KMTRS、LBY－135、TAS266）联用，说明书中未详尽记载给药方案和结果，仅有较为初步的结果，不能判定是研成果申请还是防御性申请，目前进入了欧洲和美国。

表 5-4　Nivolumab 药物联用专利详细信息

优先权	申请号	联合靶点药物	具体联合药物	适应症	临床阶段	期刊文献量	判断走向	授权公告号	授权最大范围
2007-07-23	WO2009014708	GM-CSF	—	癌症	—	—	防御性申请	—	—
2012-05-09	WO2013169693	IL-21 抗体	Denenicokin	实体瘤	I 期	0	—	—	—
2012-10-02	WO2014055648	KIR 抗体	Lirilumab	实体瘤	I 期	9	—	—	—
2013-03-14	WO2014159562	DR4 或 DR5 激动剂	Lexatumumab、Tigatuzumab、Conatumumab、Drozitumab、HGSTR2J/KMTRS、LBY-135、TAS266	—	—	—	—	EP2970473B1	DR4 或 DR5 激动剂和 PD-1 抗体治疗癌症的方法
2013-09-20	WO2015042246	LAG-3 抗体	BMS-986016	实体瘤	I 期	3	—	—	—
2014-03-05	WO2015134605	抗血管生成酪氨酸激酶抑制剂/CTLA4 抗体	舒尼替尼或帕唑帕尼/伊匹单抗或 Tremelimumab	肾细胞癌	—	101（47 临床）	—	—	—
2014-05-30	WO2015176033	铂的双重化疗、EGFR 靶向的酪氨酸激酶抑制剂、贝伐单抗、抗细胞毒性 T 淋巴细胞抗原-4（CTLA-4）抗体	—	肺癌	—	—	—	—	—

续表

优先权	申请号	联合靶点药物	具体联合药物	适应症	临床阶段	期刊文献量	判断走向	授权公告号	授权最大范围
2014-08-22	WO2016029073	CD137 抗体	Urelumab	前列腺癌等实体瘤	—	11	—	—	—
2014-12-04	WO2016090070	CS1 抗体	Elotuzumab	淋巴癌、非 Hodgkin's 淋巴瘤（NHL）、慢性淋巴细胞白血病	—	13	—	—	—
2015-04-17	WO2016168716	CTLA4 抗体 LAC3 抗体 CD137 抗体 KIR 抗体	Tremelimumab 或 Ipilimumab/25F7/Urelumab/1-7F9 或 Lirilumab		—	—	—	—	—
2015-04-28	WO2016176503 WO2016176504	CTLA-4 抗体	—	PD-L1 表达阴性的黑色素瘤	—	—	—	—	—
2015-05-05	WO2016069727	CSF1R 抗体	—	ⅢB 或Ⅳ期的 NSCLC 或头颈部鳞状癌	—	—	—	—	—

续表

优先权	申请号	联合靶点药物	具体联合药物	适应症	临床阶段	期刊文献量	判断走向	授权公告号	授权最大范围
2015－06－12	WO2016201425	CXCR4 或 CXCR12	—	—	—	—	—	—	—
2015－07－09	WO2017007985	IL－6	—	—	—	—	—	—	—
2015－10－20	WO2017070137	CK2 化合物抑制剂	—	骨癌、前列腺癌、皮肤癌	—	—	—	—	—
2015－11－18	WO2017087870	CTLA－4 抗体	—	肺癌	—	—	—	—	—
2014－11－21	WO2016081748	CD73 抗体 TIGIT 抗体 HER2 抗体 TNFR 抗体 LAG3 抗体 TNFRSF4 OX40 抗体	—	—	—	—	—	—	—

WO2015042246 涉及 PD－1 抗体与 LAG－3 抗体联用治疗实体瘤的方案，在该申请中详细记载了患者给药方案和结果，由于 2008 年的在先申请 WO2010019570A1 中公开了 PD－1 抗体与 LAG－3 抗体联用的技术方案，已构成 WO2015042246A1 的现有技术，因此，该申请在各国的授权前景不明晰。就临床阶段来说，目前，Nivolumab（PD－1 抗体）＋BMS－986016（LAG－3 抗体）的方案正处于实体瘤的 I 期临床阶段。

WO2015134605 涉及治疗肾细胞癌的方法，包括向所述个体施用 PD－1 抗体的第一抗癌剂和抗血管生成酪氨酸激酶抑制剂（如舒尼替尼或帕唑帕尼）或 CTLA－4 抗体（如伊匹单抗或 Tremelimumab）的第二抗癌剂，涉及具体的给药方案。对 PD－1 抗体的限定首先采用"与 Nivolumab 交叉竞争结合人 PD－1 的形式"的通用方式。

WO2015176033 涉及治疗患有肺癌的受试者的方法，所述方法包括向受试者给予治疗有效量的：（a）抗癌剂，其是抗体或其抗原结合部分，其特异性结合程序性死亡－1（PD－1）受体并抑制 PD－1 活性；和（b）另一种抗癌剂。其他抗癌剂可以是基于铂的双重化疗、EGFR 靶向的酪氨酸激酶抑制剂、贝伐单抗、抗细胞毒性 T 淋巴细胞抗原－4（CTLA－4）抗体或用于治疗本领域或本文公开的肺癌的任何其他疗法。

WO2016029073 涉及 PD－1 抗体（如 Nivolumab）与 CD137 抗体（如 Urelumab）联合治疗前列腺癌等实体瘤，涉及具体给药方案。

WO2016090070 涉及 PD－1 抗体 Nivolumab 和 CS1 抗体 Elotuzumab 联合治疗淋巴癌、非 Hodgkin's 淋巴瘤（NHL）、慢性淋巴细胞白血病等具体方案。

WO2016168716 涉及 Nivolumab 的药物组合物及其试剂盒，具体涉及其与 CTLA4 抗体 Tremelimumab 或 Ipilimumab、LAG3 抗体 25F7、CD137 抗体 Urelumab、KIR 抗体 1－7f 9 或 Lirilumab 等联用，以及包含所述抗体组合的试剂盒组成和保存条件、稳定性测试结果等。

WO2016176503 涉及使用 PD－1 抗体和 CTLA－4 抗体联合治疗 PD－L1 表达阴性的黑色素瘤，所述治疗方法能够延长患者的无进展生存期 8 个月和/或使肿瘤缩小至少 10%。WO2016176504 涉及使用 PD－1 抗体治疗 PD－L1 表达阳性的黑色素瘤，所述治疗方法能够延长患者的无进展生存期 12 个月和/或使肿瘤缩小至少 10%。

WO2016069727 涉及 CSFIR 抗体和 PD－1/PD－L1 抑制剂联合治疗ⅢB 或Ⅳ期的 NSCLC 或头颈部鳞状癌。

WO2016201425 涉及 PD－1/PD－L1 抗体与 CXCR4 或 CXCR12 联合治疗癌症，涉及具体给药方案并请求保护相关试剂盒。

WO2017007985 涉及 PD - 1 抗体与 IL - 6 联合治疗癌症，涉及具体给药方案。

WO2017070137 涉及 CK2 化合物抑制剂与 PD - 1 抗体、CTLA - 4 抗体等免疫检查点抑制剂联合治疗骨癌、前列腺癌、皮肤癌等。

WO2017087870 涉及 PD - 1 抗体与 CTLA - 4 抗体治疗肺癌的组合物，涉及具体给药方案。

5.2.2　Nivolumab 与 CTLA - 4 抗体联用

目前，无论是专利还是非专利数据，Nivolumab 与 CTLA - 4 联用均表现出色，其也是因为 PD - 1 与 CTLA - 4 的免疫机制有关。未来这两个靶点联合的发展趋势将是更多的新适应症、更高的治疗有效率以及更低的副作用。其中，Nivolumab 与 CTLA - 4 靶点抑制剂联用的具体药物主要为 Tremelimumab 或 Ipilimumab，目前研究较为成熟的适应症为黑色素瘤，其他鳞状和非鳞状非小细胞肺癌、肾癌也即将陆续开展更多的临床试验。

Ipilimumab（MDX010）及 Tremelimumab 是 CTLA - 4 的代表抑制剂，CTLA - 4 也属于免疫球蛋白超家族成员，与 CD28 相比，CTLA - 4 与 B7 - 2 的亲和力更强，因此其过度表达时，可导致 T 细胞效应下降。Tremelimumab 由辉瑞公司开发。Ipilimumab 由百时美施贵宝开发，其于 2005 年向美国新泽西州 Medarex 公司支付了 5000 万美元现金以及高达 4.8 亿美元的预备金，从而获得了开发和销售的权利。Tremelimumab 和 Ipilimumab 目前都处于临床试验的最后阶段，有数百名黑素瘤患者加入了试验。

早在 2011 年，Ipilimumab 被 FDA 批准用于不可切除或转移的黑色素瘤，一项关于 NSCLC 的 II 期临床研究显示，与紫杉醇/卡铂单纯化疗组及同步治疗组（4 周期化疗与 Ipilimumab 联合治疗 +2 周期单纯化疗）相比，分步治疗组（2 周期单纯化疗 + 4 周期化疗联合 Ipilimumab 治疗）患者的无进展生存期得到明显改善，并且这种良好的反应性在肺鳞癌亚组更明显。目前两项分别针对广泛期 SCLC 以及肺鳞癌的 III 期临床试验正在开展（NCT01450761 和 NCT01285609）（见表 5 - 5）。

表 5 - 5　Nivolumab 与 CTLA - 4 联用临床与专利数据

同族专利	联合靶点药物	具体联合药物	适应症	临床试验数量	Phase 3 数量	Phase 4 数量	授权公告号
WO2013173223	CTLA - 4 抗体	Tremelimum-ab ipilimum-ab	黑色素瘤	66	9	—	AU2013263076B2/US9358289B2

同族专利	联合靶点药物	具体联合药物	适应症	临床试验数量	Phase 3 数量	Phase 4 数量	授权公告号
WO2015134605	抗血管生成酪氨酸激酶抑制剂/CTLA-4抗体	舒尼替尼或帕唑帕尼/伊匹单抗或tremelimumab	肾细胞癌	22	3	1	—
WO2015176033	铂的双重化疗、EGFR靶向的酪氨酸激酶抑制剂、贝伐单抗、抗细胞毒性T淋巴细胞抗原-4（CTLA-4）抗体	—	肺癌	34	8	—	—
WO2016168716	CTLA4抗体/LAG3抗体/CD137抗体/KIR抗体	tremelimumab 或 ipilimumab/25F7/urelumab/1-7f9 或 lirilumab	—	—	—	—	—
WO2016176503 WO2016176504	CTLA-4抗体	—	PD-L1表达阴性的黑色素瘤				
WO2017087870	CTLA-4抗体	—	肺癌	—	—	—	—

下面依次详细介绍 Nivolumab 与 CTLA-4 抗体联用的临床与专利数据。

①目前，百时美施贵宝的授权专利 US9358289B2，授权权利要求涉及一种抑制肿瘤生长的方法，具有肿瘤的受试者中不表达 PD-L1，包括给予所述受试者的组合剂量的抗 PD-1 单克隆抗体或其抗原结合部分的抗 CTLA-4 单克隆抗体或其抗原结合部分，所述组合的抗 PD-1 抗体或其抗原结合部分和抗 CTLA-4 抗体或其抗原结合部分抑制受试者中的肿瘤的生长。

该专利涵盖了 PD - 1 和 CTLA - 4 抗体联合的所有不表达 PD - L1 的可能的肿瘤，同时涉及 PD - 1 和 CTLA - 4 这两个靶点的所有抗体，可以说保护范围相当大，其他想要研究 PD - 1 和 CTLA - 4 这两个靶点联合用药的申请人，必须对该专利提高警惕。

该专利的实施例具体实施了 PD - 1 和 CTLA - 4 抗体联合治疗黑色素瘤，治疗该适应症的 PD - 1 与 CTLA - 4 抗体联用的临床试验数量达 66 项，其中 9 项进入Ⅲ期临床且表现不错。这种联用方式治疗黑色素瘤未来获批的可能性较大。

中国同族专利 CN101213297B、CN103059138B 涉及药物联用的权利要求如下：

18. 抗 PD - 1 抗体和抗 CTLA - 4 抗体在制备用于治疗过度增殖性疾病的药剂中的用途，其中所述抗 PD - 1 抗体包含重链可变区和轻链可变区，其中所述重链可变区的氨基酸序列如 SEQ ID NO：4 所列，所述轻链可变区的氨基酸序列如 SEQ ID NO：11 所列。

19. 权利要求 18 的用途，其中所述抗 PD - 1 抗体以亚治疗剂量施用。

20. 权利要求 18 的用途，其中所述抗 CTLA - 4 抗体以亚治疗剂量施用。

21. 权利要求 18 的用途，其中所述抗 PD - 1 抗体和所述抗 CTLA - 4 抗体各自以亚治疗剂量施用。

22. 权利要求 18 的用途，其中所述过度增殖性疾病是癌症。

23. 权利要求 22 的用途，其中所述癌症是选自下组的癌症：黑素瘤，肾癌，前列腺癌，乳癌，结肠癌和肺癌。

权利要求 18 限定了具体的抗 PD - 1 抗体序列，未限定抗 CTLA - 4 抗体的序列，因此任意抗 CTLA - 4 抗体与该抗 PD - 1 抗体序列联合治疗过度增殖性疾病均落入其保护范围。目前权利要求保护范围较为合理，使用其他抗 PD - 1 抗体即可绕过该专利。

②WO2015134605A1 涉及 PD - 1 和 CTLA - 4 抗体联合治疗肾细胞癌。主要权利要求如下：

1. A method for treating a subject afflicted with a renal cancer comprising administering to the subject a combination of therapeutically effective amounts of:

（a）an anti-cancer agent which is an antibody or an antigen-binding portion thereof that binds specifically to a Programmed Death - 1 （PD - 1）receptor and inhibits PD - 1 activity；and

（b）another anti-cancer agent.

其中国同族专利 CN106255510A 使用抗 PD - 1 抗体与另一抗癌剂的组合治疗肾癌肾细胞癌，权利要求如下：

1. 用于治疗患有肾癌的个体的方法，其包括向所述个体施用治疗有效量的以下的组合：（a）抗癌剂，其为特异性结合程序性死亡－1（PD－1）受体并抑制PD－1活性的抗体或其抗原结合部分；和（b）另一抗癌剂。

2. 权利要求1的方法，其中所述肾癌为肾细胞癌。

16. 权利要求1的方法，其中所述其他抗癌剂是特异性结合细胞毒性T淋巴细胞抗原－4（CTLA－4）并抑制CTLA－4活性的抗体或其抗原结合部分。

17. 权利要求16的方法，其中所述抗CTLA－4抗体或其抗原结合部分与伊匹单抗交叉竞争结合人CTLA－4。

18. 权利要求16的方法，其中所述抗CTLA－4抗体或其抗原结合部分是嵌合、人源化或人单克隆抗体或其部分。

19. 权利要求16~18中任一项的方法，其中所述抗CTLA－4抗体或其抗原结合部分包含人IgG1或IgG4同种型的重链恒定区。

20. 权利要求16的方法，其中所述抗CTLA－4抗体是伊匹单抗。

21. 权利要求16的方法，其中所述抗CTLA－4抗体是tremelimumab。

实施例使用转移性肾细胞癌metastatic renal cell carcinoma（mRCC），验证与舒尼替尼、帕唑帕尼或伊匹单抗组合的Nivolumab治疗转移性RCC的I期临床试验。

实施例1~3中公开的数据支持对抗PD－1抗体诸如Nivolumab或派姆单抗与抗血管生成的TKI诸如舒尼替尼、帕唑帕尼、索拉非尼、阿西替尼或Tivozanib的组合用于治疗患有RCC的个体研究。这些数据表明，舒尼替尼的免疫调节特性可以导致肿瘤微环境的变化，其支持有效的抗肿瘤免疫应答，这可以由抗PD－1抗体扩增和增强。尽管抗PD－1 mAb与索拉非尼的组合疗法没有显著增强小鼠RCC模型中的索拉非尼的抗肿瘤活性，并且没有导致协同效应，但该组合被良好耐受，并且在人类患者中是有效的。目前在患有mRCC的个体中正在进行的I期研究（NCT01472081）中评估与舒尼替尼、帕唑帕尼或伊匹单抗组合的Nivolumab的安全性和功效。帕唑帕尼是可口服的多激酶抑制剂（VEGFR－1、VEGFR－2、VEGFR－3、PDGFR－α和PDGFR－β以及c－KIT），并且与用Nivolumab的单一疗法相比，Nivolumab与伊匹单抗的组合已经在黑色素瘤的治疗中显示显著增强的效力。

该I期研究的主要目标是评估Nivolumab联用舒尼替尼、帕唑帕尼或伊匹单抗的总体安全性和耐受性，以确定RCC患者中每种组合的MTD和推荐的II期剂量。次要目标是评价组合的初步抗肿瘤活性，而探索性目标是确定响应是否与基线PD－L1表达相关。

总而言之，临床研究表明，Nivolumab与伊匹单抗显示可接受的安全性、在确立的治疗指导内可管控的3－4级事件，和mRCC中显著的抗肿瘤活性的证据。ORR表明在 RCC 中比先前用 Nivolumab 或伊匹单抗单一疗法报道的更大的活性。用 Nivolumab + 伊匹单抗组合报道的令人鼓舞的抗肿瘤活性是所计划的第一线 mRCC 中的Ⅲ期组合试验的基础。

PD - 1 与 CTLA - 4 抗体联用治疗肾细胞癌适应症的临床试验数量 22 项，其中，3 项进入Ⅲ期临床，1 项进入Ⅳ期临床，PD - 1 与 CTLA - 4 抗体联用治疗肾细胞癌的获批也将提上日程。

③ WO2015176033 涉及使用抗 PD - 1 抗体和另一种抗癌剂的组合治疗肺癌，主要权利要求如下：

1. A method for treating a subject afflicted with a lung cancer comprising administering to the subject a combination of therapeutically effective amounts of：

（a）an anti-cancer agent which is an antibody or an antigen-binding portion thereof that binds specifically to a Programmed Death - 1 （PD - 1） receptor and inhibits PD - 1 activity；and

（b）another anti-cancer agent.

其中国同族专利 CN106714839 目前还未进入审查，主要权利要求如下：

1. 一种治疗患有肺癌的受试者的方法，包括给予所述受试者治疗有效量的以下的组合：

（a）抗癌剂，其是特异性结合程序性死亡 - 1 （PD - 1） 受体并抑制 PD - 1 活性的抗体或其抗原结合部分；和

（b）另一种抗癌剂。

2. 权利要求 1 的方法，其中所述肺癌是非小细胞肺癌 （NSCLC）。

8. 权利要求 1 的方法，其中所述抗 PD - 1 抗体是 Nivolumab。

9. 权利要求 1 的方法，其中所述抗 PD - 1 抗体是 Pembrolizumab。

34. 权利要求 30 的方法，其中所述抗 CTLA - 4 抗体是 Ipilimumab。

35. 权利要求 30 的方法，其中所述抗 CTLA - 4 抗体是 Tremelimumab。

实施例使用 Nivolumab 与 Ipilimumab 组合治疗 NSCLC，通过组合使用 Nivolumab 和 Ipilimumab 阻断 PD - 1 和 CTLA - 4 免疫检查点途径，Nivolumab （抗 PD - 1） 和 ipilimumab （抗 CTLA - 4） 各自在晚期 NSCLC 中显示活性，并且黑素瘤中的临床数据显示改善的反应，有希望 2 年存活率和可控的安全性概况。目前的Ⅰ期研究评估了一线 Nivolumab 加 Ipilimumab （N + I） 在具有晚期 NSCLC 的未经化疗患者 （pt） 中的安全性和有效性。结果表明，用 Nivolumab + Ipilimumab 免疫疗法治疗可为诊断为晚期 NSCLC 的未经化疗的患者提供可行的组合方案。Nivolumab + Ipilimumab 方案提供了持久的 ORR 作为未经化疗的 NSCLC 患者的一线治疗。无论肿瘤PD - L1 状态如

何，用 Nivolumab + Ipilimumab 观察到活性，表明该组合可适用于 PD – L1 – 或 PD – L1 ＋患者。

Ⅲ期临床试验显示，在晚期肺鳞癌二线治疗中 Nivolumab 较多西他赛组 ORR 明显提高（由9%增至20%），中位总生存（mOS）为9.2个月对6.0个月，中位无进展生存（mPFS）为3.5个月对2.8个月，首次证实在晚期和转移性肺鳞癌中 nivolumab 疗效优于多西他赛。Nivolumab 对比多西他赛治疗晚期非鳞状非小细胞肺癌的随机Ⅲ期临床研究（Check Mate 057）显示，Nivolumab 较多西他赛可以明显改善 mOS（12.2个月 vs 9.4个月）和 ORR（19% vs 12%），再次证实在晚期 NSCLC 患者中 Nivolumab 疗效优于多西他赛。关于肿瘤免疫治疗在小细胞肺癌（SCLC）中的疗效也进行了探究，研究发现 Nivolumab 单药治疗及 nivolumab 与 Ipilimumab 联合应用治疗既往至少接受过一线治疗的 SCLC 患者显示出持久疗效，mOS 分别为4.4个月和8.2个月；且联合用药的安全性数据与既往应用于其他瘤种相一致，并可以根据现有的安全性指南进行处理，这也为 SCLC 的治疗带来新希望。Nivolumab 单药治疗及 Nivolumab 与 Ipilimumab 联合应用将在未来的 SCLC 临床研究中继续探索。

PD – 1 与 CTLA – 4 抗体联用治疗非小细胞肺癌适应症的临床试验数量34项，其中8项进入Ⅲ期临床，PD – 1 与 CTLA – 4 抗体联用治疗非小细胞肺癌将是下一个厚积薄发的适应症。

综上所述，PD – 1 与 CTLA – 4 抗体联用治疗黑色素瘤、肾癌、非小细胞肺癌将是未来几年重点适应症。

在黑色素瘤治疗方面，2011年，FDA 批准了 CTLA – 4 抗体（易普，依匹，Ipilimumab，Yervoy）用于治疗转移的黑色素瘤患者；2014年，FDA 批准 PD – 1 抗体用于治疗 CTLA – 4 无效的晚期黑色素瘤患者。由于 CTLA – 4 和 PD – 1 抗体的机制不太一样，二者联用的效果非常让人期待。

2013年6月2日，NEJM 公布了 Opdivo（BMS 的 PD – 1 抗体）和 Yervoy（BMS 的 CTLA – 4 抗体）联用治疗黑色素瘤的临床数据。招募了53名患者进行联合用药，策略是：不同浓度的 Opdivo 和 Yervoy 联合用药（共有4个浓度，具体如下表），每三周一次，进行四次；然后，单独进行 Opdivo 治疗，每三周一次，进行四次；对于已经控制住的患者（个人理解为副作用不大，患者状态也比较好，病情稳定/无进展/缩小），继续进行 Opdivo 和 Yervoy 联合用药，每12周一次，最多进行8次。

结果表明，联合治疗（不管剂量）总的1年和2年生存率是82%和75%；17%的患者完全缓解；36周之后，42%的患者肿瘤减少80%；BRAF 突变对结果无影响；3到4级副作用高达53%。效果显著，不过副作用也不小。

2015年4月20日，NEJM 公布了 BMS 的 Opdivo 和 Yervoy 的第二次联合用药的临床数据，招募了 142 名之前未经治疗的转移的黑色素瘤患者。联用策略是：Yervoy 3mg/kg + Opdivo 1mg/kg 或者安慰剂，三周一次，治疗四次；然后，Opdivo 3mg/kg 或者安慰剂，两周一次，直到病情控制或者出现不能继续的副作用。结果表明，BRAF 突变与否不影响结果；BRAF 不突变的患者中，联用组的 ORR 是 61%，CR 是 22%，Yervoy 单用组的 ORR 是 11%，CR 是 0；3 到 4 级副作用，联用组是 54%，Yervoy 单用组是 24%。

2015 年 5 月 31 日，NEJM 公布了招募 945 名患者，比较 Yervoy 单用、Opdivo 单用和二者联用的临床效果。联用策略是：Opdivo 单用组 3mg/kg，每两周一次；Yervoy 单用组 3mk/kg，三周一次，用四次；联用组是 1mg/kg Opdivo + 3mg/kg Yervoy，三周一次，用四次，然后 3mg/kg 的 Opdivo 两周一次。数据：联用组 PFS 是 11.5 个月，Yervoy 是 2.9 个月，Opdivo 是 6.9 个月；PD－L1 阳性的患者，联用组的 PFS 是 14 个月；PD－L1 阴性的患者中，联用的 PFS 是 11.2 个月，Opdivo 组是 5.3 个月；3 到 4 级的副作用，联用组是 55%，Opdivo 组是 16.3%，Yervoy 组是 27.3%。

从肿瘤缩小的程度来看，Opdivo 单用缩小 34%，Yervoy 单用缩小 6%，二者联用缩小 51%，联用比任何的单用效果都要好；但是，考虑到副作用的情况，二者联用或单独使用需要权衡，尤其是当患者的身体情况不好的时候。

以上都是黑色素瘤的临床数据，下面介绍一下非小细胞肺癌的小样本临床数据。

2017 年，ASCO 公布了默克的 Keytruda 和 Yervoy 联用治疗 NSCLC 的 Ⅰ 期临床数据，共招募 11 名患者，都是Ⅲb 期或是Ⅳ期，患者接受不同浓度的 Keytruda（10mg/kg 或 2mg/kg）和 Yervoy（3mg/kg 或 1mg/kg）治疗，三周一次，进行四次；之后进行 Keytruda 单药治疗。在 15 个能评估数据的患者中，10 个出现了副作用，没有致死的副作用。2 个 3 级皮疹副作用；2 级副作用包括腹泻、呕吐、食欲减退、体重减轻、脱水等。从数据来看，2mg/kg 的 Keytruda 和 1mg/kg 的 Yervoy 效果很好，但是样本太小，剂量使用较低，对于患者而言，成本较低。

由以上引用数据可见，目前以 PD－1 抗体为首的肿瘤免疫治疗正在以前所未有的姿态改变整个肿瘤治疗的格局，尤其是晚期的癌症患者，不仅是 PD－1 单用针对各种癌症的临床试验阶段；同时，PD－1 和各种现有治疗手段的联用临床试验也在进行中。

5.2.3　药物联用专利和非专利文献分析

如前所示，百时美施贵宝重要联合用药专利 WO2013173223A1 涉及 PD－1 治疗癌症，在该申请中记载了 PD－1 抗体（Nivolumab（BMS－936558）、BMS－936559 等）单独及联合 CTLA－4 抗体给药黑色素瘤、（鳞状和非鳞状）非小细胞肺癌、肾癌患者的给药方案和效果。对该专利涉及的发明人进行统计，其中 JURE KUNKEL

MARIA 共涉及 93 件专利，是该公司发明数据最多的发明人，MARIA 在百时美施贵宝任职免疫肿瘤转化医学主任。

以该发明人为入口，获得 PD－1 相关专利 5 项（见第 285 页表 5－5），分析这些专利将有助于辨析 Nivolumab 以及 PD－1 抗体未来联合用药前景。同时，以 MARIA 为入口在非专利数据库中进行检索，获得 PD－1 相关研究论文 6 篇。下面将分别分析这些专利以及非专利文献，试图预测 Nivolumab 以及 PD－1 抗体未来联合用药前景（见表 5－6 和表 5－7）。

表 5－6　JURE KUNKEL MARIA PD－1 相关专利

公开（公告）号	主题	最早优先权年	最早公开日	同族专利	同族专利数量	非专利文献数量	被引用专利
US9856320B1	通过破坏 PD－1/PD－L1 信号进行免疫治疗	2012	2018－01－02	EP3309175A1 WO2013173223A1	0	9	—
WO2016029073A2	联合使用抗 PD－1 抗体和抗 CD137 抗体治疗癌症	2014	2016－02－25	WO2016029073A3 EP3183269A2 US20170247455A1 WO2016029073A2	4	0	—
WO2015134605A1	联合使用抗 PD－1 抗体和另一种抗癌剂治疗肾癌	2014	2015－09－11	JP2017507155A KR1020160119867A EP3114144A1 WO2015134605A1 CN106255510A US20170088626A1	6	0	US9856320（EP3309175A1）
WO2017070137A1	蛋白激酶 CK2 抑制剂和肿瘤治疗的免疫调节剂联合检查站	2015	2017－04－27	WO2017070137A1	1	1	—
WO2017152085A1	与 anti－CD73 抗体的联合治疗	2016	2017－09－08	WO2017152085A1	1	243	—

表 5－7　　JURE KUNKEL MARIA PD－1 相关非专利文献

文章标题	期刊	出版日期	试验水平	主题
Safety, activity, and immune correlates of anti－PD－1 antibody in cancer	N Engl J Med	2012－6－2	人	Nivolumab 安全试验
Nivolumab and Urelumab Enhance Antitumor Activity of Human T Lymphocytes Engrafted in Rag 2－/－IL2Rγnull Immunodeficient Mice	Cancer Res	2015－9－30	细胞＋小鼠	PD1 和 CD137 抗体 Nivolumab and Urelumab 治疗胃癌
Cancer Immunotherapy with Immunomodulatory Anti－CD137 and Anti－PD－1 Monoclonal Antibodies Requires BATF3－Dependent Dendritic Cells	Cancer Discov	2015－10－22	细胞水平	PD1 和 CD137 抗体治疗黑色素瘤 B16OVA
Immunomodulatory Activity of Nivolumab in Metastatic Renal Cell Carcinoma	Clin Cancer Res	2016－5－11	人	Nivolumab 肾细胞癌临床试验
Abscopal Effects of Radiotherapy Are Enhanced by Combined Immunostimulatory mAbs and Are Dependent on CD8 T Cells and Crosspriming	Cancer Res	2016－8－22	细胞水平	PD1 和 CD137 抗体治疗 MC38（结直肠癌）、B16OVA（黑色素瘤）和 4T1（乳腺癌）
Interleukin－21 combined with PD－1 or CTLA－4 blockade enhances antitumor immunity in mouse tumor models	Oncoimmunology	2017－10－4	细胞水平	白细胞介素－21 联合 PD－1 或 CTLA－4 抗体有效；EMT－6 乳腺癌、B16－F10 肺转移性黑色素瘤

从专利布局来看，除 CTLA－4 抗体外，JURE KUNKEL MARIA 还申请了 CD73、CD137 以及蛋白激酶 CK2 抑制剂与 PD－1 抗体的联合用药专利，目前 CD73 以及蛋白激酶 CK2 抑制剂联合用药专利均刚进行国际公布，还未进入到任何国家。WO2016029073A2 涉及联合使用抗 PD－1 抗体和抗 CD137 抗体治疗癌症，目前在欧洲和美国均有布局。非专利中，JURE KUNKEL MARIA 发表的研究内容涉及 Nivolumab 安全试验、PD－1 和 CD137 抗体 Nivolumab and Urelumab 治疗胃癌、PD－1 和 CD137 抗体治疗黑色素瘤 B16OVA、Nivolumab 肾细胞癌临床试验、PD－1 和 CD137

抗体治疗 MC38（结直肠癌）、B16OVA（黑色素瘤）和 4T1（乳腺癌）、白细胞介素 –21 联合 PD –1 或 CTLA –4 抗体对 EMT –6 乳腺癌、B16 – F10 肺转移性黑色素瘤有效。与专利数据相应的是，JURE KUNKEL MARIA 发表的非专利中均涉及的了 PD1 和 CD137 抗体的联合用药。

WO2016029073A2 于 2014 年申请，其权利要求如下：

1. A method for treating a subject afflicted with a cancer, comprising administering to the subject a combination of therapeutically effective amounts of：

（a）a monoclonal antibody or an antigen-binding portion thereof that binds specifically to a Programmed Death –1 （PD –1） receptor； and

（b）a monoclonal antibody or an antigen-binding portion thereof that binds specifically to CD 137.

2. The method of claim 1, wherein the cancer is a solid tumor.

3. The method of claim 2, wherein the solid tumor is selected from melanoma, prostate cancer, non-small cell lung cancer, colorectal cancer, head and neck squamous cell carcinoma, renal cell carcinoma, gastric carcinoma, glioblastoma, and Non-Hodgkin's Lymphoma.

涉及一种治疗患有癌症的受试者的方法，包括向受试者施用治疗有效量的组合：

（a）特异性结合程序化死亡1（PD –1）受体的单克隆抗体或抗原结合部分；

（b）特异性结合 CD 137 的单克隆抗体或抗原结合部分。

所述癌症是实体瘤。实体瘤选自黑色素瘤、前列腺癌、非小细胞肺癌、结直肠癌、头颈部鳞状细胞癌、肾细胞癌、胃癌、胶质母细胞瘤和非霍奇金淋巴瘤。

实施例仅验证了 PD –1 抗体和抗 CD137 抗体联合治疗 MC38（结直肠癌），实验水平为动物水平。

"Cancer Immunotherapy with Immunomodulatory Anti – CD137 and Anti – PD – 1 Monoclonal Antibodies Requires BATF3 – Dependent Dendritic Cells." 于 2015 年发表，涉及 PD1 和 CD137 抗体治疗黑色素瘤 B16OVA。

"Abscopal Effects of Radiotherapy Are Enhanced by Combined Immunostimulatory mAbs and Are Dependent on CD8 T Cells and Crosspriming." 于 2016 年发表涉及 CD137 联合用药前景，验证了 PD1 抗体和 CD137 抗体治疗 MC38（结直肠癌）、B16OVA（黑色素瘤）和 4T1（乳腺癌）。

该研发人员的创新产出呈现出专利先行，非专利跟进的态势。在后非专利文献中的适应症更多，在先专利权利要求保护多种实体瘤适应症。专利和非专利均是验证研发实力和创新水平的机制，除了专利申请，发表高影响因子的文章也有助于提高企业或研发主体在本领域的知名度。同时，二者也能够相互印证，PD - 1 抗体和 CD137 抗体将在结直肠癌、黑色素瘤、乳腺癌发挥作用，结直肠癌、乳腺癌是目前 PD - 1 抗体未涉及的领域，这种联用也将扩大 PD - 1 抗体的应用范围。PD - 1 抗体和 CD137 抗体的联用将成为 PD - 1 抗体联用的下一个热点。

5.3　启示与建议

（1）非专利重要技术支持

PD - 1 技术领域的非专利文献基本上早于专利文献的爆发，而且非专利文献增长的数量远远大于专利文献。早期基础研究文献早于专利文献，成为后续相关 PD - 1 抗体药物的研发基础。后期 2014 ~ 2016 主要涉及抗体药物的治疗效果，适应症包括黑素瘤、转移性膀胱癌（UBC）、EBV 阳性胃腺癌、卵巢癌、晚期胃肠上皮癌等，这些文献发表时间晚于相应的专利申请。这也符合技术发展的一般规律，早期需要技术沉淀的基础研究并不适合进行专利申请，而基础研究成熟后，专利文献的地位将远高于非专利文献，由于公开时间的限制，非专利文献必须晚于专利申请日发表。

（2）Nivolumab 药物联用厚积薄发

PD - 1 抗体和其他传统抗癌药物的最大优势是联合用药，这也是 PD - 1 抗体未来的发展趋势，为提高生存期以及降低副作用，联合用药势不可挡。目前 PD - 1 抗体联用最多、表现也最佳的靶点是 CTLA 4，BMS 和小野制药围绕 Nivolumab 药物联用的适应症涉及黑色素瘤、肾癌、肺癌等。BMS 关于 PD - 1 抗体联用还重点布局了与 CD137 抗体的联用，将在结直肠癌、黑色素瘤、乳腺癌发挥作用，结直肠癌、乳腺癌是目前 PD - 1 抗体未涉及的领域，这种联用也将扩大 PD - 1 抗体的应用范围。PD - 1 抗体和 CD137 抗体联用将成为下一个 PD - 1 抗体联用的热点。未来 PD - 1 抗体将开展更多的靶点联用或疗法联用例如 CAR - T、TIL 等技术，并涉及更多的适应性。

（3）联合用药专利保护效力

新化合物研发难度增大的现实下，国内药品生产企业应该对创新药物的开发风险有所准备，在药物研发模式中保留适当比例的"老药新用"、联合用药等已有药物的重开发。企业在开发出新的联合用药后，如何进行专利保护呢？在不考虑"现有技术"状况的前提下，可采用以下三种主要类型的技术主题：①制药用途。例如："含有 TDF 和恩曲他滨的组合物在制备治疗 HIV 感染的药物中的用途。"或者"TDF 和恩曲他滨联合在制备治疗 HIV 感染的药物中的用途。"②药物组合物。例如："一种药物组合物，其特征在于包含 TDF 和恩曲他滨。"③药物制剂。例如："一种片剂，含有 300mg TDF 和 200mg 恩曲他滨、载体和赋形剂。"具体到每个联合用药的技术方案，需结合现有技术状况、联合用药的改进点，选择适当的技术主题类型，必要时在相应权利要求中还要限定恰当的技术特征。

一般而言，联合用药专利出现在药物上市前后，这类专利对于 PD－1 抗体尤其重要。目前这个领域还是开荒的初期。大家认为以 PD－1 为基础配合其他的一些免疫药物，化疗，靶向药同时使用能增加抗癌效果。PD－1 作为单药特点很鲜明：对大多数人无效，但是一旦有效则持续时间特别长。通常单独使用的应答率为 15% ~ 20%。联合用药就是希望 2 个药物能有"协同效应"把应答率进一步提高，同时让响应时间更长。

在这种联合用药的未来趋势下，PD－1 的领导者如同占领了战略制高点，其他药物给过路费。并且是一种类似模块式研发。一个公司研究一个新药 A 然后和 PD－1 尝试联合使用，如果效果好那么新药 A 能大卖，同时 PD－1 的销量也会因为这个联合疗法进一步提升。也就是说 PD－1 是组合的根基，基础药物。

联合用药专利的效力虽然没有产品专利的保护范围大，也比较容易规避，但是由于抗癌药物的特殊性，例如 PD－1 抗体的联合用药在临床上体现为临床药物先后疗法，这限制了医生开出的处方。此时，一般需要医生给予处方进行有规划地，并随时根据患者的预后情况进行调整。虽然专利并不限制医生的使用，但是对于制药厂家而言，药品说明书上必须写明该药物的适用范围，而医生也将根据说明书给予患者处方，因此联合用药专利在一定程度上能够起到延长核心专利的有效期的作用。